Bildgeführte stereotaktische Radiochirurgie

Harun Badakhshi

Bildgeführte stereotaktische Radiochirurgie

Hochpräzise, nicht-invasive Tumortherapie

Mit 92 Abbildungen und 10 Tabellen

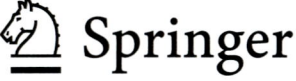 Springer

Priv.-.Doz. Dr. med. Harun Badakhshi
Direktor der Klinik für integrative Radioonkologie
Klinikum Ernst von Bergmann, akademisches
Krankenhaus der Charité
Potsdam
Deutschland

ISBN 978-3-662-54723-6   ISBN 978-3-662-54724-3   (eBook)
https://doi.org/10.1007/978-3-662-54724-3

Die Deutsche Nationalbibliothek verzeichnet diese Publikation in der Deutschen Nationalbibliografie; detaillierte bibliografische Daten sind im Internet über http://dnb.d-nb.de abrufbar.

Umschlaggestaltung: deblik Berlin
Fotonachweis Umschlag © deblik Berlin

Gedruckt auf säurefreiem und chlorfrei gebleichtem Papier

Springer ist Teil von Springer Nature
Die eingetragene Gesellschaft ist Springer-Verlag GmbH DE
Die Anschrift der Gesellschaft ist: Heidelberger Platz 3, 14197 Berlin, Germany

Vorwort

Nur selten war die Entwicklung spezifischer medizinischer Technologien, beispielsweise der Radiotherapie, auf einem klar definierten und sich wandelnden Feld der therapeutischen Medizin, hier der klinischen Onkologie, begleitet von grundsätzlichen Innovationen in den Leitwissenschaften sowie einem initialen und elementaren Umdenken in der klinischen Routine.

Das Aufkommen der stereotaktischen Radiochirurgie aus ihrer latenten Nische wurde erst möglich als dedizierte Linearbeschleuniger auf den Markt kamen, welche die technologische Ausführung der Radiochirurgie als eine Option der radiotherapeutischen Onkologie auf einem hohen Grad von Präzision und Sicherheit erlaubten. Dies ist jedoch nur eine Dimension der Thematik.

Exakt zur selben Zeit wandelte sich die Radioonkologie zu einer kurativ agierenden, onkologischen Disziplin der hochpräzisen lokalen Therapie mit selbstständiger grundlagenwissenschaftlich solider Forschung und eigenen onkologisch strategischen Fragestellungen.

Diese beiden Stränge, Technologie der Radiotherapie und Strategie der klinischen Onkologie, wurden – beinahe zeitgleich – von rasanten Fortschritten in molekularer Biologie und Genomics, Immunologie und Immuntherapie sowie der "computional sciences" und Informationstechnologien begleitet und so konsequent wie impulsgebend nach vorn getrieben.

Beide Trends, nämlich die technologischen und strategischen Innovationen der Radioonkologie und die großen Entwicklungssprünge in den Leitwissenschaften, wurden wiederum von einer Welle der Umwandlungen des klinischen Denkens und Handelns im Sinne einer patientenzentrierten Medizin flankiert.

Die Konvergenz der "high precision technology" der Radiotherapie und die "personalized strategy" der Onkologie kommen mit der Wende der klinischen Medizin in Richtung einer "patientcentred care" zu einem Kulminationspunkt, der einer Analyse bedarf. Wir sprechen in diesem konkreten Zusammenhang von einer epistemischen Koinzidenz, deren horizontale Tragweite in der Theoriebildung der Medizin und vertikale Tiefendimension in der Wissenschaftsgeschichte noch verstanden werden muss.

Hierin liegt der konkrete Ansatz des vorliegenden Buchs. Es wird, einiges Vorwissen vorausgesetzt, anhand der bestverfügbaren Evidenz der vergangenen Dekade explizit den Entwicklungen in der medizinischen Versorgung nachgegangen, und damit nicht nur der aktuelle Stand gespiegelt, sondern auch die Konvergenz von Technologie/Strategie und Emergenz einer patientenzentrierten Medizin dargestellt.

PD Dr. med. Harun Badakhshi
Berlin, im April 2017

Inhaltsverzeichnis

Autoradresse

Priv.-.Doz. Dr. med. Harun Badakhshi

Direktor der Klinik für integrative Radioonkologie
Klinikum Ernst von Bergmann, akademisches
Krankenhaus der Charité
Potsdam
Deutschland

Benigne Läsionen des Gehirns

Vestibularis-Schwannome

© Springer-Verlag GmbH Deutschland 2017
H. Badakhshi, *Bildgeführte stereotaktische Radiochirurgie*,
https://doi.org/10.1007/978-3-662-54724-3_1

1.1   Hintergrund

Vestibularis-Schwannome stammen von Schwann-Zellen, diese stellen hauptsächlich die zelluläre Substanz der Myelinscheide dar. Die Myelinscheide ist die Schutzschicht der Nerven. Hypothetisch können die Vestibularis-Schwannome (VS) überall im Körper vorkommen.

Unter bestimmten klinischen Situationen können diese Läsionen relevante Probleme erzeugen, die die Lebensqualität der Patienten (m/w) beeinträchtigen können. VS treten z. B. in den knöchernen Strukturen der Schädelbasis auf. Vor allem im inneren Gehörkanal, Meatus acusticus internus, wo der achte Hirnnerv, N. vestibulocochlearis, lokalisiert ist, verursachen VS klinisch Probleme. Die Bezeichnung Vestibularis-Schwannom rührt vom Abstammungsort der Läsion her, nämlich dem Vestibularis-Ast des achten Hirnnerven.

Die Entstehung und das Wachstum eines VS können alle Funktionen des achten Hirnnerven beeinträchtigen. Da der N. vestibulocochlearis die räumlichen und zeitlichen Informationen über das Gleichgewicht des Körpers zum zentralen Nervensystem kommuniziert, können Gleichgewichtsstörungen als eine der ersten VS-Symptome auftreten.

Das Wachstum des VS kann innerhalb des Gehörkanals, aber auch infiltrierend außerhalb dessen geschehen. Das Gehör ist unter Umständen genauso gestört, wie die Funktionen des siebenten Hirnnervs, N. facialis. Dieser Nerv liegt in der unmittelbaren anatomischen Nachbarschaft zum achten Hirnnerven. Ein expansives VS-Wachstum außerhalb des Gehörkanals kann genauso zur Kompression des Hirnstamms wie zu Funktionsausfällen anderer benachbarter Hirnnerven führen (Muzevic 2014).

Die VS wurden früher traditionell als Akustikusneurinome oder Akustikusneurome bezeichnet, neuere Erkenntnisse zu den originären Zellen eines VS, den Schwann-Zellen, und der Funktionalität bewirkte jedoch einen Konsens zur Umbenennung der Läsionen (Muzevic 2014).

Die Prävalenz der klinisch präsentierten VS wird auf 1–2 pro 100000 Einwohner geschätzt (Muzevic 2014). Die tatsächliche Prävalenz aller VS ist unbekannt. Die Erkenntnisse über die Dynamik des VS-Wachstums, unabhängig davon, ob es Symptome verursacht oder nicht, hat sich seit der breiten Implementierung von Magnetresonanztomografie (MRT) verändert; VS werden mittlerweile deutlich häufiger diagnostiziert (Tu 2015, Lunsford 2013, Hasegawa 2013).

Die Diagnosesicherung basiert auf der MRT-Bildgebung, die durch audiometrische und audiologische Tests ergänzt wird. Die Notwendigkeit ergänzender Untersuchungen ist vor allem bei Patienten mit einem höheren Risiko oder mit bekannter peripherer arterieller Verschlusskrankheit gegeben, wobei Veränderungen in den hirnversorgenden Arterien der Vertebralisäste ähnliche klinische Probleme erzeugen könnten wie VS (Muzevic 2014).

Die Wachstumsdynamik von VS sollte die Basis therapeutischer Entscheidung bilden. Aus der therapeutischer Perspektive gibt es drei Optionen.

Als erste Möglichkeit wäre ein *kontrolliertes Abwarten* zu nennen. Mehrere Faktoren lassen ein kontrolliertes Abwarten angeraten sein: das Alter und das Bestehen von relevanten Begleiterkrankung genauso wie die Präferenzen des Patienten. Das Vorgehen sollte durch klinische Beobachtung sowie MRT-Untersuchungen begleitet sein.

Zweitens ist die *Mikrochirurgie* als eine Standardmethode zu bezeichnen, insbesondere wenn die notwendige Infrastruktur und Erfahrung in stereotaktischer Radiochirurgie fehlen. Die Zielsetzung der Mikrochirurgie sollte die komplette Entfernung der tumorösen Läsion und der Erhalt relevanter physiologischer Funktionen wie Gehör, Gleichgewicht und kognitiver Funktionen sein. Verschiedene operative Zugänge stehen zur Verfügung:

- translabyrinthär
- retrosigmoidal (oder subokzipital)
- transtemporal (durch mittlere Schädelgrube)

Die Wahl des Zugangs ist von verschiedenen Kofaktoren abhängig, dies können die Präferenzen und Erfahrung des Operateurs genauso sein, wie die Größe und die Lage des VS. Unter bestimmten Bedingungen bedarf es einer intensiven Abstimmung zwischen Arzt und Patient, weil beispielsweise beim translabyrinthären Zugang einseitig ein totaler Hörverlust eintritt und der Patient bei einem derart einschneidenden Nebeneffekt natürlich in die Entscheidung einbezogen werden muss.

Der *translabyrinthäre Zugang* wird in der Regel von HNO-Chirurgen bevorzugt. Idealerweise soll er für größtenteils im Gehörgang liegende VS vorbehalten bleiben. Dieser Zugang ist ein sehr sicherer Weg durch das Ohr (Labyrinth) hindurch und wird vor allem dann gewählt, wenn das Hörvermögen durch den Tumor bereits zerstört ist. Der Patient wird relativ wenig belastet, was bei älteren Patienten mit relevanten Begleiterkrankungen wichtig ist. Bei der Operation werden keine Hirnstrukturen komprimiert. Ein weiterer Vorteil besteht darin, dass der siebte Hirnnerv (N. facialis) früh freiliegt werden und fast immer geschont werden kann, so dass eine operationsbedingte Fazialisparese eher selten auftritt. Allerdings geht das Gehör auf der betroffenen Seite in jedem Fall, auch jedes noch vorhandene Resthörvermögen, verloren. Bei dieser Technik wird zunächst die Kopfhaut hinter dem Ohr eröffnet, ein Loch in den sogenannten Warzenfortsatzknochen (Mastoid) gebohrt und danach das gesamte Innenohrlabyrinth ausgeformt. Der siebte Hirnnerv (N. facialis) ist bereits im Mittelohr sichtbar und kann bis in das Innenohr verfolgt werden. Danach kann der Tumor schrittweise und konsequent präpariert werden.

Der *retrosigmoidale* (oder subokzipitale) *Zugang* wird vorzugsweise bei mittleren und großen VS gewählt. Bei Läsionen, die weit in die hintere Schädelgrube gewachsen sind und Kleinhirn oder Stammhirn bedrängen, ist dieser Zugang notwendig. Auch hier sind der Erhalt des Hörvermögens möglich und eine Fazialisparese meist vermeidbar. Dabei wird am Hinterkopf, hinter dem Ohr, die Haut aufgeschnitten. Es wird ein Knochendeckel aus der sogenannten Hinterhauptsschuppe entfernt und die harte Hirnhaut geschlitzt. Bei seitlicher Lagerung des Patienten sinkt das Kleinhirn so weit zurück, dass der Gehörgang freiliegt. Bei senkrechter Lage des Patienten muss das Kleinhirn vorsichtig beiseitegeschoben werden, um das VS in der hinteren Schädelgrube freizulegen, zu identifizieren. Die Operation erfolgt überwiegend in einer sitzenden Position, die eine besonders gute Sicht auf die empfindlichen Nervenstrukturen und eine gute Spülung des Operationsfelds ermöglicht. Blutgefäße, die Teile des Gehirns versorgen, können in Tumornähe liegen und erhalten werden. Der Tumor wird auf jeden Fall zuerst von innen her verkleinert, weil es sich in aller

Regel um größere Tumore handelt. Der in der Schädelgrube gelegene Tumoranteil wird zuerst entfernt. Danach wird der innere Gehörgang freigelegt und der dort lokalisierte Anteil des VS entfernt. Das ausgefräste Knochenstück wird von manchen Operateuren recycelt (nochmals eingesetzt), andere verschließen die Öffnung mit Knochenkleber. Die harte innere Hirnhaut und die dicke äußere, muskuläre Kopfhaut bilden aber einen ausreichenden Schutz für das Schädelinnere.

Der *transtemporale Operationszugang* durch die mittlere Schädelgrube wird von HNO-Chirurgen bevorzugt. Eher kleinere Läsionen stellen die Indikationsstellung für diesen Zugang dar, insbesondere wenn sie noch im ossären Gehörgang liegen. Sowohl der siebte Hirnnerv (N. facialis) als auch der achte (N. vestibulocochlearis) können bei diesem Vorgehen erhalten werden, weshalb dieser Zugang zu empfehlen ist, wenn noch ein funktionsfähiges („servicable") Hörvermögen auf der tumorbetroffenen Seite vorliegt. Die Operation wird am liegenden Patienten durchgeführt. Der Kopf ist dabei weit nach hinten unten gestreckt. Rostral, oberhalb des Ohrs, wird die Kopfhaut aufgeschnitten, ein Knochenstück aus dem Schläfenbein heraus gefräst, die Hirnhäute und der Schläfenlappen des Gehirns mit speziellem Instrumentarium angehoben, um Zugang zum Felsenbein zu haben. Dann wird der obere Knochen des inneren Gehörgangs im Felsenbein freigelegt, so dass der obere Gleichgewichtsbogengang sowie der innere Gehörgang offen sind. Es besteht damit eine gute Übersicht über die Gesichts- und Hörnerven. Nun kann der Gesichtsnerv freipräpariert, die Hirnhaut geöffnet und der Tumor stückweise ausgeschält und verkleinert werden. Dies ist notwendig, um als letzten Schritt die Hülle restlos von der Nervenhaut ablösen zu können. Der Gleichgewichtsnerv wird bei diesem Eingriff durchtrennt. Abschließend wird die entstandene Lücke mit körpereigenem Gewebe des Patienten, beispielsweise Körperfett oder Muskeln aus der Schläfe, aufgefüllt und der Knochendeckel wieder eingesetzt.

Auch bei noch so großer Erfahrung des Operationsteams, Mikrochirurgie bleibt ein invasives und kostspieliges Unternehmen, vergleicht man es mit der stereotaktischen Radiochirurgie.

Die dritte Behandlungsoption ist die *Radiochirurgie*. Stereotaktische Radiochirurgie wird als eine nicht-invasive Methode in diversen therapeutischen Zusammenhängen angewendet (Badakhshi 2014b). Ein differenztialtherapeutisches Herangehen sollte Faktoren wie das Alter, Begleiterkrankungen und die Patientenpräferenzen genauso berücksichtigen wie die Nicht-Invasivität des Verfahrens und seine kostengünstigere Bilanz. Der Autor und seine Kollegen haben in den vergangenen Jahren gute Erfahrungen sammeln können, die auch reflektiert und mittels Publikationen kommuniziert wurden. Der Einsatz von stereotaktischer Radiochirurgie bei VS wurde im Jahr 1971 erstmals durch den schwedischen Neurochirurgen Lars Leksell (Leksell 1971) beschrieben. Sie stellt eine gute und effektive Alternative zur invasiven Mikrochirurgie bei Patienten mit kleinen VS dar (Badakhshi 2014a). Läsionen ≤3 cm im Durchmesser (vor allem in den inneren Gehörgängen) können mittels stereotaktischer Radiochirurgie erfolgreich lokal kontrolliert werden.

1.2   Bestverfügbare Daten

Wir verfügen bei Patienten mit VS derzeit über eine ausreichende Anzahl von Publikationen mit spezieller Fokussierung auf stereotaktische Radiochirurgie. Diese Publikationen können und sollten benutzt werden, um eine faire patientenzentrierte und objektive Aufklärung der Betroffenen zu ermöglichen. So kann ein differenzialtherapeutisches Herangehen inklusive innovativer Behandlungsmethoden mit sicheren, nicht-invasiven und wirksamen Endergebnissen jenseits traditionell eingesetzter invasiver Mikrochirurgie klinische Realität werden. Dies bedeutet nicht, dass die Präferenzen der Patienten beeinflusst werden sollen, sondern dass sie in die Lage versetzt werden, anhand der bestverfügbaren aktuellen wissenschaftlichen Evidenz, gut informiert selbst zu entscheiden, welches Verfahren durchgeführt werden soll. Dies ist heute und wird künftig der Weg sein, wie Aufklärung durchgeführt werden sollte.

Nachfolgend wird die bestverfügbare Evidenz hinsichtlich Validität und Qualität für eine definitive, postoperative und hybride Anwendung von stereotaktischer Radiochirurgie bei Patienten mit VS wiedergegeben.

❓ Sind derzeit plausible und valide Daten auf einem „Evidenzlevel 1a" unter spezifischer Berücksichtigung der stereotaktischen Radiochirurgie für Patienten mit VS verfügbar?

✓ Nein, derzeit existieren explizit zum Thema keine Daten aus Metaanalysen von randomisierten kontrollierten Studien.

❓ Sind derzeit plausible und valide Daten auf einem „Evidenzlevel 1b" unter spezifischer Berücksichtigung der stereotaktischen Radiochirurgie für Patienten mit VS verfügbar?

✓ Nein, derzeit existieren explizit zum Thema keine Daten aus randomisierten kontrollierten Studien.

Zusammenfassend ist festzustellen, dass die allgemeine evidenzbezogene Qualität der vorliegenden Daten nicht ausreicht, um eine robuste Schlussfolgerung zu ziehen und mittels ihrer eine belastbare und dedizierte Empfehlung auf dem höchsten Evidenzlevel auszusprechen.

❓ Sind derzeit plausible und valide Daten auf einem „Evidenzlevel 2a" mit spezifischer Berücksichtigung der stereotaktischen Radiochirurgie für Patienten mit VS verfügbar?

Im Jahr 2014 veröffentlichten Muzevic und Kollegen eine systematische Übersicht („systematic review") von Kohortenstudien innerhalb des institutionellen Rahmens von Cochrane Collaboration. In der stringenten Anwendung der Einschlussparameter konnte keine Studie den Validitätskriterien einer „qualitativen Analyse" entsprechen und eingeschlossen werden (Muzevic 2014). Die methodische Konsistenz der Suchmethode dieser Publikation ist jedoch nicht klar nachvollziehbar. Dennoch werden hier die Details der Publikation dargestellt, da sie aktuell ist.

- Der *primäre Parameter* der Analyse waren „randomized controlled trials" zur Beurteilung der Effektivität der stereotaktischen Radiochirurgie bei Patienten mit VS.
- Den *sekundären Parameter* bildete die Auswahl von Publikation über Patienten

mit zerebropontinen Läsionen bis zur einer Läsionsgröße von ≤3 cm Durchmesser.

- Der *dritte Parameter* der Analyse war die gewählte Therapiemethode – stereotaktische Radiochirurgie versus Mikrochirurgie – im Vergleich zu einem kontrollierten Abwarten. Dann wurde, in einem zweiten Schritt, weiter differenziert nach stereotaktischer Radiochirurgie versus anderen möglichen Therapiemethoden und Kombinationen.
- Den *vierte Parameter* stellte die Analyse der klinischen Endresultate hinsichtlich lokaler Kontrolle und Symptomverlauf dar. Der Symptomverlauf wurde detailliert betrachtet: ein Jahr, zwei Jahre und als Langzeitbetrachtung nach dem Eingriff. In diesem Zusammenhang dokumentierte die Metaanalyse präzise, ob Tumorwachstum, Veränderung in Gehörvermögen, Funktionen des siebten Hirnnerven (N. facialis), Gleichgewichtsstörung, Ohrgeräusche sich je nach Therapiemethode anders darstellten. Nicht zuletzt wurden die gesundheitsbezogene Lebensqualität und die berichteten Nebenwirkungen der stereotaktischen Radiochirurgie explizit berücksichtigt.

Die Autoren stellten fest, dass bei keiner Studie eine adäquate qualitative Analyse aufgrund fehlender Validität sinnvoll war. Sie schlossen zwei prospektive Studien wegen fehlender Randomisation aus (Pollock 2006, Myrseth 2009). Beide Studien verglichen stereotaktische Radiochirurgie mit mikrochirurgischer Resektion. In der von Myrseth und Kollegen veröffentlichten Studie konnten die Patienten nach erhaltener Information zu den Therapiealternativen selbst entscheiden, welches Verfahren zur Anwendung kam. In der zweiten von Pollock und Kollegen veröffentlichten Studie wurde hinsichtlich der Wahlmöglichkeiten ähnlich verfahren (Pollock 2006, Myrseth 2009).

Eine andere prospektive randomisierte Studie verglich zwar verschiedene Methoden der stereotaktischen Radiochirurgie, berichtete aber nicht über die klinischen Endresultate in Bezug auf lokale Kontrolle und Symptomverlauf (Regis 2009). Deswegen entsprach diese Studie nicht den Parametern der Selektion der systematische Übersicht ("systematic review"). Die Studie berichtete über die Behandlungszeit, die Details

der Behandlungsräume, die Parameter der Dosisverteilungsberechnung, die Einzelheiten der Dosimetrie beim Patienten (w/m), die Arbeitsabläufe, den Komfort und einige Maßnahmen der Qualitätssicherung bei Patienten mit verschiedenen intrakraniellen Läsionen, davon 79 Fälle mit einem VS (Regis 2009).

Zusätzlich zu der bereits genannten Studie wurden in den vergangenen fünf Jahren drei andere Übersichtsarbeiten oder Metaanalysen veröffentlicht (Bassim 2010, Gauden 2011, Maniakas 2012). Die Autoren der systematischen Übersicht, Muzevic und Kollegen, formulierten ihre Bedenken zu diesen Veröffentlichungen wie folgt: es konnten keine "randomized controlled trials" identifiziert werden, daher stammt der Hauptinhalt aus nicht-randomisierten oder Observationsstudien.

Bassim und Kollegen (Bassim 2010) schlussfolgerten, dass wegen fehlender einheitlicher Kriterien zur Beurteilung der lokalen Kontrolle, Fazialis-Funktion und Gehörerhalt und wegen heterogener Berichterstattung in der Nachsorgezeit, ein adäquater Vergleich der verschiedenen Studien der stereotaktischen Radiochirurgie bei Patienten mit VS sehr erschwert wird. Die Empfehlung der Autoren besteht darin, die Kriterien der Beurteilung der lokalen Kontrolle zu vereinheitlichen und besser noch, die Kriterien der operativen Behandlung von VS hier anzuwenden.

Gauden und Kollegen (Maniakas 2012) stellten in ihrer Übersichtsarbeit fest, dass die gesundheitsbezogene Lebensqualität in den Fokus genommen werden müsste, indem, beispielsweise, die "36-item short form health survey" (SF-36) zur Beurteilung der gesundheitsbezogenen Lebensqualität herangezogen werden sollte. Da bekannt ist, dass die SF-36 nicht für die Belange von VS- Patienten validiert ist, erscheint der Vorschlag merkwürdig.

Muzevic und Kollegen schreiben weiterhin, dass sie dieselben Probleme bei der eindeutigen Definition einheitlicher "outcome measures" (gemessene Resultate) hatten und dass alle Publikationen eigentlich die Durchführung methodisch guter Studien mit "welldesigned, randomized prospective" verlangen sollten.

- **Persönlicher Kommentar zur Problematik und ein Lösungsansatz**

Das Anliegen der Autoren in der detailliert analysierenden Übersichtsarbeit (Muzevic 2014) war genauso schwer erreichbar, wie das Ziel der anderen drei früheren Veröffentlichungen. Die Datenlage war bekannt, bevor diese Arbeiten publiziert wurden. Die Gesamtzahl der relevanten Veröffentlichungen war überschaubar. Alle Autoren stellen fest, dass „well-designed, randomized prospective research" benötigt wird und es höchste Zeit dafür sei. Allein die Tatsache, dass die drei älteren Publikationen vor vier, zwei und einem Jahr(en) auf den Wissenschaftsmarkt kamen, während in der Zwischenzeit keine grundsätzlich neuen Studien oder Studientypen publiziert wurden, drängt die (erste) Frage nach der Notwendigkeit einer vierten Studie im Jahr 2014 auf. Eine zweite Frage, die sich stellt, ist das Thema „problem of selecting uniform outcome", das immer wieder zurückkehrt, ohne dass dies Konsequenzen nach sich zöge. Es ist bekannt, dass zwischen den mikrochirurgischen und radiochirurgischen Behandlern kein Konsens darüber besteht, wie die klinischen Endresultate („outcome") vordefiniert und adäquat evaluiert werden.

Die bisher unverändert bestehende epistemische Dissens zwischen den Disziplinen Neurochirurgie und Radioonkologie und den jeweiligen Subdisziplinen neurochirurgische Stereotaxie und Radiochirurgie hinsichtlich der klinischen Endpunkte der Studien und des Designs der jeweiligen Projekte ist nicht mit Appellen an die Notwendigkeit der Durchführung von „well-designed, randomized prospective trials" aufgelöst. Diesen Studientypus wird es, aus heutiger Perspektive gesehen, mit hoher Wahrscheinlichkeit nicht geben. Dennoch gibt es einen Lösungsansatz, der sowohl realisierbar als auch realistisch ist: die Durchführung prospektiver komparativer Studien zur Beurteilung der Effektivität von Mikrochirurgie und Radiochirurgie.

Prospektive komparative Effektivitätsforschung (KEF) unter klar definierten klinischen Bedingungen und vordefinierten Endpunkten in einem echten interdisziplinären Kontext wäre ein Lösungsansatz zur Erlangung von mehr Sicherheit und Wirksamkeit für unsere Patienten (w/m).

? Sind derzeit plausible und valide Daten auf einem „Evidenzlevel 2b" mit spezifischer Berücksichtigung der stereotaktischen Radiochirurgie für Patienten mit VS verfügbar?

✓ Ja, wir verfügen über gute Optionen (Badakhshi 2014b, Badakhshi 2014a, Llopez Carratala 2014, Flickinger 2013, Roos 2012, Lipski 2015, Klijn 2015, Carlson 2015, Vivas 2014, Puataweepong 2014, Boari 2014).

Wir haben aus den Datenbanken 10 Publikationen ausgewählt. Die Auswahl war nicht willkürlich. Nach einer systematischen und kritischen Lektüre wurden die Studien nach folgenden Kriterien evaluiert:
- Zeitfaktor (z. B. nach der Dauer der Nachsorgezeit)
- Technologie (z. B. Gamma-Knife)
- Dosishöhe (z. B. 13 Gy vs. andere Dosierungen)

Zusätzlich wurde die Studien als valide für die Analyse berücksichtigt, wenn bestimmte additive Faktoren dazukamen, dies schloss „prospective data base" genauso ein wie die Zahl der inkludierten Patienten der jeweiligen Studie. Die gesundheitsbezogene Lebensqualität bildete ebenso einen wichtigen Faktor wie die neueren Technologien (z. B. Cyber-Knife).

Die Berücksichtigung dieser Studien war notwendig, um die teilmethodischen Vorzüge als auch die Schwächen der Publikation konzise anzumerken. Mit klarem Bezug zum Thema „Dauer der Nachsorgezeit" ist von einer im Jahr 2014 veröffentlichten Studie von Lopez und Kollegen zu berichten, die eine Periode von 10 Jahren nach der Intervention analysierte (Llopez Carratala 2014). Beide eher konventionellen Technologien des dedizierten Beschleunigers (LINAC) sowie Gamma-Knife kamen als stereotaktische Radiochirurgie zur Anwendung. Post hoc wurde die Daten verglichen, wobei es sich nicht um die primäre Intention handelte, sondern um eine Evaluation der stereotaktischen Radiochirurgie als Methode.

Der Dosisbereich betrug 12–13 Gy als Einzeldosis. Die Therapieperiode, also der Zeitraum der inkludierten Fälle, erstreckte sich von 1999 bis 2010. Sowohl die Tumorvariablen wurden erörtert als auch die Details der Nachsorgezeitdauer. Die Rate der lokalen Kontrolle betrug mehr als 90 %. Der Hauptgrund für eine Wiedervorstellung bei 65,71 % war ein unilateraler und progredienter Hörverlust. Insgesamt litten 34,28 % der Patienten unter Hörverlust. Einschränkungen in den Funktionen der Hirnnerven V und VII war in allen Fällen vorübergehend. Radiochirurgie mittels Gamma-Knife kam in 82,85 % der Fälle zum Einsatz. Die Dauer der Nachsorge war in dieser Studie überzeugend. Natürlich besteht ein Nachteil der Studie darin, dass sie weder randomisiert noch prospektiv war.

Die Autoren schlussfolgerten, dass stereotaktische Radiochirurgie als Methode eine valide Alternative zur invasiven Mikrochirurgie darstellt, gerade bei älteren Patienten und jenen mit relevanten Begleiterkrankungen, kleinen Läsionen und Hörverlust (Llopez Carratala 2014). Unklar bleibt hier warum die Älteren hierzu eingeschlossen werden sollten, wenn doch das mediane Alter der Patienten der Studie 58 Jahre betrug. Es blieb auch unklar, warum Patienten (w/m), die nicht unter relevanter Komorbidität litten, der stereotaktischen Radiochirurgie nicht zugeführt werden sollten.

Mit dem Fokus spezielle Maschinentechnologie ist von einer im Jahr 2013 veröffentlichten Studie von Flickinger und Kollegen zu berichten, die explizit Radiochirurgie mittels Gamma-Knife einsetzten und anschließend retrospektiv die Ergebnisse analysierten (Flickinger 2013). Zu den klinischen Endpunkten der Studie gehörte die Rate der lokalen Kontrolle und Komplikationen nach der Radiochirurgie mittels Gamma-Knife. In dieser Publikation wurde über 190 Fälle berichtet, die nach einer medianen Nachsorgezeit von 30 Monaten (Maximum: 85 Monate) einer Interpretation unterzogen wurden. Die applizierte Dosis betrug 11–18 Gy am Rand der Läsion (median 13 Gy), die maximal applizierte Dosis 22–36 Gy (median 26 Gy), das Volumen der Läsion umfasste 0,1–33 cm^3 (median 27 cm^3). Die Rate der lokalen Kontrolle betrug im Sinne von aktuarialer Schätzung 97,1±1,9 %. Dies galt für Fälle, die im Nachhinein keiner chirurgischen Intervention bedurften. Die Daten für Komplikationen bei 5-jährigen Abschätzung für Fazialis-Schwäche 11±0,8 %, für Gesichtstaubheit 2,6±1,2 %, für Gehörerhalt 71±4,7 %, und für eindeutige Phonetik in der Sprache 91±2,6 %. Eine Fazialis-Schwäche trat

nur ein, wo die Einzeldosis von 15 Gy (n=163) überschritten worden war.

Das Hörvermögen besserte sich in zehn (7 %) von 141 Fällen, bei denen sich prätherapeutisch die Funktion verschlechtert hatte (Gardner-Robertson-Klassen II–V). Die multivariate Analyse ergab, dass eine höhere Dosis am Rand der Läsion mit einer Fazialis-Schwäche (p=0,0342) und schlechterer Phonetik in der Sprache einherging (p=00122).

Die Autoren schlussfolgerten, dass Radiochirurgie mittels Gamma-Knife mit einer nachhaltigen Wirksamkeit gemessen an der Rate der lokalen Kontrolle assoziiert war und keine relevante Steigerung der Toxizität verursachte (Flickinger 2013).

Ebenfalls auf das Thema spezielle Maschinentechnologie zielend, jedoch mit einer größeren Patientenzahl wurde eine Studie von Boari und Kollegen publiziert (Boari 2014). Von insgesamt 523 Patienten mit VS, die zwischen 2001 und 2010 behandelt worden waren, analysierten die Autoren die Resultate von 379 Fällen, die sich einer Radiochirurgie mittels Gamma-Knife unterzogen. Nach einer Nachsorgezeit von mindestens 36 Monaten (mean 75,7 und median 69,5 Monate) wurden die Resultate anhand audiometrischer Testungen (n=153) und MRT-Bildgebung (n=219) analysiert. Das Alter lag im Mittel bei 59 Jahren (23–68). Das mittlere Tumorvolumen lag bei 1,94±2,2 cm^3 (median 1,2 cm^3; Spanne: 0,013–14,3 cm^3). Die mittlere Dosis am Rand der Läsion lag bei 13 Gy (Spanne: 11–15 Gy). Die bedeutenden Parameter für die Beurteilung der Ergebnisse waren die Rate der lokalen Kontrolle, Gehörerhalt und Komplikationen. Die Resultate wurde detailliert anhand von Bildgebung, Dosisverteilungsparameter und Patientenvariablen statistisch korreliert.

Die Rate der lokalen Kontrolle betrug 97,1 % bei allen Patienten nach Radiochirurgie mittels Gamma-Knife. Bei 82,7 % der Fälle konnte das Tumorvolumen reduziert werden, die mediane Volumenreduktion betrug 34,1 %. Die Toxizitätsrate war niedrig, die meisten Ereignisse waren vorübergehend. Patienten mit Schwindel, Gleichgewichtsstörung oder Ausfällen im Gebiet der Nn. facialis oder trigeminus vor der Therapie erfuhren eine deutliche Besserung ihrer Symptome. Bei Patienten mit prätherapeutischem

Tinnitus war keine Besserung zu verzeichnen. Der Erhalt des Gehörs war nach dieser langen Periode bei 49 % aller Patienten festzustellen. Für diejenigen Patienten mit einem Befund Klasse 1 nach Gardner-Robertson belief sich der Hörerhalt auf 71 %. Bei jüngeren Patienten (<55 Jahre) betrug der Funktionserhalt sogar bis zu 93 %.

Radiochirurgie mittels Gamma-Knife hat sich in dieser dedizierten Studie als eine sichere und vor allem mit einer Rate der lokalen Kontrolle von 97 % sehr wirksame Therapie erwiesen. Junge Patienten mit einem Befund Klasse 1 nach Gardner-Robertson wiesen nach 10 Jahren die besten Resultate auf. Deshalb wäre eine zeitnahe Zuführung zur stereotaktischen Radiochirurgie nach dem Auftreten der Symptome ratsam (Boari 2014).

Bezogen auf das Thema Radiochirurgie mittels Gamma-Knife unter Einschluss einer größeren Patientenzahl wurde eine Untersuchung von Lipski und Kollegen publiziert (Lipski 2015). Die Studienzielsetzung war die langfristige Evaluation der Veränderung der VS-Volumina, die einer stereotaktischen Radiochirurgie unterzogen worden waren. Zwischen 2003 und 2007 wurden 133 Patienten in die Studie inkludiert. Die mediane Dosis betrug 11,5 Gy (Spanne: 11–12 Gy). Insgesamt wurden im Nachhinein 126 Fälle nach einer mindestens 2-jährigen Nachsorgezeit (Spanne: 2–7 Jahre; median 4 Jahre) für die Analyse ausgewählt. Vorübergehende Vergrößerung des Volumens war in 25 % der Läsionen nach 6 Monaten festgestellt. Nach 3 Jahren Nachsorgezeit war eine Tumorvolumenreduktion bei 73 %, eine Wachstumsstabilisierung bei 23 % und eine Volumenzunahme bei nur 4 % der Fälle zu verzeichnen. Die 4 % der Fälle, die anfänglich eine Progression zeigten, waren im Lauf der Zeit stabil und machten keine Intervention nötig. Bei 3 % der Fälle kam es zu transitorischen Ausfällen des N. facialis. Eine Dysfunktion des N. trigeminus war in dieser Kohorte bei keinem Patienten festgestellt wurden. Das Hörvermögen verglichen mit vorbestehenden Hörschwierigkeiten war bei 4 % nach 6 Monaten, bei 12 % nach 12 Monaten, bei 13 % nach 24 Monaten und 16 % nach 36 Monaten beobachtet worden. Der Trend war statistisch signifikant (p=0,0042). Insgesamt wurde bei 77 % der Fälle ein funktionstüchtiges ("serviceable") Hörvermögen

nach drei Jahren erreicht. Die Autoren schlussfolgerten, dass die Radiochirurgie mittels Gamma-Knife eine wirksame und sichere Therapiemethode darstellt. Sie merken an, dass temporäre eine Vergrößerung des Tumorvolumens und damit eine verzögerte Wachstumsbehinderung in Betracht gezogen werden müssten und bei der Patientenaufklärung wichtig sind (Lipski 2015).

Von den wenigen kürzlich veröffentlichten Studien mit einer prospektiven Datenbearbeitung haben wir eine Studie selektiert, da sie intrinsisch plausibel zu sein schien und der Autor dieses Buchs in Kenntnis der Datenbankstruktur der Studie ist. Im Jahr 2014 haben Roos und Kollegen aus dem Royal Adelaide Hospital ihre Ergebnisse publiziert, die, wie bereits erwähnt, auf einer prospektiven Datenbank fußen (Roos 2012). Die Zielsetzung der Studie bestand darin, das Langzeitverhalten der VS nach stereotaktischer Radiochirurgie zu evaluieren. Insgesamt wurden 51 Fälle analysiert, die zwischen 1993 und dem Jahr 2000 dort behandelt wurden. In der Kohorte wurden 44 Patienten einer primären stereotaktischen Radiochirurgie unterzogen. Das mediane Alter lag bei 63 Jahren, der mittlere Läsionsdurchmesser lag bei 21 mm (Spanne: 11–34 mm), und die am Rand der Läsion applizierte Dosis betrug 14 Gy für die ersten vier und 12 Gy für die anderen 40 Fälle. Die Rate der lokalen Kontrolle lag bei 97,7 % (ein Patient benötigte Mikrochirurgie nach 9,75 Jahren). Bei acht von 28 Fällen (29 %) war das Hörvermögen gut. Die statistische aktuariale Schätzung mittels Kaplan-Meier-Methode betrug binnen fünf Jahren 57 % (95 %; confidence interval: 38–74 %), und sank auf 24 % (95 %; confidence interval: 11–44 %) nach 10 Jahren.

Neue oder sich verschlechternde Dysfunktionen des fünften und siebten Hirnnerven waren bei 11 und 2 % der Patienten festgestellt worden, wobei alle Symptome temporär waren. Kein Fall einer sekundären Neoplasie wurde bekannt. Die Langzeitergebnisse einer stereotaktischen Radiochirurgie mittels eines Linearbeschleunigers zeigt wieder einmal, dass eine relativ niedrige Dosis von 12–14 Gy eine exzellente Rate der lokalen Kontrolle erreichen kann und eine sichere Therapie darstellt. Die gute Rate des Gehörerhalts bestätigt die funktionellen Vorteilen dieser nicht-invasiven Methode (Roos 2012).

Klijn und Kollegen legten eine Studie mit klarem Bezug zur Problematik und einer großen Zahl der inkludierten Fälle vor (Klijn 2015). Die Autoren hatten vorgegeben, die Rate der lokalen Kontrolle und die potenziellen Komplikationen der stereotaktischen Radiochirurgie zu evaluieren. Die Studie ist eine der größten Studien gemessen an der Patientenzahl. Die Daten von 420 Fällen wurden nach einer applizierten Dosis von median 11 Gy analysiert. Errechnet wurde die Rate der lokalen Kontrolle und Komplikationen mit Hilfe Cox' Regressionsanalyse „proportional hazards model" (Hazard-Ratio), um die Prädiktoren der lokalen Kontrolle zu identifizieren. Funktionelle Ergebnisse im Zusammenhang mit dem Gehör wurde bei 71 Fällen von Patienten mit Dysfunktion der Klasse 1 nach Gardner-Robertson ausgewertet. Diese Kohorte verfügte über prätherapeutische audiometrische Informationen.

Das mediane Tumorvolumen betrug 1,4 cm^3 und die mediane Nachsorgezeit 5,1 Jahre. Die aktuariale Rate der lokalen Kontrolle war nach fünf Jahren 91,3 % und nach 10 Jahren 84,8 %. Von den in der Analyse berücksichtigten Faktoren war das Tumorvolumen der einzige Prädiktor für die Rate der lokalen Kontrolle. Die Rate der lokalen Kontrolle war reduziert von 94,1 % für kleinere Läsionen (0,5 cm^3) auf 80,7 % für größeren Läsionen (>6 cm^3). Insgesamt war bei 13 Fällen (3,1 %) eine Zunahme der Dysfunktion des fünften Hirnnerven festzustellen. Bei vier Fällen (1,0 %) entwickelten die Patienten eine neue Fazialisschwäche und bei fünf Fällen (1,2 %) kam es zu einem Hydrozephalus mit Interventionsbedarf mittels Shunteinlage. Die aktuarielle Schätzung des Hörerhalts war mit 65 % nach 3 Jahren und mit 42 % nach 5 Jahren angegeben worden.

Die Autoren schlussfolgerten, dass die erhaltene Rate der lokalen Kontrolle von >91 % nicht ausreichend sei, die Morbiditätszahlen aber dennoch vergleichbar wären. Verschiedene Faktoren haben einen Beitrag zu den Ergebnissen geleistet: die Indikationsstellung, die willkürlich zu sein scheint, und die Definition des lokalen Rezidivs, die different anmutet. Hinzu käme die Heterogenität der Terminologie und der Evaluation der Komplikationen (Klijn 2015).

Zum Thema der gesundheitsbezogenen Lebensqualität für Patienten mit VS gibt es Publikationen, die meist diesem Faktor als einen Nebeneffekt betrachten. Eine Studie hat sich dediziert mit dem Thema beschäftigt, von der wir hier berichten.

Carlson und Kollegen veröffentlichten kürzlich ihre Daten (Carlson 2015). Die Studie setzte ein breites Spektrum an Messverfahren zur Erfassung der gesundheitsbezogenen Lebensqualität ein. Unter anderem kamen „SF-36", „10-item patient-reported outcomes measurement information system short form" (PROMIS-10), „Glasgow benefit inventory" (GBI) und „penn acoustic neuroma quality of life" (PANQOL) zur Anwendung.

Zur Kontrolle wurde eine Kohorte der resezierten Fälle herangezogen. Zusätzlich wurde eine Kohorte aus der allgemeinen Population als Kontrollgruppe selektiert. Die Ergebnisse von 642 Fällen wurden aufgearbeitet. Das Ansprechen auf stereotaktische Radiochirurgie betrug 79 %. Die mediane Nachsorgezeit belief sich 7,7 Jahre. Eine multivariate Regressionsanalyse ergab keine statistisch signifikanten Differenzen zwischen den Gruppen unter Berücksichtigung aller Messinstrumente. Wobei Patienten nach einer stereotaktischen Radiochirurgie ein besseres Ergebnis zeigten im PANQOL score und höhere Werte im PANQOL facial hinsichtlich Gleichgewicht und Schmerz im Vergleich zu denen, die sich einer Mikrochirurgie unterzogen hatten (p<0,02).

Zusammenfassend stellen die Autoren fest, dass die Differenzen in der Erfassung von gesundheitsbezogener Lebensqualität nach stereotaktischer Radiochirurgie, Mikrochirurgie und Observation klein ist und statistisch nicht signifikant. Daher wird angemerkt, dass für die Gruppe der Patienten mit kleinen VS-Läsionen die Observation zumindest in Bezug auf die gesundheitsbezogene Lebensqualität eine Option darstellt (Carlson 2015).

Zur Anwendung von dedizierten Beschleunigertypen, in diesem Fall Cyber-Knife, für Patienten mit VS publizierten Vivas und Kollegen ihre Daten (Vivas 2014). Zwischen 2005 und 2011 wurden 73 Patienten einer stereotaktischen Radiochirurgie mittels Cyber-Knife unterzogen. Die Nachsorgezeit betrug in Mittel 40 Monate. Die Autoren haben die Beurteilungskriterien der Ergebnisse vordefiniert: lokale Kontrolle war beschrieben als lineares Wachstum in zeitlicher Achse von 2 mm oder <20 % Vergrößerung des Tumorvolumens (cm^3) nach einer Periode von einem Jahr, reguläre Audiogramme, „tinnitus handicap inventory scores" (THI), und zuletzt auch die „activities-specific balance confidence (ABC) scale scores". Alle diese Parameter sollten während der Studie gemessen und analysiert werden. Die Ergebnisse konnten zeigen, dass die stereotaktische Radiochirurgie mittels Cyber-Knife eine wirksame Therapiemethode darstellt. Die Rate der lokalen Kontrolle lag bei 83 %, präziser: der Anteil von Patienten mit einem Tumorwachstum von 0–2 mm betrug 17 % der Fälle, bei denen eine lokale Kontrolle erreicht werden konnte. Ein Drittel (29 %) zeigte eine deutliche Verkleinerung des Tumorvolumens >2 mm^3. Eine anschließend durchgeführte volumetrische Analyse konnte nachweisen, dass 74 % der Fälle eine Zunahme des Tumorvolumens von weniger als 20 % aufwiesen und 26 % der Fälle eine Zunahme des Tumorvolumens von 20 % zeigten. Bei den stabilen und kontrollierten Tumoren konnte auch gezeigt werden, dass 65 % eine Reduktion des Tumorvolumens von 20 % zeigten. Insgesamt war bei 95 % der Patienten keine zusätzliche chirurgische Intervention notwendig.

Bei drei Fällen war eine Wiederholung der stereotaktische Radiochirurgie notwendig und erfolgreich. Die Mehrheit der Patienten hatte einen dysfunktionalen Hörnerv Klasse D. Bei denjenigen Fällen mit Einschränkungen der Klassen A und B vor stereotaktischer Radiochirurgie konnte bei 53,5 % der Fälle nach 3 und 5 Jahren ein funktionstüchtiges („serviceable") Gehör attestiert werden.

Hinsichtlich Tinnitus lagen sowohl die prä- als auch die posttherapeutischen, durch THI gemessenen Werte im Median bei 1. Bei Gleichgewichtsproblemen lagen sowohl die prä- als auch die posttherapeutischen, mittels ABC erhobenen Werte unverändert bei 81 %.

Die Autoren schlussfolgerten, dass die stereotaktische Radiochirurgie mittels Cyber-Knife mit einer in drei Fraktionen applizierten Dosis von 18 Gy eine akzeptable Rate der lokalen Kontrolle aufweist, die mit anderen Methoden der stereotaktischen Radiochirurgie gut vergleichbar sind. Wobei anzumerken ist, dass es eine gewisse Unstimmigkeit bei den volumetrischen Messungen beobachtet wurde. Wurde der maximale lineare Durchmesser des Tumors in der Bildgebung gemessen, ergab sich ein Tumorwachstum bei 17 % der Fälle. Im Unterschied hierzu ergaben die volumetrischen Messungen eine Zunahme bei 26 % der Fälle.

Das sogenannte „serviceable" Hören entsprach den Ergebnissen anderer Studien. Der Anteil der Patienten mit einem Erhalt der Hörfunktion von 53,5 % war akzeptabel, die Rate des Gehörerhalts bei Patienten mit einer prätherapeutischen Dysfunktion des Hörnervs der Klasse A betrug 77 %. Die stereotaktische Radiochirurgie konnte keinen Effekt hinsichtlich Tinnitus und Gleichgewichtsstörungen erzielen (Vivas 2014).

Es existieren gute Hinweise zu den verschiedenen Dosiskonzepten der stereotaktischen Radiochirurgie zur VS-Therapie. Puataweepong und Kollegen haben sich in ihrer Studie dieses Themas angenommen (Puataweepong 2014). Ihre Publikation hat den Effekt einer Einzeitapplikation mit dem der fraktionierten stereotaktischen Therapie direkt verglichen. Das Einzeitkonzept wurde sowohl mit hypo- als auch normofraktioniertem Vorgehen verglichen. Zwischen 1997 und 2010 wurden 139 Patienten einer stereotaktische Radiochirurgie mit verschiedenen Dosiskonzepten unterzogen. Stereotaktische Radiochirurgie als Einzeittherapie kam bei 39 Patienten mit kleineren Tumorläsionen (3 cm Durchmesser) und mit Hörverlust zur Anwendung.

Für die hypofraktionierte Anwendung wurden 79 Läsionen selektiert und die normofraktionierte stereotaktische Therapie in 28 Fällen durchgeführt. Nach einer Nachsorgezeit von 61 Monaten (Spanne: 12–143 Monate) konnten folgende Raten der lokalen Kontrolle dokumentiert werden: nach fünf Jahren betrug die Rate der lokalen Kontrolle für die stereotaktische Radiochirurgie als Einzeittherapie 100 % und 95 % jeweils für die hypo- und normofraktionierte Anwendung der stereotaktischen Therapie.

Der Erhalt des Gehörs konnte bei 75 % der mit stereotaktischer Radiochirurgie als Einzeitverfahren behandelten Patienten erzielt werden, bei 87 % gelang dies mittels hypofraktionierter und bei 63 % durch normofraktionierte stereotaktische Therapie. Veränderungen in den Funktionen des Hirnnerven war in allen Gruppen eher selten.

Es gab keine statistisch signifikanten Veränderungen hinsichtlich der Rate der lokalen Kontrolle, Gehörerhalt oder Komplikationen zwischen den verschiedenen Gruppen der behandelten Kohorte. Die Autoren schlussfolgerten, dass neben den Vorteilen des Einzeitkonzepts, in den Fällen wo dies nicht indiziert ist, der hypofraktionierten Anwendung der Vorrang gegenüber normofraktionierte stereotaktische Therapie gegeben werden sollte hinsichtlich besserer funktioneller Ergebnisse und kürzerer Dauer der Behandlung (Puatawee-pong 2014).

Veröffentlichungen zum indirekten Vergleich der Technologie ergaben interessante Einsichten. Für die Anwendung des Novalis-Systems (Brain-Lab) bei der Ausführung von stereotaktischer Radiochirurgie reproduzieren wir unsere eigene Daten (Badakhshi 2014a). Wir haben in unserer eigenen Einrichtung die klinischen und funktionellen Ergebnisse der Behandlung von VS-Patienten ausgewertet und veröffentlicht (Badakhshi 2014a). Zwischen 1998 und 2008 habe sich 190 Patienten einer stereotaktischen Radiochirurgie mit dem Novalis-System unterzogen. Alle Patienten hatten einen Tumor <20 mm Durchmesser und alle erhielten eine stereotaktische Radiochirurgie mit 13,5 Gy, die zur einer Isodosenlinie von 80 % verschrieben war. Der primäre Endpunkt unserer Studie war die Rate der lokalen Kontrolle. Der sekundäre Endpunkt waren die symptomatische Kontrolle und die therapiebedingten Komplikationen. Die mediane Nachsorgezeit betrug 40 Monate. Eine lokale Kontrolle konnte bei 88 % aller Patienten erreicht werden. Unsere Patienten wiesen in keinem Fall eine Morbidität >Grad 1 auf.

Dysfunktionen des N. trigeminus waren vor der Therapie bei 21,6 % der Fälle (n=41) bekannt. Nach stereotaktischer Radiochirurgie zeigten 85 % (n=155) der Fälle keine Änderung, 4,4 % (n=8) erlebten eine Symptomlinderung und 10,4 % (n=19)

entwickelten neue Symptome. Dysfunktionen des N. facialis vor der Therapie traten als Parese bei 12,6 % (n=24) und als Dysgeusie bei 0,5 % (n=1) auf. Nach der stereotaktischen Radiochirurgie waren die Symptome bei 1,1 % (n=2) verbessert und 6,1 % (n=11) verschlechtert oder aber die Patienten wiesen neue Probleme auf.

Beschwerden des N. chochlearis bestanden bei 69,5 % (n=132) vor stereotaktischer Radiochirurgie. Nach der Therapie war bei 62,6 % (n=144) der Fälle keine Änderung festzustellen. Bei 10,4 % (n=19) der Fälle hatten die Probleme zugenommen und entstanden neu.

Wir schlussfolgerten, dass die stereotaktische Radiochirurgie im speziellen Anwendungskontext des Novalis-Systems eine effektive und sichere Methode in der nicht-invasiven Therapie kleiner Vestibularis-Schwannome ist. Die beobachteten funktionellen Ergebnisse gaben Hinweise, dass es sich um eine sichere Methode handelt und die Patienten adäquat aufgeklärt werden sollten (Badakhshi 2014a).

Zusammenfassung

Stereotaktische Radiochirurgie (☐ Abb. 1.1, ☐ Abb. 1.2, ☐ Abb. 1.3, ☐ Abb. 1.4, ☐ Abb. 1.5, ☐ Abb. 1.6, ☐ Abb. 1.7, ☐ Abb. 1.8, ☐ Abb. 1.9) ist eine sichere und effektive Methode in der Behandlung von VS-Patienten. Unter spezieller Berücksichtigung der gesundheitsbezogenen Lebensqualität ist diese nicht-invasive Therapiemethode, unabhängig vom Alter, eine gute Alternative zur invasiven Mikrochirurgie, vor allem in den Fällen, wo es sich um kleineren Läsionen (<20 mm Durchmesser) handelt, die nicht infiltrativ außerhalb der knöchernen Strukturen wachsen. Stereotaktische Radiochirurgie ist eine kosteneffektive Therapie. Die Literatursuche wurde systematisch und nicht willkürlich betrieben. Sie ergab, dass wir im Fall des Vestibularis-Schwannoms über eine Datenlage mit einem Evidenzlevel 2b verfügen und die bildgeführte stereotaktische Radiochirurgie eine nicht-invasive, sichere und wirksame Methode der Behandlung darstellt. Die Ergebnisse der systematischen Suche ergaben, dass unabhängig vom Studientyp, die Methode effektiv ist (☐ Tab. 1.1, ☐ Tab. 1.2, ☐ Tab. 1.3).

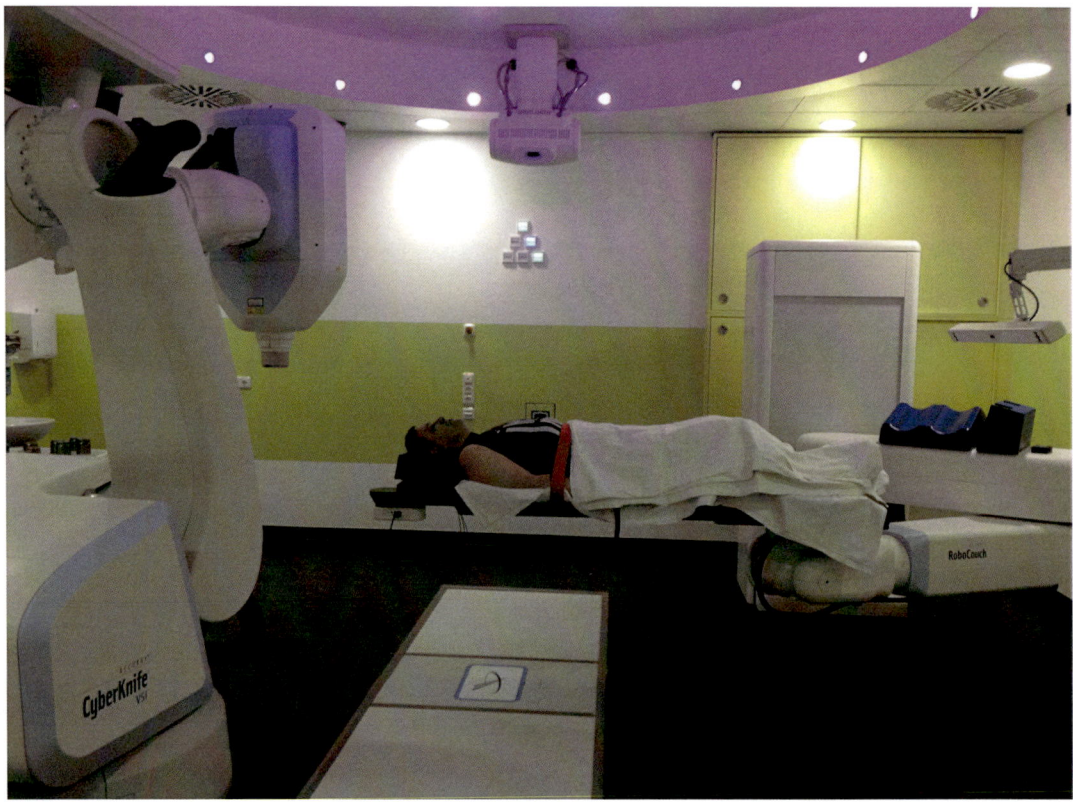

◘ **Abb. 1.1**   Cyber-Knife-Technologie zum Einsatz der stereotaktischen Radiochirurgie. Patientenlagerung im Gerät

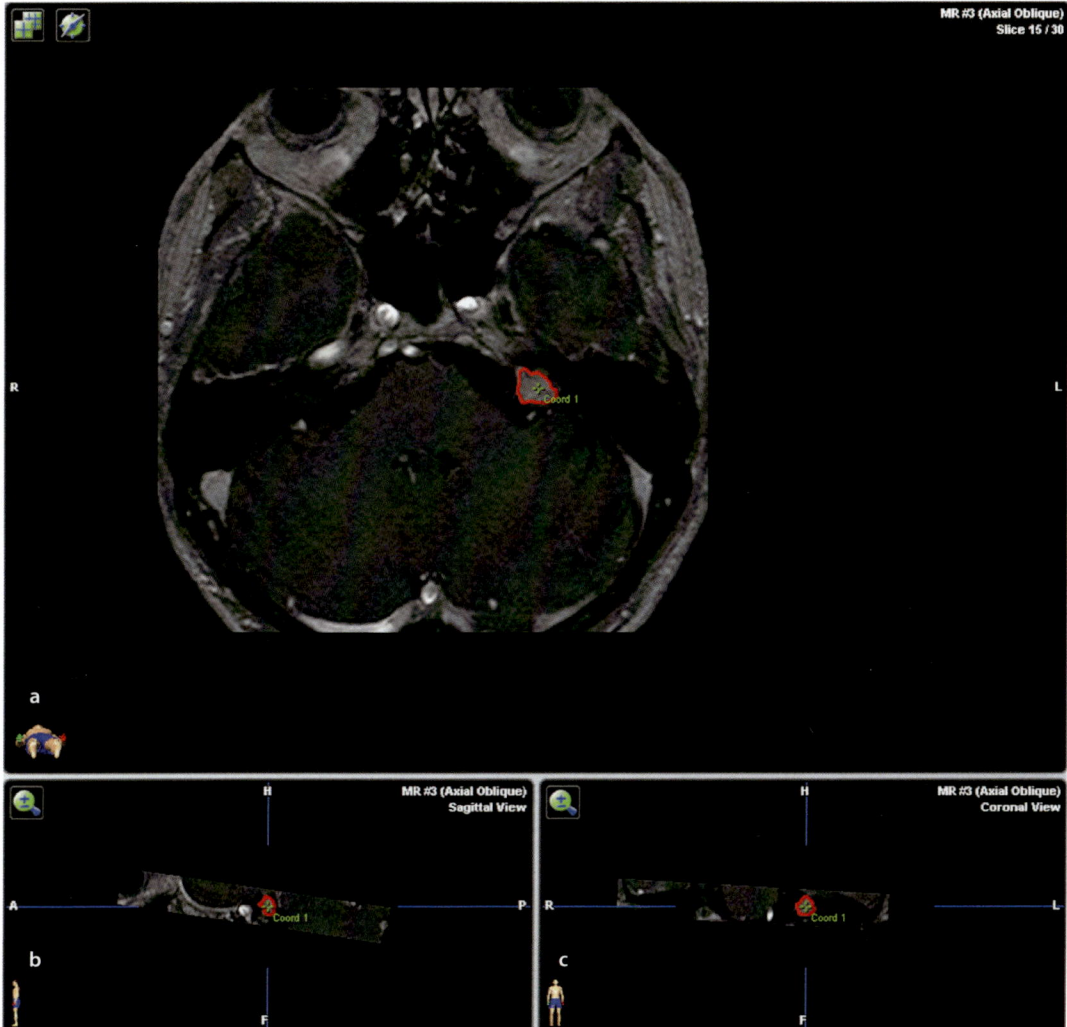

◻ Abb. 1.2a-c   MRT-basierte Therapieplanung mit Markierung des Zielvolumens (*rot*). **a** Übersicht transversale Schnittführung. **b** Ausschnitt sagittale Schnittführung. **c** Ausschnitt koronare Schnittführung

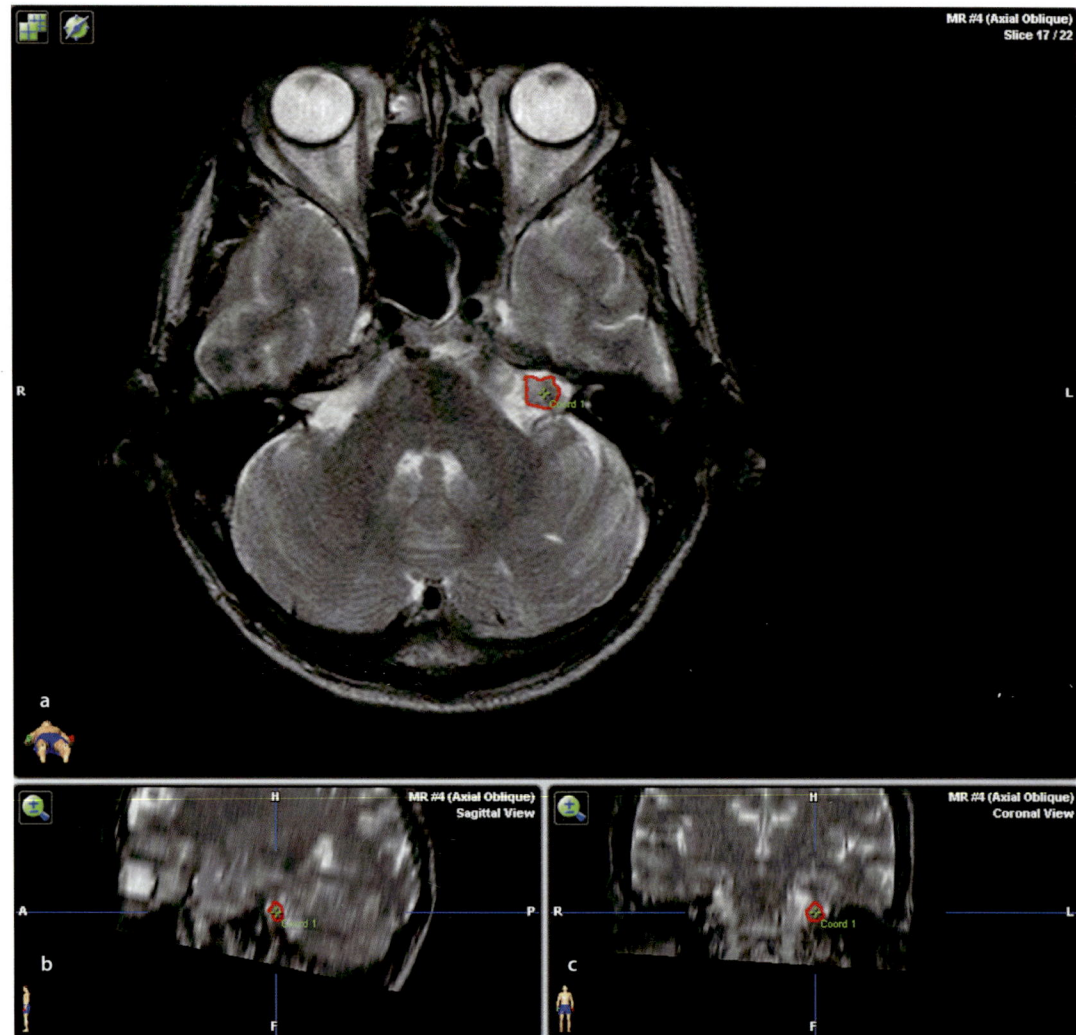

■ **Abb. 1.3a–c**   MRT-basierte Therapieplanung nach KM-Applikation mit Markierung des Zielvolumens (*rot*). **a** Übersicht transversale Schnittführung. **b** Ausschnitt sagittale Schnittführung. **c** Ausschnitt koronare Schnittführung

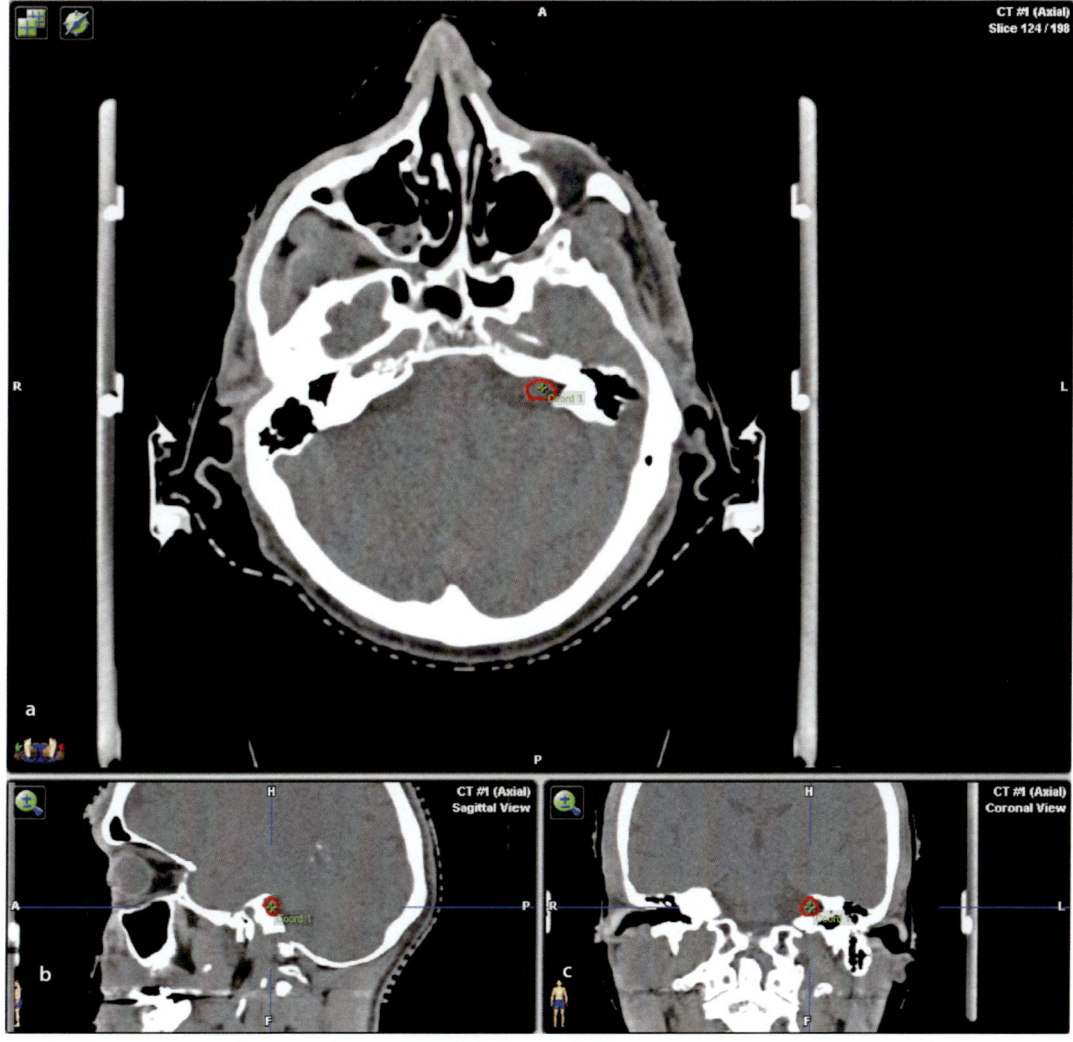

Abb. 1.4a-c CT-basierte Therapieplanung mit Markierung des Zielvolumens (*rot*). **a** Übersicht transversale Schnittführung. **b** Ausschnitt sagittale Schnittführung. **c** Ausschnitt koronare Schnittführung

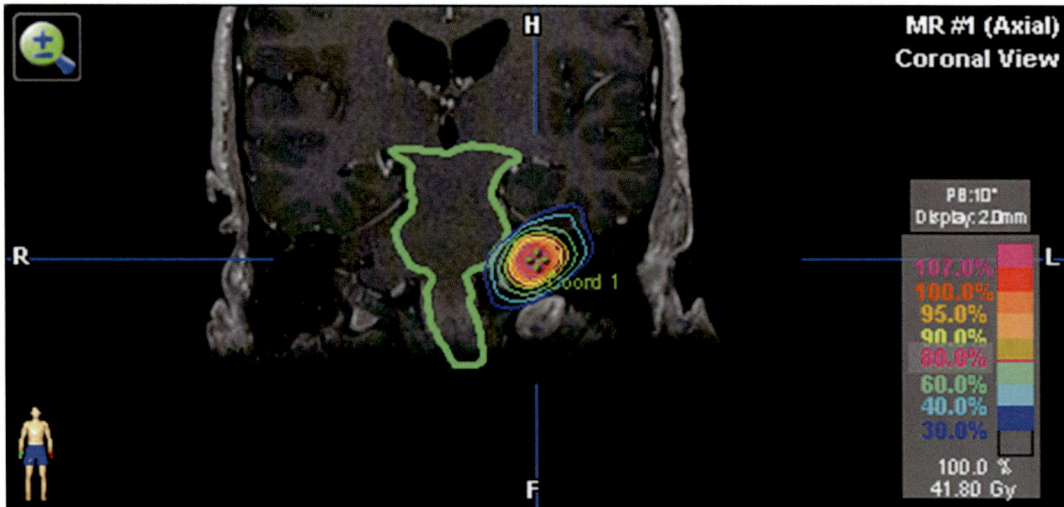

◨ **Abb. 1.5** Bestrahlungsplanung. Farbliche Kennzeichnung der Isodosenlinien (*grün*) im sagittalen MRT. Zielvolumen markiert (+). In der Orbita: Bulbus oculi (*rot*), Nervus opticus (*gelb*)

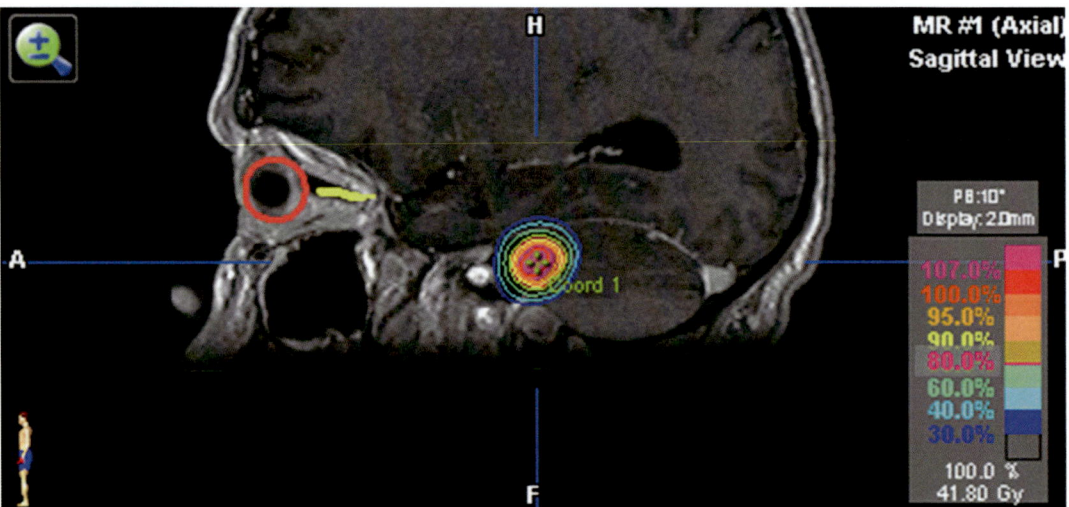

◨ **Abb. 1.6** Bestrahlungsplanung. Farbliche Kennzeichnung der Isodosenlinien (*grün*) im axialen MRT. Zielvolumen markiert (+)

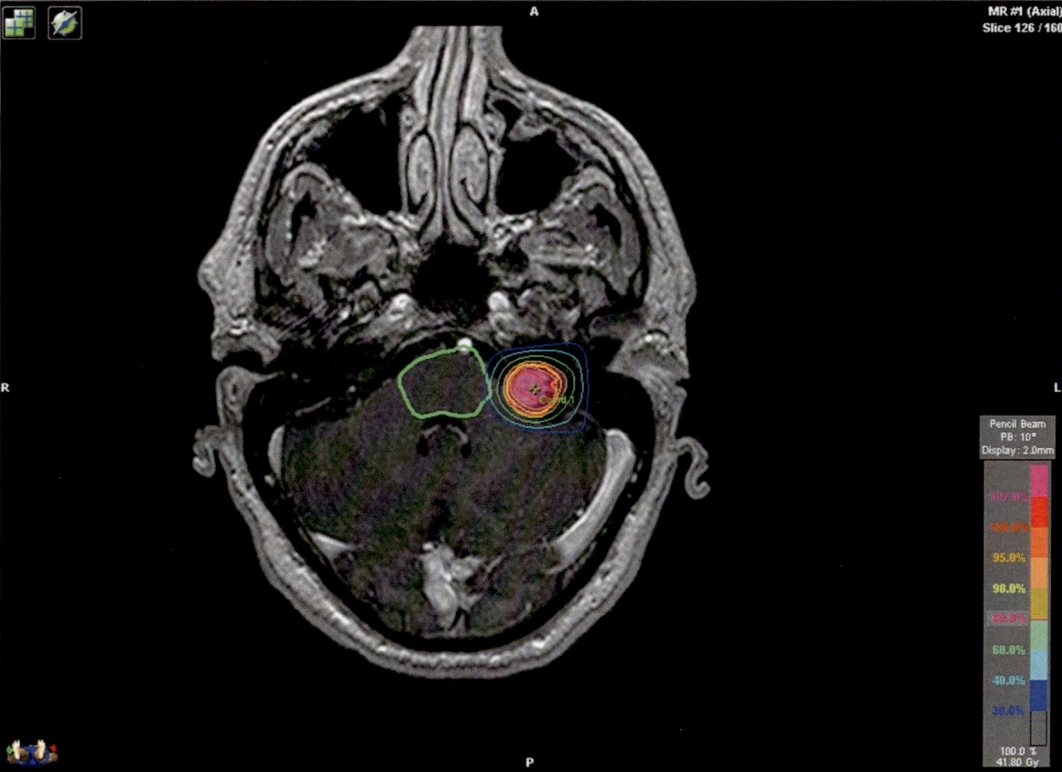

■ **Abb. 1.7** Bestrahlungsplanung. Farbliche Kennzeichnung der Isodosenlinien (*grün*) im axialen MRT. Zielvolumen markiert (+)

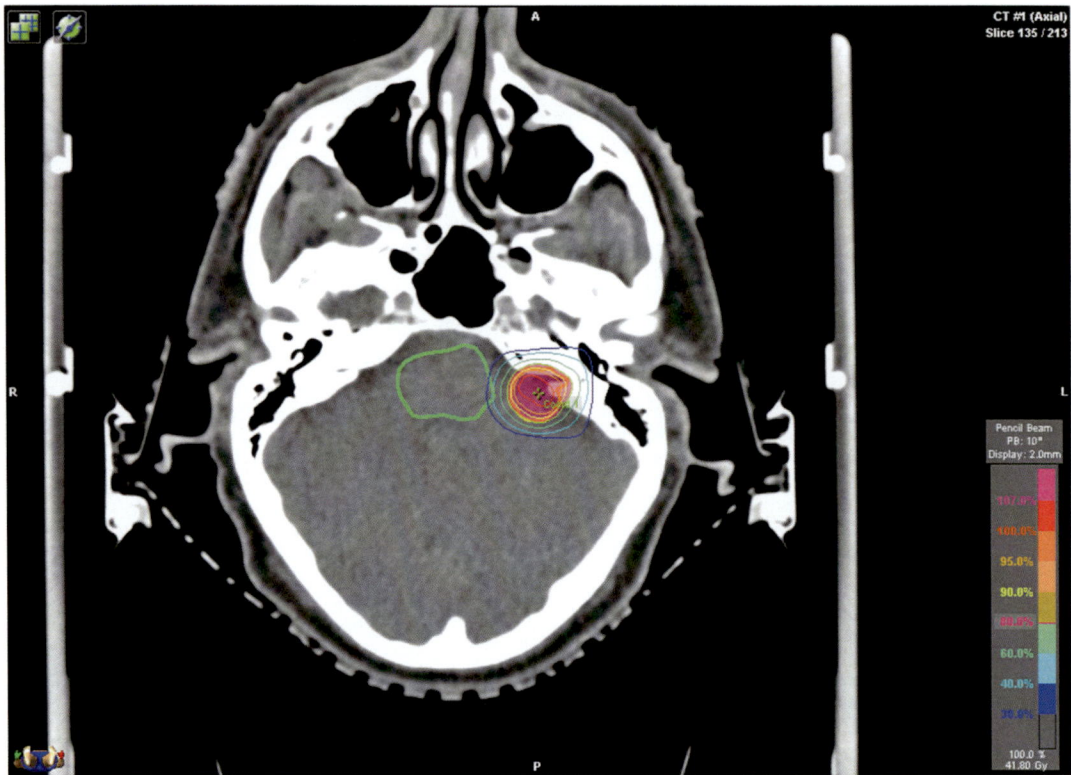

🔹 **Abb. 1.8**   Bestrahlungsplanung. Farbliche Kennzeichnung der Isodosenlinien (*grün*) im axialen CT. Zielvolumen markiert (+)

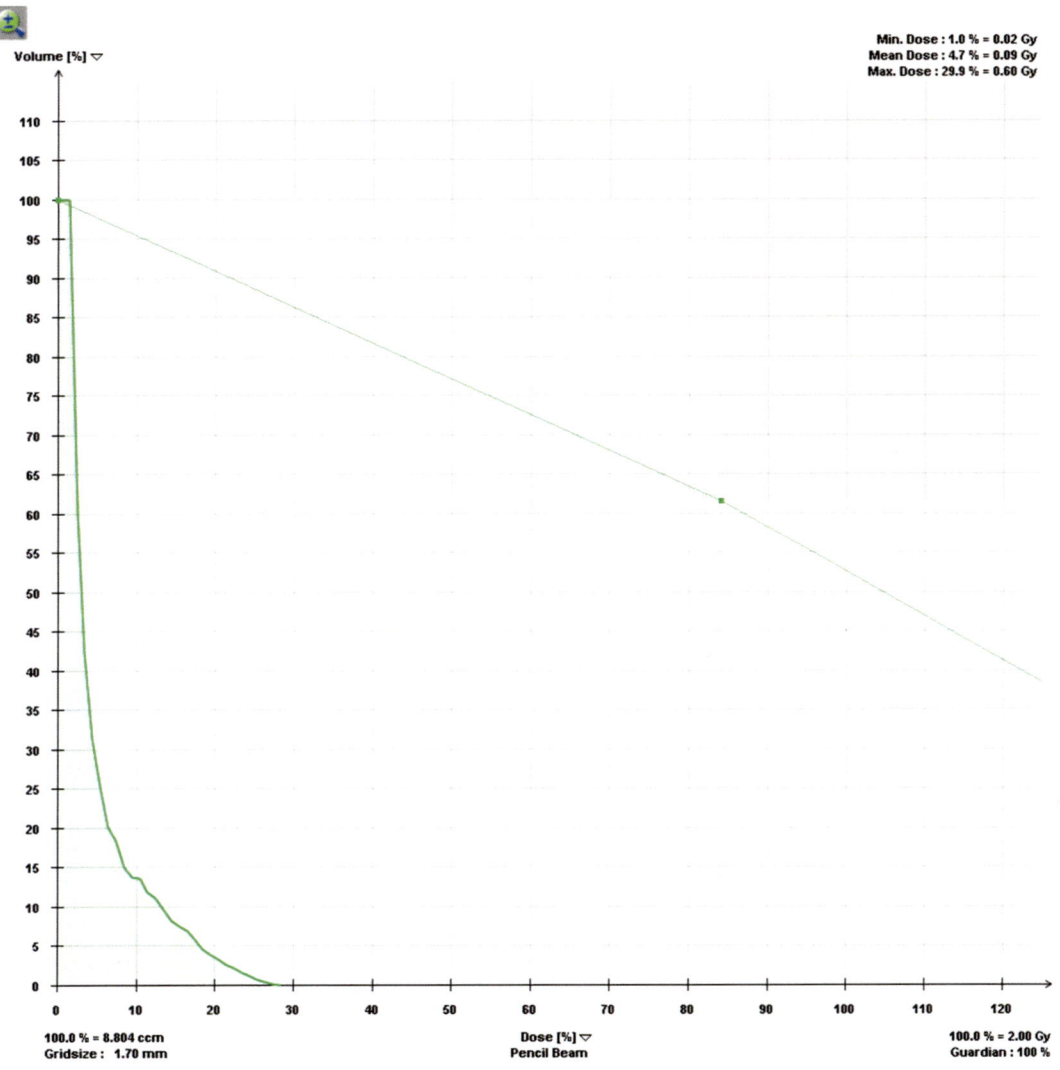

Abb. 1.9   Dosisverteilung im Dosis-Volumen-Histogramm

◨ Tab. 1.1 Prospektive Daten für kontrolliertes Abwarten in der Behandlung von Vestibularis-Schwannomen

Studie (n)	Mittlere Nachsor-gezeit (Monate)	Wachstum (n)	Hörfunktion vor der Therapie (%)	Hörfunktion nach der Therapie (%)	Qualität
Varughese 2012 (n=193)	43	52	114	82	7
Godefroy 2009 (n=70)	40	25	31	21	7
Di Maio 2009 (n=47)	27.1	8	12	8	6
Stangerup 2008 (n=636)	48	178	314	154	7
Hajioff 2008 (n=72)	121	29	-	-	6
Stipkovits 2001 (n=44)	42	8	-	-	6
Mirz 2000 (n=64)	43	15	-	-	6

◨ Tab. 1.2 Prospektive Daten für Operation und Radiochirurgie in der Behandlung von Vestibularis-Schwannomen

Studie	Mittlere Nach-sorge (Monate)	Wachstum (n)		Hörfunktion vor der Therapie (%)		Hörfunktion nach der Therapie (%)		Qualität
		RS	OP	RS	OP	RS	OP	
Myrseth 2009 RS n=60 OP n=28	24	1	0	27	44	17	0	7
Pollock 2006 RS n=46 OP n=36	42	1	0	65	61	61	5	8
Régis 2002 RS n=97 OP n=110	48	3	10	49	72,7	54,2	5	8

RS Radiochirurgie, OP Operation

▣ **Tab. 1.3** Prospektive Daten für die Behandlungsergebnisse in der Therapie von Vestibularis-Schwannomen in Abhängigkeit von der Methode

Methode	Lokale Kontrolle (%)	Hörfunktion (%)	Komplikationen (%)
Radiochirurgie	60,2	60,2	1
Operation	94,3	4,3	2
kontrolliertes Abwarten	71,8	56,3	1

Literatur

Badakhshi H, Graf R, Bohmer D, Synowitz M, Wiener E, Budach V (2014a) Results for local control and functional outcome after linac-based image-guided stereotactic radiosurgery in 190 patients with vestibular schwannoma. Journal of radiation research. 55(2):288–292

Badakhshi H, Muellner S, Wiener E, Budach V (2014b) Image-guided stereotactic radiotherapy for patients with vestibular schwannoma. A clinical study. Strahlentherapie und Onkologie: Organ der Deutschen Roentgengesellschaft. 190(6):533–537

Bassim MK, Berliner KI, Fisher LM, Brackmann DE, Friedman RA (2010) Radiation therapy for the treatment of vestibular schwannoma: a critical evaluation of the state of the literature. Otology & neurotology : official publication of the American Otological Society, American Neurotology Society [and] European Academy of Otology and Neurotology. 31(4):567–573

Boari N, Bailo M, Gagliardi F, Franzin A, Gemma M, del Vecchio A (2014) Gamma Knife radiosurgery for vestibular schwannoma: clinical results at long-term follow-up in a series of 379 patients. Journal of neurosurgery. 121 Suppl:123–142

Carlson ML, Tveiten OV, Driscoll CL, Goplen FK, Neff BA, Pollock BE (2015) Long-term quality of life in patients with vestibular schwannoma: an international multicenter cross-sectional study comparing microsurgery, stereotactic radiosurgery, observation, and nontumor controls. Journal of neurosurgery. 122(4):833–842

Di Maio S, Akagami R (2009) Prospective comparison of quality of life before and after observation, radiation, or surgery for vestibular schwannomas. J Neurosurg 111:855–862

Flickinger JC, Kondziolka D, Niranjan A, Lunsford LD (2013) Results of acoustic neuroma radiosurgery: an analysis of 5 years' experience using current methods. Journal of neurosurgery 119 Suppl:1–6

Gauden A, Weir P, Hawthorne G, Kaye A (2011) Systematic review of quality of life in the management of vestibular schwannoma. Journal of clinical neuroscience : official journal of the Neurosurgical Society of Australasia. 18(12):1573–1584

Godefroy WP, Kaptein AA, Vogel JJ, van der Mey AGL (2009) Conservative treatment of vestibular schwannoma: a fol-low-up study on clinical and quality-of-life outcome. Otol Neurotol 30:968–974

Hajioff D, Raut VV, Walsh RM, Bath AP, Bance ML, Guha A, Tator CH, Rutka JA (2008) Conservative management of vestibular schwannomas: third review of a 10-year prospective study. Clin Otolaryngol 33:255–259

Hasegawa T (2013) Stereotactic radiosurgery for nonvestibular schwannomas. Neurosurgery clinics of North America. 24(4):531–542

Klijn S, Verheul JB, Beute GN, Leenstra S, Mulder JJ, Kunst HP, et al. Gamma Knife radiosurgery for vestibular schwannomas: evaluation of tumor control and its predictors in a large patient cohort in The Netherlands. Journal of neurosurgery. 2015:1–8

Leksell L (1971) A note on the treatment of acoustic tumours. Acta chirurgica Scandinavica. 137(8):763–765

Lipski SM, Hayashi M, Chernov M, Levivier M, Okada Y (2015) Modern Gamma Knife radiosurgery of vestibular schwannomas: treatment concept, volumetric tumor response, and functional results. Neurosurgical review. 38(2):309–318; discussion 318

Llopez Carratala I, Escorihuela Garcia V, Orts Alborch M, de Paula Vernetta C, Marco Algarra J (2014) Radiosurgery as treatment for acoustic neuroma. Ten years' experience. Acta otorrinolaringologica espanola. 65(6):327–331

Lunsford LD, Niranjan A, Flickinger JC, Maitz A, Kondziolka D (2013) Radiosurgery of vestibular schwannomas: summary of experience in 829 cases. Journal of neurosurgery. 119 Suppl:195–199

Maniakas A, Saliba I (2012) Microsurgery versus stereotactic radiation for small vestibular schwannomas: a meta-analysis of patients with more than 5 years' follow-up. Otology & neurotology:official publication of the American Otological Society, American Neurotology Society [and] European Academy of Otology and Neurotology. 33(9):1611–1620

Mirz F, Pedersen CB, Fiirgaard B, Lundorf E (2000) Incidence and growth pattern of vestibular schwannomas in a Danish county, 1977-98. Acta Otolaryngol Suppl 543:30–33

Muzevic D, Legcevic J, Splavski B, Caye-Thomasen P (2014) Stereotactic radiotherapy for vestibular schwannoma. The Cochrane database of systematic reviews. 12:CD009897

Myrseth E, Moller P, Pedersen PH, Lund-Johansen M (2009) Vestibular schwannoma: surgery or gamma knife radio-surgery? A prospective, nonrandomized study. Neurosurgery. 64(4):654–661; discussion 661–663

Pollock BE, Driscoll CL, Foote RL, Link MJ, Gorman DA, Bauch CD (2006) Patient outcomes after vestibular schwannoma management: a prospective comparison of microsurgical resection and stereotactic radiosurgery. Neurosurgery. 59(1):77–85; discussion 77–85

Puataweepong P, Dhanachai M, Dangprasert S, Narkwong L, Sitathanee C, Sawangsilpa T (2014) Linac-based stereotactic radiosurgery and fractionated stereotactic radiotherapy for vestibular schwannomas: comparative observations of 139 patients treated at a single institution. Journal of radiation research. 55(2):351–358

Regis J, Tamura M, Guillot C, Yomo S, Muraciolle X, Nagaje M (2009) Radiosurgery with the world's first fully robo-tized Leksell Gamma Knife PerfeXion in clinical use: a 200-patient prospective, randomized, controlled comparison with the Gamma Knife 4C. Neurosurgery. 64(2):346–355; discussion 355–356

Roos DE, Potter AE, Brophy BP (2012) Stereotactic radiosurgery for acoustic neuromas: what happens long term? International journal of radiation oncology, biology, physics. 82(4):1352–1355

Stangerup S-E, Caye-Thomasen P, Tos M, Thomsen J (2008) Change in hearing during „wait and scan" management of patients with vestibular schwannoma. J Laryngol Otol 122:673–681

Stipkovits EM, Graamans K, Vasbinder GBC, Van Dijk JE, Beek FJ (2001) Assessment of vestibular schwannoma growth: application of a new measuring protocol to the results of a longitudinal study. Ann Otol Rhinol Laryngol 110:326–330

Tu A, Gooderham P, Mick P, Westerberg B, Toyota B, Akagami R (2015) Stereotactic Radiosurgery versus Natural History in Patients with Growing Vestibular Schwannomas. Journal of neurological surgery Part B, Skull base. 76(4):286–290

Varughese JK, Breivik CN, Wentzel-Larsen T, Lund-Johansen M (2012) Growth of untreated vestibular schwannoma: a prospective study. J Neurosurg 116:706–712

Vivas EX, Wegner R, Conley G, Torok J, Heron DE, Kabolizadeh P (2014) Treatment outcomes in patients treated with CyberKnife radiosurgery for vestibular schwannoma. Otology & neurotology: official publication of the American Otological Society, American Neurotology Society [and] European Academy of Otology and Neurotology. 35(1):162–170

Meningeome

© Springer-Verlag GmbH Deutschland 2017
H. Badakhshi, *Bildgeführte stereotaktische Radiochirurgie*,
https://doi.org/10.1007/978-3-662-54724-3_2

2.1   Hintergrund

Intrakranielle Meningeome entstammen Zellen, welche die arachnoidale Schicht der Dura mater bedecken oder vom intraventrikulären Plexus choroideus herrühren. Obwohl diese Tumoren in der Regel benigner Natur sind, können sie eine ernsthafte Herausforderung für den Behandler sein. Meningeome stellen die zweithäufigsten hirneigenen Tumoren dar (Kaul 2014b, Kaul 2014a, Marta 2011).

Typischerweise präsentieren sich Meningeome sowohl bei Patienten (w/m) mit Neurofibromatosis Typ 2 und anderen spontan aufgetretenen Läsionen mit einer Mutation auf dem Chromosom 22. Zugleich sind andere chromosomale Aberrationen wie 1p, 6q, 10 und 18q beschrieben. In der Ätiogenese von Meningeomen scheinen einige Umweltfaktoren wie ionisierende Strahlen eine Rolle zu spielen (Kaul 2014b, Mansouri 2015).

In den 1970er Jahren wurden symptomatische Meningeome in einem Verhältnis von 2:100000 Einwohnern diagnostiziert und asymptomatische Läsionen in einer Häufigkeit von 5,7:100000 festgestellt. Die kumulative Inzidenz betrug 7,7:100000 Einwohner. Interessanterweise, aber nicht zufällig, hat sich die Zahl der Erstdiagnosen der asymptomatischen Läsionen in der Zwischenzeit verdreifacht. Dies liegt am Aufkommen neuen digitaler Bildtechnologien wie Computertomografie (CT) und später Magnetresonanztomografie (MRT). Ionisierende Strahlen sind sowohl in höheren als auch in niedrigen Dosisbereichen ein Risikofaktor, wobei die unmittelbaren Zusammenhänge der Tumorogenese unklar bleiben (Marta 2011).

Aufgrund der höheren Inzidenz von Meningeomen bei Frauen und aufgrund des Vorkommens von Hormonrezeptoren (Östrogenrezeptoren) bei Meningeomen wird derzeit über eventuelle Korrelationen von Tumorentstehung und hormonellen Faktoren nachgedacht und geforscht.

Das Ausmaß immunologischer Kofaktoren in der Ätiologie von Meningeomen wird kontrovers diskutiert. Eine Reihe neuer Forschungsansätze auf dem Feld der Hirnforschung wird zum Verständnis der Ätiologie von Meningeomen derzeit angestrengt, diese schließen genetische, epigenetische, molekulare und epidemiologische Methoden ein (Wiemels 2010, Bofin 1966).

Kleinere Läsionen sind in der Regel asymptomatisch und werden manchmal bei einer Autopsie entdeckt. Größere Läsionen verursachen Symptome, deren Ausmaß von Größe und Lokalisation abhängt. Fokale Anfälle können verursacht werden durch Meningeome, die auf dem Gehirn liegen und Druck ausüben (Englot 2015).

Eine progrediente spastische Paralyse in den Beinen und ggf. Inkontinenz können auftreten, wenn das Meningeom in der parasagittalen oder frontoparietalen Region liegt. Es kann zu einer intrakraniellen Drucksteigerung kommen, in dessen Folge Diplopie oder anderen Visusstörungen auftreten. Dysfunktionen der Hirnnerven III oder/und VI können ebenfalls die gesundheitsbezogene Lebensqualität beeinträchtigen (Poon 2014, Kaley 2014).

Für eine optimale Behandlung ist eine detaillierte Anamnese genauso notwendig, wie ausführliche Untersuchung und differenzierte Herangehensweise. Eine adäquate neurologische Untersuchung ist obligatorisch zur besseren Einordnung von Symptomen und der Kontrolle derselben nach einer Therapie. Eine Untersuchung mittels MRT wird Informationen über die anatomischen Verhältnisse sowie die Größe und die exakte Lokalisation der Läsion ermöglichen. MRT gehört zu den am häufigsten eingesetzten Mitteln der Untersuchung, da sie zur Entdeckung selbst kleinerer Läsionen beitragen kann. In der Regel wird die MRT-Untersuchung mit Unterstützung von Kontrastmitteln die Quantität und Qualität der Diagnose steigern.

Meningeome werden in drei Kategorien eingeteilt: Grad I–III.

- Grad I: Langsam wachsende Tumoren, die in der Regel das umgebende Hirngewebe nicht beeinträchtigen. Diese Tumoren machen eine große Mehrheit der Meningeome aus, etwa 70–80 % wird das Verhältnis eingeschätzt. Einige benignen asymptomatischen benötigen keine Therapie. Die meisten behandelten Meningeome dieser Kategorie rezidivieren nicht.
- Grad II: Tumore zeigen eine schnellere Proliferation im Vergleich zu den benignen Läsionen und neigen zu höheren Rezidivraten. Diese Läsionen würden immer von einer Therapie profitieren, unabhängig davon, welche Methode eingesetzt wird.

- Grad III: Tumore werden auch als anaplastische Meningeome bezeichnet, die eine hohe Tendenz zu Lokalrezidiven nach einer Therapie aufzeigen. Sie machen etwa 3 % der Meningeome aus.

Die chirurgische Resektion ist die Methode der Wahl in der Behandlung von Meningeomen (Pechlivanis 2011). Die komplette Entfernung mittels Resektion von Tumor und assoziierter Dura mater sowie Knochenkompartment stellt die ideale Therapie dar. Leider erlauben Lokalisation und Größe ausgewählter Meningeome nicht immer dieses Vorgehen.

Manche medikamentöse Therapieoptionen sind diskutiert und Indikationen für deren Wirksamkeit liegen in einigen Fällen vor (Kaley 2014). Eine Therapiemethode, deren Effekte und Sicherheit hier untersucht wird, ist die stereotaktische Radiochirurgie in wenigen Fraktionen und die fraktionierte stereotaktische Therapie. Die stereotaktische Radiochirurgie oder fraktionierte stereotaktische Therapie mit vielen kleinen Einzeldosierungen stellen sowohl als primäre Therapie als auch in der postoperativen Situation eine realistische Variante dar (Mansouri 2014, Kaul 2015, Badakhshi 2013).

2.2 Stereotaktische Radiochirurgie und stereotaktische multifraktionierte Therapie

Zu den standardmäßig eingesetzten Methoden der Stereotaxie für benigne intrakranielle Läsionen gehören sowohl die Benutzung von Linearbeschleunigern als auch Gamma-Knife (Kaul 2014b, Kaul 2014a). Auch Cyber-Knife, als eine Maschine zur Durchführung von stereotaktischer Radiochirurgie und stereotaktische multifraktionierte Radiotherapie, wird zunehmend in der Behandlung von Meningeomen in der Praxis umgesetzt (Kaul 2015a, Kaul 2015b).

Ursprünglich kamen stereotaktische Radiochirurgie und multifraktionierte Radiotherapie zur Behandlung von Läsionen in der Schädelbasis zum Einsatz (Kaul 2014a), die aufgrund von Nicht-Resektabilität mit dieser Methode therapiert wurden. Der Aktionsradius dieser Option hat sich aber in den vergangenen Jahren deutlich erweitert, weshalb heute auch andere Lokalisationen und auch potenziell resektable Tumoren einer stereotaktischen Radiotherapie unterzogen werden. Die Raten der lokalen Kontrolle sind hoch und die potenziellen Komplikationen sind akzeptabel (Starke 2015, Sheehan 2014, Raper 2014, Sheehan 2010).

Seitdem wissen wir, dass die primäre und definitive stereotaktische Radiochirurgie in einer, wenigen oder vielen Fraktion(en) einen nachhaltigen Effekt hinsichtlich der Rate der lokalen Kontrolle haben kann, die gut vergleichbar sind mit den Resultaten der chirurgischen Resektionen (Simpson-Grad I). Die Aussage gilt vor allem für kleinere Läsionen bis zu einer Größe ≤3,5 cm Durchmesser (Mansouri 2015, Pollock 2013, Pollock 2012, Kondziolka 2013, Kondziolka 2016).

Auch die postoperative Option kann von Nutzen für die Patienten (w/m) mit Meningeomen sein, vor allem trägt sie zur Verlängerung einer progressionsfreien Zeit bei. Condra und Kollegen demonstrierten die Effektivität der Radiotherapie nach einer subtotalen Resektion im Vergleich zur Operation allein. Die Progressionsfreiheit nach 15 Jahren konnte als überlegen zur alleinigen Operation ermittelt werden (Condra 1997).

Studien konnten eindeutig zeigen, dass die stereotaktische Radiochirurgie mittels Gamma-Knife oder Linearbeschleuniger („linear accelerator", LINAC) Rate der lokalen Kontrolle von 86 bis ≤97 % und 89 bis ≤96 % erreichen können und die galt auch nachhaltig bis zu mindestens fünf Jahren nach der Intervention (Starke 2015, Sheehan 2014, Sheehan 2015, Ding 2014). Belastbare Daten über einen Zeitraum von ≥10 Jahren nach der Therapie liegen nicht vor.

Über die Ergebnisse von stereotaktischer Radiochirurgie mittels Cyber-Knife sind die Zeiträume für definitive Empfehlungen noch zu kurz. Colombo und Kollegen berichteten über eine Rate der lokalen Kontrolle von 96,3 % und eine tolerable Nebenwirkungsrate von 3,7 % in den ersten zwei Jahren nach der Behandlung (Colombo 2009). Obwohl die Ergebnisse vielversprechend sind, sind sie jedoch für abschließende Schlussfolgerungen zu kurzfristig, daher sind weiterhin langfristige Resultate notwendig.

Die Qualität der vorliegenden Daten zur stereotaktischen Radiochirurgie hängt von verschiedenen Tumorfaktoren ab:

- Lokalisation
- Histologieklassifikation nach World Health Organization (WHO)
- Größe

Andere Faktoren, die ebenfalls das Outcome beeinflussen können, sind:

- Patientenalter
- genetische und molekulare Marker (z. B.: „vascular endothelial growth factor")
- Zeitpunkt der Radiotherapie im Verhältnis zur vorangegangenen Operation

Nachfolgend versuchen wir, den Rang der stereotaktischen Radiochirurgie multiperspektivisch hinsichtlich Lokalisation, Histologie und Größe zu evaluieren.

2.2.1   Rolle der Lokalisation

Die Lokalisation eines Meningeoms scheint prognostisch und prädiktiv eine Rolle zu spielen. Die generelle Einteilung hinsichtlich Lokalisation erfolgt nach Meningeomen der Schädelbasis und „andere". „Andere" schließt Lokalisationen wie hintere Schädelgrube, parasagittal oder parafalzin ein (Mansouri 2015).

Eine komplette chirurgische Entfernung von Meningeomen der Schädelbasis stellt eine Herausforderung selbst für sehr erfahrene Operateure dar. Bei gegebener Resektabilität ist der Eingriff in einigen Studien mit einem hohen Risiko mit Morbidität und Mortalität bis zu 67 % verbunden (Sekhar 1996, Di Maio 2012, Natarajan 2007, Combs 2012, Stippler 2006). Zusätzlich ist festzustellen, dass Langzeitergebnisse der Therapie vor allem hinsichtlich Progressionsfreiheit von der Erkrankung nur in begrenztem Umfang vorliegen, im besonderem, wenn die chirurgische Resektion als einzige Methode eingesetzt wurde. Die Rezidivraten steigen bei alleiniger Resektion in einigen Studien bis 30–40 % nach fünf und 10 Jahren Nachsorgezeit (Bassiouni 2009, Sandalcioglu 2008).

Spezielle Lokalisationen, beispielsweise an der Konvexität oder am Sinus cavernosus können unter Umständen mit einem hohen Morbiditätsgrad von 10–29 % einhergehen (Kondziolka 2013, Kondziolka 2016, Sanai 2010, Quinones-Hinojosa 2009).

Dementsprechend sollten die stereotaktische Radiochirurgie und stereotaktische multifraktionierte Radiotherapie als adjuvante Maßnahmen bereits in das therapeutische Konzept einbezogen werden.

Schädelbasis

Die Ergebnisse und klinischen Daten über die Durchführung stereotaktischer Radiochirurgie und stereotaktischer multifraktionierter Radiotherapie sind vielversprechend und bedürfen eines näheren analytischen Blicks hinsichtlich Effektivität und Sicherheit für Schädelbasis-Meningeome, die sich aus anatomischen Gründen nicht immer für eine chirurgische Resektion eignen. Und selbst wenn sie prinzipiell operabel sind, ist oft eine komplette Resektion mit allen Erfordernissen eher nicht möglich (Di Maio 2012, Combs 2012, Combs 2013).

Im Jahr 2009 haben McGregor und Kollegen in ihrer Studie die besonderen Herausforderungen der Schädelbasis-Meningeome hinsichtlich Prognose und operativen Folgen und potenzieller Morbidität fokussiert. Fortschritte der Radiotherapie inklusive stereotaktischer Radiochirurgie erweiterten die Möglichkeiten der Therapie dieser Tumoren. Die technologischen Entwicklungen der Radiotherapie können sowohl allein oder in Kombination mit der Chirurgie realisiert werden (McGregor 2009).

Onodera und Kollegen haben im Jahr 2011 eine Studie publiziert (Onodera 2011), in der die Langzeitergebnisse der Behandlung von 27 Patienten (w/m) mit einem Schädelbasis-Meningeom berichtet wurden, die sich einer fraktionierten stereotaktischen Methode unterzogen hatten. Die mediane Nachsorgezeit belief sich auf 90 Monate. Die applizierte Dosis wurde in biologisch äquivalenter Dosis umgerechnet und mit median von 82 Gy (Spanne: 60–106 Gy) angegeben.

Interessanterweise wurden in der Publikation Daten für das allgemeine 5-Jahres-Überleben dokumentiert. Sie lagen bei 95,7 % (95 % CI: 87,3–100 %) nach der ersten Therapie (Onodera 2011). Die Angaben über das 5-Jahres-Überleben und die Rate der lokalen Kontrolle nach fraktionierter stereotaktischer Radiochirurgie lag bei beiden Parametern bei 100 %.

Die Rate der lokalen Kontrolle wurde differenziert nach Tumorgröße wie folgt angegeben: 100 % bei einem Tumorvolumen von <9;1 cm^3, und 68,2 % (95 % CI: 37,2–99,2 %) bzw. 75,8 % (95 % CI: 45,2–100 %) für größere Volumina. Bei Patienten (w/m), die wegen eines Rezidivs behandelt wurden, war die Rate der lokalen Kontrolle deutlich schlechter (p=0,01). Ernsthafte radiogene Spätfolgen wurden nicht berichtet.

Die Autoren schlussfolgerten, dass es sich um eine sichere und effektive Methode bei der Behandlung von Schädelbasis-Meningeomen handelt. Speziell bei den Patienten (w/m) mit Läsionen <9,1 cm^3 oder denjenigen mit primärer Radiotherapie (mit oder ohne Chirurgie) ist das Verfahren sehr wirksam (Onodera 2011).

Im Jahr 2012 haben Shen und Kollegen ihre Erfahrungen mit fraktionierter stereotaktischer Radiochirurgie in der Behandlung von 225 Fällen veröffentlicht (Shen 2011). Die betroffenen Patienten (w/m) unterzogen sich einer Therapie, bei der 54 Gy appliziert wurden. Die mediane Nachsorgezeit betrug 4,4 Jahre. Bei 92 % der Fälle hatten die Patienten (w/m) Beschwerden im Sinne von Dysfunktionen der Hirnnerven wie Visus- und Gesichtsfeldprobleme (58 %) oder Einschränkungen in der extraokulären Motorik (34 %).

Es kam nach der Therapie zu einer Besserung von mindestens einem Symptom bei 57 % der Fälle. Darunter waren 40 % mit Visus- und Gesichtsfeldeinschränkungen und 40 % mit Diplopie und Ptosis. Und von allen symptomatischen Fällen, bei 27 % waren die ersten Besserungen der Beschwerden in den ersten zwei Monaten berichtet wurden.

Die Autoren schlussfolgerten, dass die Methode sehr effektiv ist, um eine klinische Besserung bei den Dysfunktion der Hirnnerven bei den Patienten (w/m) zu erreichen, vor allem bei den Hirnnerven III und VI. Bei mehr als die Hälfte aller symptomatischen Fälle kam es zu einer nachhaltigen und dauerhaften Besserung der Beschwerden (Shen 2011).

Eine der größten Studien zur Thematik stammt von Combs und Kollegen aus dem Jahr 2013 (Combs 2013). Das Ziel der Studie bestand darin, die Langzeitergebnisse von 507 Patienten (w/m) mit Meningeomen der Schädelbasis zu aufzuarbeiten. Zur Zeit der Behandlung hatten die meisten Patienten (w/m) Symptome inklusive Sehstörungen, Kopfschmerzen,

Nausea, Dysfunktionen des fünften und siebten Hirnnervs oder Exophtalmus. Bei 266 Fällen (54 %) fand eine neurochirurgische Intervention im Sinn von Biopsie oder inkompletter Resektion statt. Die benutzte Technologie war ein Linearbeschleuniger oder ein Tomotherapiesystem. Es wurde eine fraktionierte stereotaktische Radiotherapie bei 376 der Fälle (74 %) und eine Tomotherapie bei 131 der Fälle (26 %) appliziert.

Die mediane Dosis war 57,6 Gy (Spanne: 25–68 Gy), die Einzeldosis lag bei 1,6 bis ≤5 Gy. Zur Beurteilung der Toxizität oder der gesundheitsbezogenen Lebensqualität wurde ein Fragebogen an die Patienten (w/m) versendet, in dem mit spezifischen Fragestellungen die mit einem Schädelbasis-Meningeom assoziierten Beschwerden erkundet wurden. Besonderer Fokus lag auf den radiogenen Spätfolgen beispielsweise in Form von Visusdefiziten oder Kopfschmerzen, Fatigue oder ähnlichen Problemen, die direkt die gesundheitsbezogene Lebensqualität beeinträchtigen. Die mediane Nachsorgezeit belief sich auf 107 Monate (Spanne: 1–270 Monate). Insgesamt war die Therapie gut vertragen worden. Die lokale Kontrolle war für die gesamte Gruppe 95 % nach fünf Jahren und 88 % nach 10 Jahren. Die Patienten (w/m) mit benigner Histologie hatten eine deutliche höhere Lokalkontrolle im Vergleich zu den hochgradigen malignen Meningeomen.

Die lokale Kontrolle für Meningeome mit benigner Histologie betrug 91 % nach 10 Jahren. Im Gegensatz hierzu hatten Patienten (w/m) mit aggressiven Läsionen eine Rate der lokale Kontrolle von 81 % nach fünf und 53 % nach 10 Jahren vorzuweisen. Die gesundheitsbezogene Lebensqualität nach der Therapie lag für die gesamte Kohorte bei unverändert 47,7 %; bei 37,5 % der Fälle trat eine Besserung der Parameter ein. Die meisten Patienten (w/m) berichteten über Verbesserung der Beschwerden oder zumindest einen Funktionserhalt. In der gesamten analysierten Nachbehandlungszeit berichteten sehr wenige Personen über bleibende Spätfolgen. Zusammenfassend kann man sagen, dass die Therapie unabhängig von der Methode der Radiotherapie zu langfristiger Tumorkontrolle führte, die von wenigen relevanten Nebenwirkungen begleitet waren. Die gesundheitsbezogene Lebensqualität war für Patienten (w/m) mit Schädelbasis-Meningeomen insgesamt zufriedenstellend (Combs 2013).

Eine andere Forschergruppe fokussierte ihre Fragen auf die potenzielle Toxizität der Behandlung mit Gamma-Knife-Technologie. Bir und Kollegen publizierten ihre Ergebnisse im Jahr 2014 (Bir 2014). Insgesamt wurden 136 Patienten (w/m) hinsichtlich der Toxizität untersucht. In dieser Gruppe wiesen 68 Fälle ein Rezidiv oder einen Residualtumor nach einer mikrochirurgischen Resektion auf, die anderen 68 Fälle waren einer primären definitiven stereotaktischen Radiochirurgie mittels Gamma-Knife unterzogen worden. Die gesamte Studienpopulation wurde in der posttherapeutischen Phase sowohl klinisch als auch radiologisch hinsichtlich der Ergebnisse evaluiert. Es wurden signifikante und variante Veränderungen nach der Therapie festgestellt. Bei 69 Fällen (50,7 %) wurde eine Volumenreduktion registriert, unveränderte Befunde in der Volumetrie fanden die Autoren bei 44 Fällen (34,6 %) und Größenzunahme wurde bei 20 Fällen (14,7 %) gefunden. Die progressionsfreie Zeit betrug nach drei Jahren 98 %, nach fünf Jahren 95 % und nach 10 Jahren 85 %. Eine Verbesserung der Beschwerden im Vergleich prä- und posttherapeutisch wurde absolut bei 30 % (71 vs. 41 %; p=0,0001) festgestellt. Der Karnofsky-Index verbesserte sich ebenfalls eindeutig um 12 % (92 vs. 80). Es musste in 20 Fällen (14,7 %) eine Salvage-Operation durchgeführt werden.

Die Autoren schlussfolgerten, dass die Studienbefunde zur Radiochirurgie mittels Gamma-Knife eine hohe Rate der lokalen Kontrolle ergaben und zugleich die Methode als eine sichere Maßnahme zum Erhalt der Hirnnervenfunktionen und damit für eine akzeptable gesundheitsbezogene Lebensqualität bei Patienten (w/m) sowohl mit neuen als auch rezidivierten Läsionen empfehlen (Bir 2014).

Im Jahr 2014 veröffentlichten Cohen-Inbar und Kollegen die Ergebnisse von 135 Fällen, die sich ebenfalls der Radiochirurgie mittels Gamma-Knife unterzogen hatten (Cohen-Inbar 2016). Die Patienten (w/m) mit Grad-1-Läsionen (nach WHO) der Schädelbasis wurden mit einer einzelnen Radiochirurgiedosis mittels Gamma-Knife behandelt und etwa 60 Monate nachgesorgt. Ihre Daten wurden mittels einer prospektiven und von einem institutionellen Board legitimierten Datenbank analysiert. Die Kohorte bestand aus 135 analysierten Fällen (73 männlich; 54,1 %). Das mediane Patientenalter betrug 54 Jahre (Spanne: 19–80 Jahre). Das mediane Volumen der Läsionen belief sich auf 4,7 cm^3 (Spanne: 0,5–23 cm^3). Die mediane Dosis am Rand der Läsion war 15 Gy (Spanne: 7,5–36 Gy). Die mediane Nachsorgezeit betrug 102,5 Monate (Spanne: 60,1–235,4 Monate). Relevante Variablen wurden im Hinblick auf ihren Stellenwert als potenzielle prognostische Faktoren und als Prädiktoren der neurologischen Funktionen und der Tumorprogression untersucht.

Zu letzten Visite in der Nachsorgezeit konnte ein Rate der lokalen Kontrolle von 88,1 % (n=119) erreicht werden. Unverändertes Volumen, also ebenfalls als lokale Kontrolle interpretiert, konnte in 61,5 % eruiert werden. Die progressionsfreie Zeit belief sich nach fünf Jahren auf 100 %, nach 10 Jahren auf 95,4 % und nach 15 Jahren auf 68,8 %. Gute Ergebnisse im Sinne von lokaler Kontrolle und Funktionserhalt der Hirnnerven waren insgesamt bei einer deutlichen Mehrheit der Patienten (w/m) von 60,8 % (n=79) registriert. Mehrere Faktoren hatten einen nachweisbaren Einfluss auf die Tumorprogression: Die prätherapeutische Quantität des Karnofsky-Index' war genau so einflussreich und statistisch signifikant (p=0,001) wie auch der posttherapeutische Funktionserhalt (p=0,003).

Und auch in diesem Fall war die hauptsächliche Schlussfolgerung der Autoren, dass die Radiochirurgie mittels Gamma-Knife Patienten (w/m) mit einem Schädelbasis-Meningeom der WHO-Klasse 1 eine hohe Rate der lokalen Kontrolle erreichen kann; das Ergebnis ist begleitet von niedriger Inzidenz neurologischer Defizite. Zusätzlich konnte gezeigt werden, dass der Karnofsky-Index zur Zeit der Therapie als ein zuverlässiger Prädiktionsparameter des Gesamtresultats betrachtet werden kann (Cohen-Inbar 2016).

Navarria und Kollegen haben im Jahr 2015 über ihre Ergebnisse der hypofraktionierten Radiochirurgie bei 27 Patienten (w/m) mit Meningeomen der Schädelbasis berichtet (Navarria 2015). Es wurden 30 Gy in fünf Fraktionen appliziert, die benutzte Technik war die volumetrische Arc-Therapie. In dieser Gruppe befanden sich 18 Patienten (w/m), die vor der Therapie symptomfrei waren. Die prädefinierten Endpunkte der Studie waren Toxizität und Reduktion von Symptomen. Die Läsionen befanden sich bei vier Fällen in der vorderen Schädelbasis, bei 12 Patienten in der mittleren und beim Rest in der hinteren Schädelbasis. Die stereotaktische

Radiochirurgie wurde bei 17 Fällen (65 %) als primäre definitive Maßnahme eingesetzt, bei den verbliebenen neun Fällen (35 %) postoperativ. Die mediane Nachsorgezeit betrug 24,5 Monate (Spanne: 5–57 Monate). Eine klinische Remission war bei einer großen Mehrheit der Patienten (w/m) nach der Therapie erreicht. Von den 18 symptomatischen Patienten (w/m) konnte eine klinische Remission bei 9 Fällen (50 %) festgestellt werden. Bei all diesen Szenarien waren die errungenen Ergebnisse nachhaltig. Zugleich war der Endpunkt der Toxizität untersucht worden: in keinem Fall kam es zu einer Toxizität Grad ≥3 im Sinne neurologischer Defizite. Daneben war in der behandelten Region kein Rezidiv festzustellen, 16 Patienten (62 %) (w/m) hatten einen stabilen Status hinsichtlich Tumorvolumen und bei 9 Fällen (38 %) kam es zu einer sichtbaren Volumenreduktion. Das mittlere Volumen des Tumors betrug 10,8 cm^3. Die mittlere Überlebenszeit belief sich auf 544±2,8 Monate.

Das Fazit der Autoren lautet: die Applikation von stereotaktischer Radiochirurgie in wenigen Fraktionen ist eine sichere und effektive Methode für Behandlung von Patienten (w/m) mit Meningeomen der Schädelbasis. Die erreichte Rate der lokalen Kontrolle und die Nachhaltigkeit der Resultate suggerieren, dass diese Methode gut für eine sorgfältig selektierte Patientengruppe (w/m) empfohlen werden kann (Navarria 2015).

Im Jahr 2015 veröffentlichten Starke und Kollegen ihre Daten zu Schädelbasis-Meningeomen (Starke 2015). Normalerweise werden symptomatische Patienten (w/m) initial einer chirurgischen Resektion unterzogen. In den Szenarien, in denen die Läsionen nah an kritischen Strukturen, also in eloquenten Regionen, liegen, könnte stereotaktische Radiochirurgie als eine nicht-invasive Methode als gute therapeutische Alternative fungieren. In dieser Studie wurden explizit größere Läsionen untersucht: das Volumen der erforschten Tumore war >8 cm^3, was einem etwaigen Durchmesser von 2,5 cm entspricht.

Die Datenanalyse basierte auf einer prospektiven Datenbank, in der Daten und Informationen von 469 Patienten (w/m) interpretiert wurden. Alle Läsionen wurden einer Radiochirurgie mittels Gamma-Knife unterzogen. Es wurde eine einzige Einzeldosis appliziert. Insgesamt wurden 75 Fälle mit einem Schädelbasis-Meningeom analysiert, deren Volumen >8 cm^3 war. Die minimale Nachsorgezeit betrug 6 Monate, wobei diejenigen Fälle, in denen sich Komplikationen vor weniger als sechs Monaten ereigneten, ebenfalls in die Analyse eingeschlossen wurden. Die Kohorte bestand aus zwei Subgruppen: In die erste Subgruppe waren Patienten eingeschlossen, die einer primären definitiven stereotaktischen Radiochirurgie mittels Gamma-Knife unterzogen worden waren (n=30). In der zweiten Subgruppe (n=45) wurden Fälle nach einer postoperativen sekundären stereotaktischen Radiochirurgie analysiert.

Relevante Variablen wurden im Hinblick auf ihren Stellenwert als potenzielle prognostische Faktoren und als Prädiktoren der neurologischen Funktionen und der Tumorprogression nach einer Radiochirurgie mittels Gamma-Knife untersucht. Nach einer mittleren Nachsorgezeit von 6,5 Jahren (Spanne: 0,5–21 Jahre) konnte ein stabiler unveränderter Tumorstatus bei 37 Fällen (49 %) gezeigt werden. Das Tumorvolumen war bei 26 Patienten (35 %) reduziert, aber bei 12 Fällen (16 %) auch vergrößert.

Die aktuariale Schätzung der progressionsfreien Zeit betrug nach drei Jahren 90,3 %, nach fünf Jahren 88,6 % und nach 10 Jahren 77,2 %. Bei vier Fällen kam es zu einem Ödem nach Radiochirurgie mittels Gamma-Knife und bei drei Patienten jedoch zur Reduktion präexistenter Ödeme. Eine Regressionsanalyse nach Cox ergab, dass es folgende Kovariaten gibt, die einen Einfluss auf die Ergebnisse haben können:

- Dysfunktionen der Hirnnerven III und VI zur Zeit der ersten klinischen Präsentation (HR=3,78, 95 %; CI: 1,91–7,45; p <0,001)
- Radiotherapie in der Anamnese (HR=12,06, 95 %; CI: 2,04–71,27; p=0,006)
- Tumorvolumen >14 cm^3 (HR=6,86, 95 %; CI: 0,88–53,36; p=0,066)

Eine Gruppe von 64 Patienten (w/m) wurde einer detaillierten adäquaten Analyse in der Nachsorgezeit unterzogen. Die Auswertung ergab, dass die neurologischen Funktionen bei 37 Fällen (58 %) unverändert blieben und sich bei 16 Fällen (25 %) besserten, jedoch bei 11 Patienten (17 %) schlechter wurden. Zusätzlich wurde eine multivariate Analyse durchgeführt, in der sich ergab, dass folgende Kovariaten existieren, die einen Einfluss auf die Ergebnisse haben können:

- Chirurgische Resektion in der Anamnese (Odds-Ratio [OR]=3,00, 95 %; CI: 1,13–7,95; p=0,027)
- Dysfunktionen der Hirnnerven III und VI zur Zeit der ersten klinischen Präsentation (OR=3,94, 95 %; CI: 1,49–10,24; p=0,007).

Insgesamt war eine Tumorprogression bei 64 % der Fälle festgestellt worden, bei denen es zu einer Verschlechterung der neurologischen Defiziten kam.

Die Autoren schlussfolgerten, dass die Radiochirurgie mittels Gamma-Knife eine vernünftige Rate der lokalen Kontrolle in der Behandlung von Patienten (w/m) mit Meningeomen der Schädelbasis erreichen kann und dies von einer niedrigen und tolerablen Toxizitätsrate begleitet war. Patienten (w/m) mit einem Tumorvolumen <14 cm^3 und fehlender Dysfunktion der entsprechenden Hirnnerven können am besten von der stereotaktischen Radiochirurgie profitieren (Starke 2015).

Wir haben in diesem spezifischen Kontext unsere eigene Erfahrungen reflektiert und anschließend kommuniziert (Kaul 2014b). In einer eigenen Studie widmeten wir uns explizit der Analyse von Patienten (w/m) mit Meningeomen der Schädelbasis (Kaul 2014a). Zielsetzung der Studie war die Machbarkeit der multifraktionierten stereotaktischen Radiotherapie hinsichtlich der Sicherheit und vor allem der Langzeitergebnisse hinsichtlich der Wirksamkeit bei Patienten (w/m) mit Schädelbasis-Meningeomen. Wir werteten nicht nur die langfristigen klinischen Ergebnisse aus, sondern versuchten auch Prädiktoren und prognostische Faktoren der Behandlung von Patienten (w/m) mit Schädelbasis-Meningeomen zu evaluieren.

Wir haben in unserer Studie 136 Patienten (w/m) mit Schädelbasis-Meningeomen inkludiert. Das mediane Alter der Gruppe lag bei 57 Jahren. In der Kohorte gab es folgende Gradeinteilung: Grad I nach WHO bei 34 Fällen; bei 102 Fällen war keine Biopsie zur Gewebegewinnung für die Histologie durchgeführt worden.

Die Kohorte bestand aus zwei Subgruppen: Eine Subgruppe (n=57) bestand aus denjenigen, die sich einer primären definitiven stereotaktischen Radiotherapie mittels Gamma-Knife unterzogen hatten. Die zweite Subgruppe (n=79) wurde nach einer

postoperativen sekundären stereotaktischen Radiotherapie analysiert. Die mittlere Dosis lag bei 56,9 Gy (Spanne: 32,4–63 Gy). Die mediane Nachsorgezeit der Kohorte betrug 44,9 Monate.

Die Ergebnisse hinsichtlich progressionsfreier Zeit waren überzeugend: 96,9 % der Patienten erreichten für drei Jahre Progressionsfreiheit, für fünf Jahre 93,8 % und für 10 Jahre 91,5 %. Patienten (w/m), bei denen die Histologie nicht bekannt war, zeigten eine progressionsfreie Zeit von 100 % nach drei Jahren, 98,7 % nach fünf und 93,5 % nach 10 Jahren. Patienten (w/m) mit einer Histologie Grad I wiesen folgende Ergebnisse auf: 100 % nach drei Jahren, 91,7 % nach fünf Jahren und 85,9 % nach 10 Jahren.

Die Gruppe derjenigen, die sich einer postoperativen Behandlung unterzog, zeigte eine schlechtere progressionsfrei Zeit, verglichen mit denjenigen, die sich einer primären definitiven Therapie unterzogen hatten (p=0,043). Interessanterweise waren die Ergebnisse beider Gruppen nicht abhängig von der Tumorgröße.

Die Toxizität der Behandlung war insgesamt tolerabel. Am häufigsten kam es akut und unmittelbar nach Behandlungsende zu einer Grad-I-Toxizität in Form von Kopfschmerzen, Fatigue und lokaler umschriebener Alopezie. Als chronischen Effekt wurde in einem Fall von einer Grad-I-Toxizität als Kopfschmerzen und Fatigue berichtet. Diese große Studie zeigte, dass es sich bei der stereotaktischen multifraktionierten Radiotherapie um eine effektive Methode bei Patienten (w/m) mit Schädelbasis-Meningeomen handelt. Außerdem hat sich diese Methode als ein sicheres Verfahren mit einer hohen Rate der lokalen Kontrolle dargestellt. Wir konnten in unserer Analyse zeigen, dass die vorangegangene chirurgische Resektion ein signifikanter negativer Prognosefaktor war (Kaul 2014a).

Läsionen des Sinus cavernous

Meningeome, die sich im Sinus cavernosus befinden und dort Symptome verursachen, scheinen gut auf eine hochpräzise Strahlentherapie, speziell auf eine stereotaktische Radiochirurgie anzusprechen. Die Tumorgröße ist im Bereich eloquenter topografischer Anatomie ein determinierender Faktor.

Kondziolka und Kollegen (Kondziolka 2016) und auch die Arbeitsgruppe von Maruyama und Kollegen (Maruyama 2004) haben unterstellt, dass Läsionen des Sinus cavernosus mit einer Größe <3 cm im Durchmesser sich am besten für eine stereotaktische Radiochirurgie eignen würden. Das Hauptproblem dieser sensiblen anatomischen Region bezogen auf die Tumorgröße ist das reziproke Verhältnis zwischen Wirksamkeit und Sicherheit. Tumoren <3 cm Durchmesser sind offensichtlich zu favorisieren, da die Applikation von stereotaktischer Radiochirurgie hier effektiv sein kann und trotzdem die Hirnnervenfunktionen zu erhalten vermag, dies gilt vor allem für die visuellen Funktionen.

Neben dem prognostischen Faktor „Tumorgröße" wird durch die Studie von Maruyama und Kollegen (Maruyama 2004) die Rolle eines Managementalgorithmus' herausgearbeitet. Dabei wird ein mikrochirurgischer Eingriff – in meisten Fällen als eine geplante subtotale Resektion – bei Sinus-cavernosus-Meningeomen empfohlen, wenn es sich um riskante Szenarien handelt, bei denen der optische Apparat gefährdet sein kann. Der absichtlich und geplant verbliebene Resttumor sollte im Anschluss stereotaktischer Radiochirurgie unterzogen werden. Im Zusammenhang mit diesem Hybridkonzept einer geplanten Anwendung der invasiven Mikrochirurgie kombiniert mit einer nicht-invasiven Radiochirurgie ist eine perfekt abgestimmte und konsensuelle Interdisziplinarität außerordentlich wichtig. Andererseits wäre das Konzept nicht zu verwirklichen.

Für die Planung der Radiotherapie existieren vier wesentliche Schwierigkeiten:

- Das Hauptproblem liegt in der adäquaten Zielvolumendefinition. Sie basiert auf dem Vorhandensein einer geeigneten Bildgebung aus der Vorphase der Behandlung.
- Die zweite ernsthafte Hürde ist das Wissen um die Toleranzschwelle des gesunden Gewebes, vor allem des optischen Apparats; diese Schwelle ist nicht mit letzter Sicherheit bekannt. Die Verabreichung hoher und sehr hoher Einzeldosen mittels stereotaktischer Radiochirurgie in dieser eloquenten topografischen Anatomie ist schwierig, wenn ein Ziel der Therapie der Schutz des gesunden Gewebes darstellt.
- Ein drittes Problem käme dazu: Selbst wenn die Konvexitätstumoren nicht direkt Hirnnerven und Hirnstamm benachbart sind und entfernt von diesen Strukturen liegen, gibt es durch

ihre Verbindungen mit dem venösen Sinussystem und den intrakraniellen Venen jedoch mindestens eine indirekte Beziehung zum Sinus cavernosus.
- Grundsätzlich existiert noch ein weiteres Problem: die Problematik komorbider älterer Patienten (w/m), die oft – fälschlicherweise – für eine chirurgische Resektion nominiert werden (Kondziolka 2016).

Alle vier Probleme müssten bei den Sinus-cavernosus-Läsionen berücksichtigt werden, wenn es um eine rationale und adäquate Beratung betroffener Personen geht. Dies ist nicht zuletzt eine ethische Problematik angesichts der potenziellen Morbidität jeder der vorgeschlagenen therapeutischen Interventionen. Insgesamt sind die Ergebnisse der nicht-invasiven stereotaktischen Radiochirurgie bei Meningeomen des Sinus cavernosus schlechter als jene anderer Lokalisationen (Kondziolka 1999a).

Diese Diskrepanz zur Behandlung anderer Tumorlokalisationen ließe sich damit erklären, dass die meisten Patienten (w/m) mit einem Sinus-cavernosus-Meningeom erst zu spät (Sheehan 2010), meist nach erfolglosen chirurgischen Interventionen bei einer radiotherapeutischen Institutionen vorgestellt werden (Kane 2011, Kuhn 2013, Kano 2007).

2.2.2 Rolle der Tumorgröße

Die Tumorgröße wird meist mit einem Durchmesser (mm), gelegentlich aber auch als Volumen (cm^3) beschrieben. Ein direkter Vergleich der unterschiedlichen Erhebungen wird dadurch erschwert. Die Läsionsgröße affektiert die Tumorprogression und das Therapieansprechen, dies gilt vor allem für die Anwendung von stereotaktischer Radiochirurgie (Harrison 2016, Graf 2013, Astner 2010). Differente Größenschwellen der Meningeome wurden in der Vergangenheit hinsichtlich Ansprechbarkeit auf eine stereotaktische Radiochirurgie diskutiert. In der Regel geht es um die Rate der lokalen Kontrolle und damit die Erkrankungsprogression. Aus der Planungsperspektive der Radiotherapie liegt das Hauptproblem in einer adäquaten Definition des Zielvolumens. Diese basiert auf dem Vorliegen geeigneter Bildgebung, bevor der Patient einer Behandlung unterzogen wurde. Die errechnete Dosis am Tumorrand ist problematisch, da sie sich reziprok zur Tumorgröße verhält. Therapieleitend sind hier die eloquente anatomische Region und der Schutz gesunder Strukturen. Die Tumorgröße ist ein wichtiger Faktor, daneben ist sie einer unter vielen anderen Kofaktoren und sollten bei der Prognoseabschätzung berücksichtigt werden (Kondziolka1999a, Kondziolka 1999b).

2.2.3 Rolle der Histologie

Die Histologie spielt stets eine wesentliche Rolle für die Prognoseabschätzung (Sheehan 2010, Choi 2010, Ding 2013). Der histologische Grad hat zudem prognostische Implikationen für die Wahl der Therapiemethode. Grad-I-Meningeome zeigen die beste Ergebnisse in allen bisherigen Studien (Mansouri 2015). Zugleich ist anzumerken, dass die meisten Erhebungen zum Thema Meningeome und deren Therapiemodalitäten lediglich über eine Nachsorgezeiten von 3–5 Jahren und aktuariale Schätzungen verfügen. Wenige Studien berichten über Ergebnisse mit einer aussagekräftigen Nachsorgezeit von 10 Jahren. El-Khatib und Kollegen haben diese Frage explizit erforscht (El-Khatib 2015). Ihre Publikation zu 14 Patienten (w/m) mit Grad-II-Meningeomen und Patienten (w/m) mit Grad-III-Meningeomen

(maximaler Durchmesser: 3 cm) konnte eine progressionsfreie Zeit von 81 % (Grad II) und 60 % (Grad III) nach fünf und 10 Jahren präsentieren (El-Khatib 2015).

Die mittlere Nachsorgezeit betrug fünf Jahre. Leider waren wenige Patienten (w/m) über einen Zeitraum von 10 Jahren nachgesorgt. Alle Patienten hatten sich vor der Radiotherapie einer chirurgischen Resektion unterzogen. Das Hauptproblem der Publikation ist die geringe Anzahl der inkludierten Fälle (El-Khatib 2015). Weitere Daten werden in den nachfolgenden Tabellen (◘ Tab. 2.1, ◘ Tab. 2.2, ◘ Tab. 2.3) präsentiert.

Zusammenfassung
Stereotaktische Radiochirurgie ist eine sichere und effektive Methode in der Behandlung von Patienten (w/m) mit Meningeomen verschiedener Lokalisationen, Histologie und Größe. Unter spezieller Berücksichtigung der gesundheitsbezogenen Lebensqualität ist diese nicht-invasive Therapiemethode, unabhängig vom Patientenalter, eine gute Alternative zur invasiven Mikrochirurgie, vor allem in denjenigen Fällen, in denen es sich um kleineren Läsionen (<2 cm Durchmesser) handelt, die nicht infiltrativ außerhalb der knöchernen Strukturen wachsen. Stereotaktische Radiochirurgie ist eine kosteneffektive Therapie (◘ Abb. 2.1, ◘ Abb. 2.2, ◘ Abb. 2.3, ◘ Abb. 2.4, ◘ Abb. 2.5).

◘ **Tab. 2.1** Bedeutung der Histologie Grad I nach WHO für die klinischen Resultate

Studie	Technik	n	Lokale Kontrolle (%)	Überleben (%)	Toxizität (%)
Bledsoe 2010	GK	116	95,7	5-Jahres-OS: 98	23
Flannery 2010	GK	163	90	10-Jahres-OS: 81	8
Zada 2010	GK	116	94,1	10-Jahres-PFS: 84	8
Kondziolka 2009	GK	32	96,9	5-Jahres-OS: 96,9	9,6
Kondziolka 2008	GK	384	93	10-Jahres-OS: 96,2	7,7
Kreil 2005	GK	200	98	10-Jahres-PFS: 97,2	2,5
Di Biase 2004	GK	162	91,7	5-Jahres-OS: 91	8,3
Nicolato 2002	GK	122	97,5	5-Jahres-OS: 100	4
Eustacchio 2002	GK	121	98,3	-	1,7
Stafford 2001	GK	168	91	5-Jahres-OS: 100	-

GK Gamma-Knife, *OS* „overall survival" (Gesamtüberleben), *PFS* „progression free survival" (progressionsfreie Zeit)

Tab. 2.2 Bedeutung der Histologie Grad II nach WHO für die klinischen Resultate

Studie	Technik	n	Lokale Kontrolle (%)	Überleben (%)	Toxizität (%)
Kim 2012	GK	33	56,7	5-Jahres-OS: 65	6,7
El-Khatib 2011	L	8	85,7	10-Jahres-OS: 87,5	3,5
Kondziolka 2009	GK	15	50	5-Jahres-OS: 85,7	-
Kondziolka 2008	GK	54	50	10-Jahres-OS: 52	-
Harris 2003	GK	18	-	10-Jahres-OS: 59	3,3
Stafford 2001	GK	13	-	5-Jahres-OS: 76	

GK Gamma-Knife, *L* „linear accelerator" (Linearbeschleuniger), *OS* „overall survival" (Gesamtüberleben), *PFS* „progression free survival" (progressionsfreie Zeit)

Tab. 2.3 Bedeutung der Histologie Grad III nach WHO für die klinischen Resultate

Studie	Technik	n	Lokale Kontrolle (%)	Überleben (%)	Toxizität (%)
Kim 2012	GK	10	21	-	6,7
El-Khatib 2011	L	8	57,1	5-Jahres-PFS: 43	3,5
Kondziolka 2009	GK	6	50	5-Jahres-OS: 33,3	-
Kondziolka 2008	GK	29	50	5-Jahres-OS: 20	-
Harris 2003	GK	12	-	5-Jahres-OS: 59	3,3
Stafford 2001	GK	9	-	5-Jahres-OS: 0	8
Ojemann 2000	GK	22	-	5-Jahres-OS: 40	-

GK Gamma-Knife, *L* „linear accelerator" (Linearbeschleuniger), *OS* „overall survival" (Gesamtüberleben), *PFS* „progression free survival" (progressionsfreie Zeit)

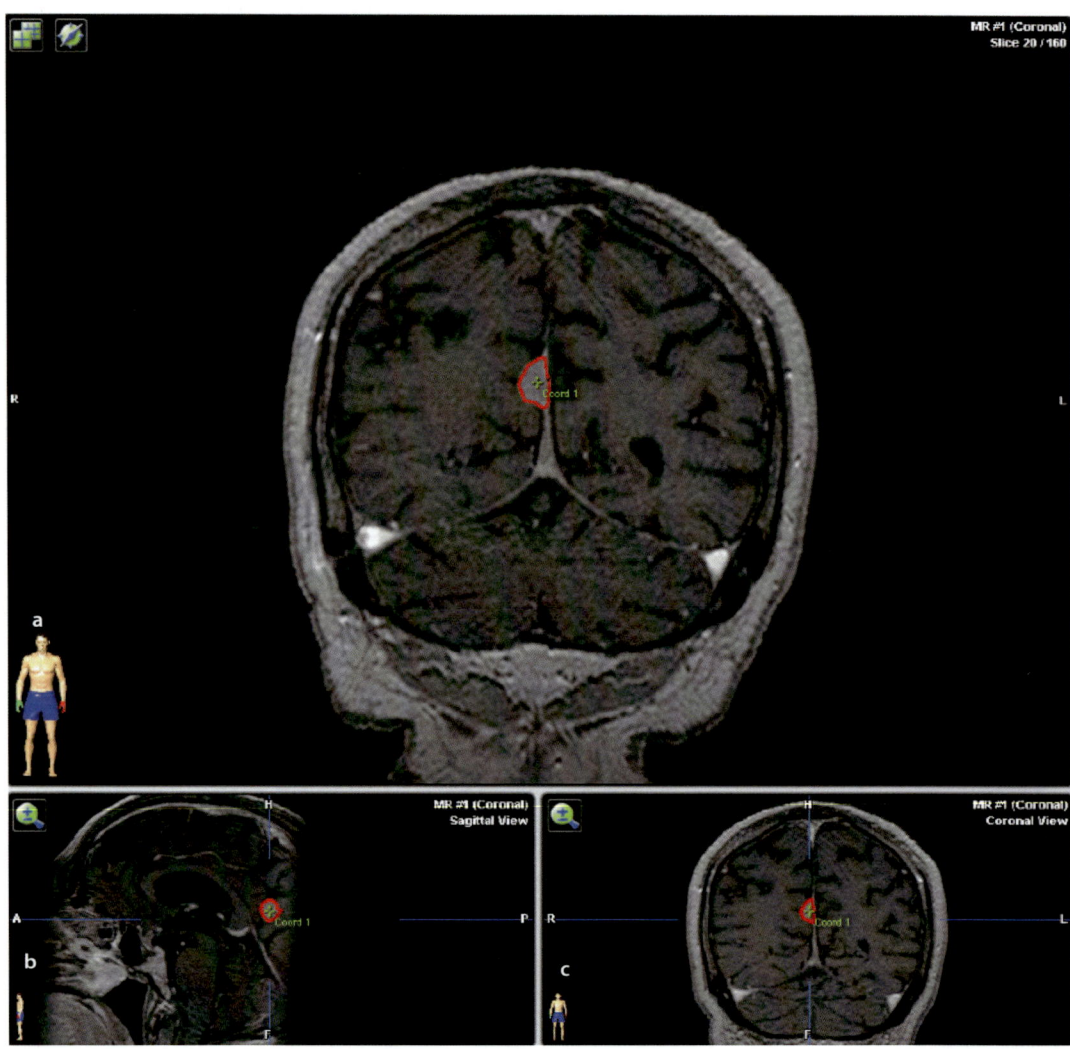

Abb. 2.1a-c Therapieplanung im MRT mit Markierung des Zielvolumens (*rot*). **a, c** koronare Schnittführung. **b** sagittale Schnittführung

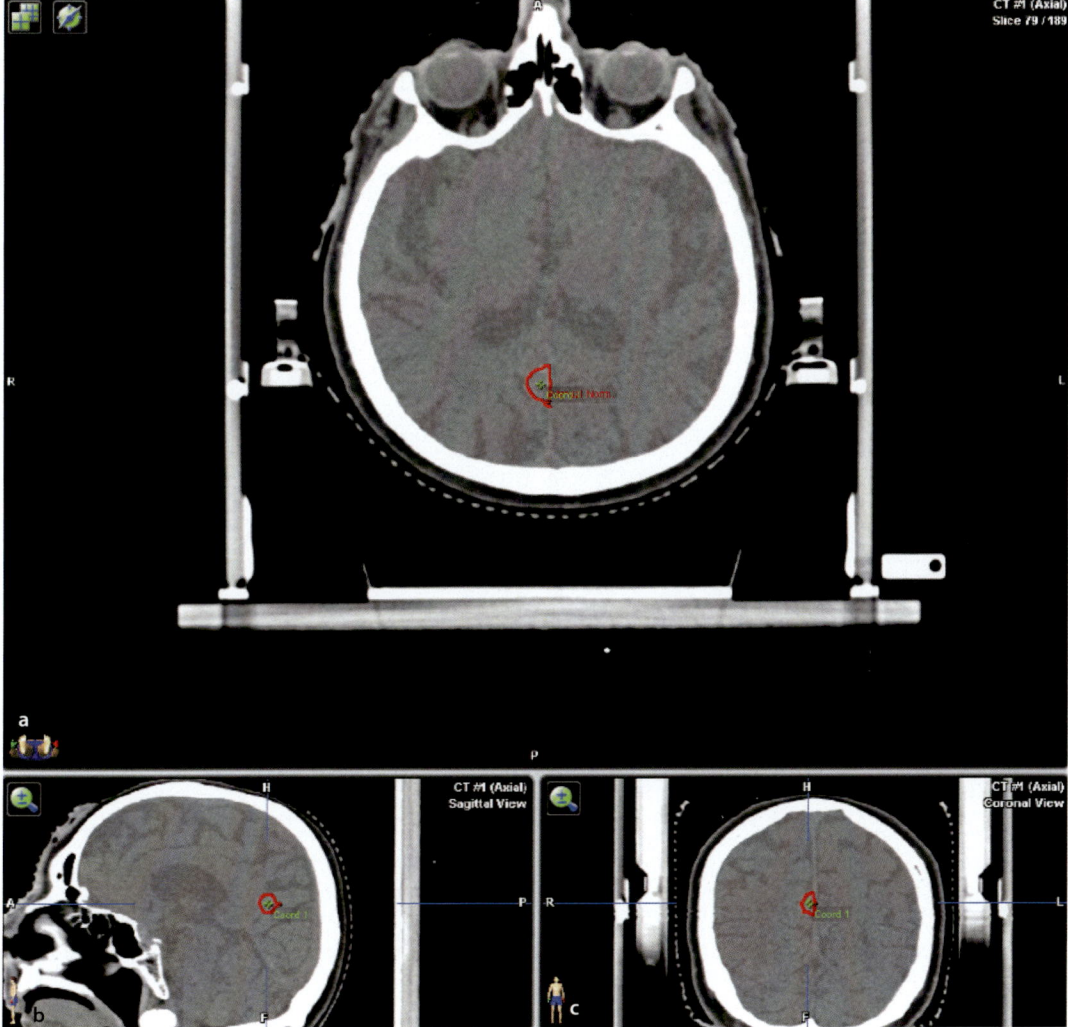

■ Abb. 2.2a–c Therapieplanung im CT mit Markierung des Zielvolumens (*rot*). **a** koronare Schnittführung. **b** sagittale Schnittführung. **c** transversale Schnittführung

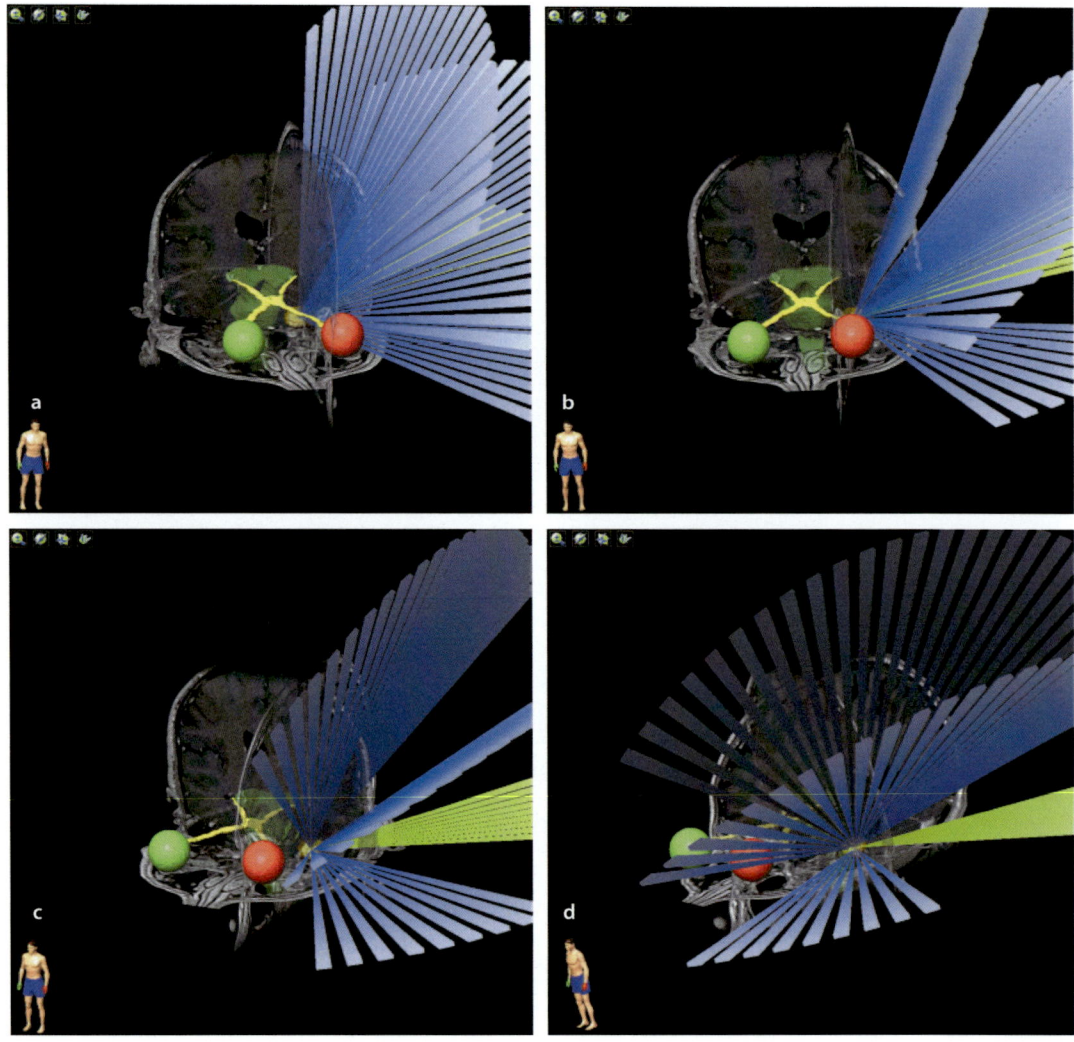

■ **Abb. 2.3a–d**   Ausführung der stereotaktischen Radiochirurgie als volumetrische Arc-Therapie. **a** Arc 1. **b** Arc 2. **c** Arc 3. **d** Arc 4

■ **Abb. 2.4**   Dosisverteilung im
Dosis-Volumen-Histogramm

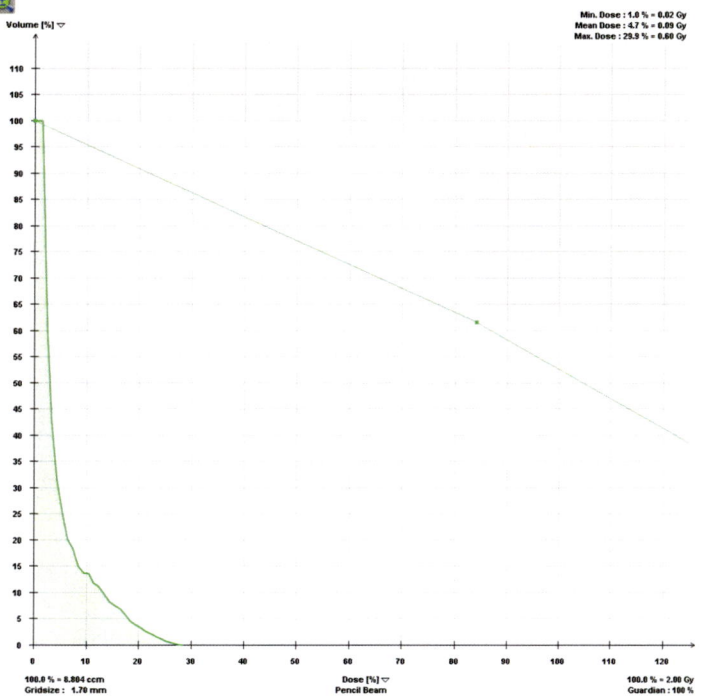

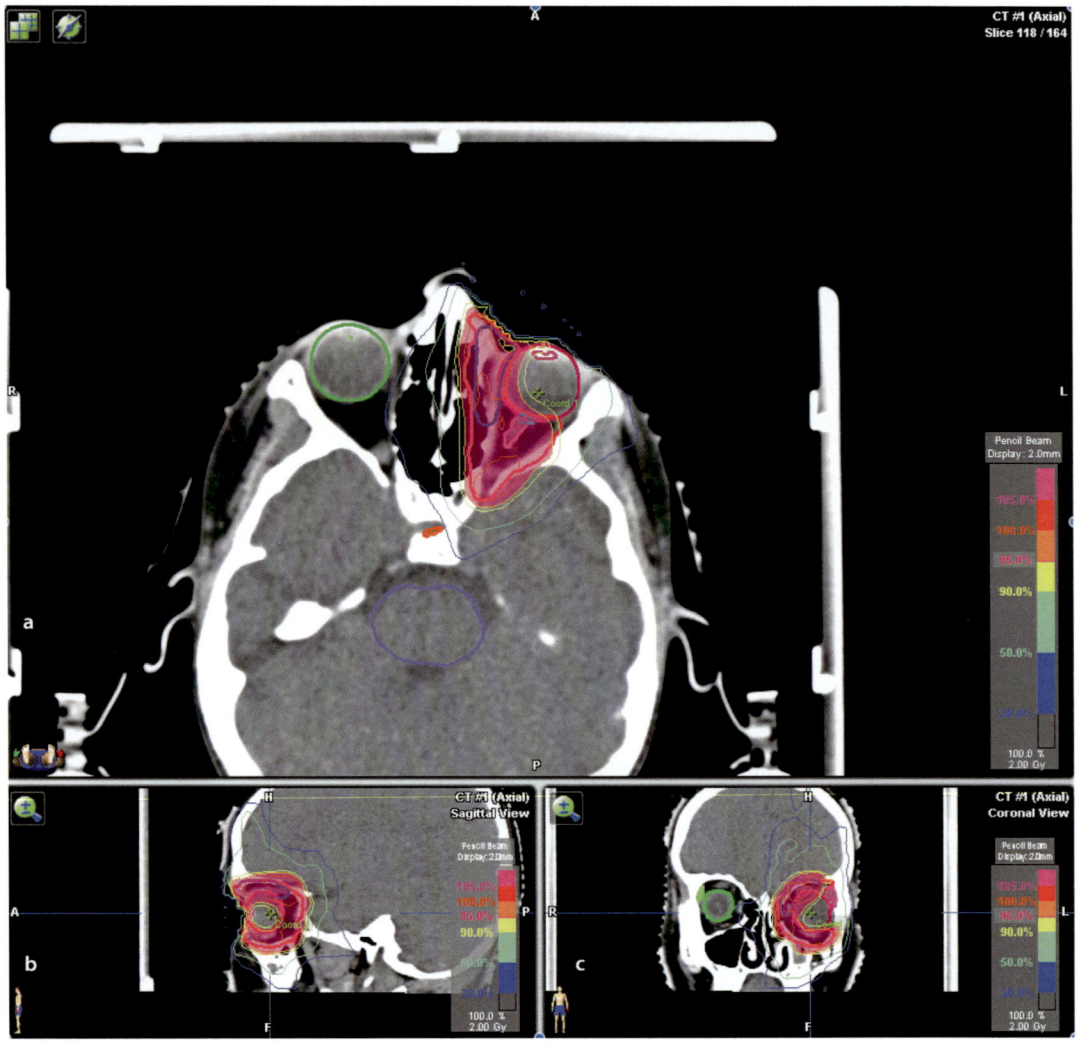

◼ Abb. 2.5a–c Therapieplanung im CT bei einer okulären Läsion links mit Markierung der Isodosislinien. **a** koronare Schnittführung im Zentrum der Schädelbasis. **b** sagittale Schnittführung. **c** transversale Schnittführung. Bulbus oculi rechts in **a** und **c** (*grün*)

Literatur

Astner ST, Theodorou M, Dobrei-Ciuchendea M, Auer F, Kopp C, Molls M et al (2010) Tumor shrinkage assessed by volumetric MRI in the long-term follow-up after stereotactic radiotherapy of Meningeomas. Strahlentherapie und Onkologie: Organ der Deutschen Rontgengesellschaft [et al].186(8):423–429

Badakhshi H, Graf R, Prasad V, Budach V (2014) The impact of 18 F-FET PET-CT on target definition in image-guided stereotactic radiotherapy in patients with skull base lesions. Cancer imaging: the official publication of the International Cancer Imaging Society.14:25

Badakhshi H, Kaul D, Wust P, Wiener E, Budach V, Graf R (2013) Image-guided stereotactic radiosurgery for cranial lesions: large margins compensate for reduced image guidance frequency. Anticancer research 33(10):4639–4643

Bassiouni H, Asgari S, Sandalcioglu IE, Seifert V, Stolke D, Marquardt G (2009) Anterior clinoidal Meningeomas: functional outcome after microsurgical resection in a consecutive series of 106 patients. Clinical article. Journal of neurosurgery 111(5):1078–1090

Bir SC, Ambekar S, Ward T, Nanda A (2014) Outcomes and complications of gamma knife radiosurgery for skull base Meningeomas. Journal of neurological surgery Part B, Skull base 75(6):397–401

Bledsoe JM, Link MJ, Stafford SL, Park PJ, Pollock BE (2010) Radiosurgery for large-volume (> 10 cm3) benign Meningeomas. Journal of neurosurgery 112(5):951–956

Bofin PJ (1966) Meningeoma: a review of histological types with reference to recurrence. Journal of the Irish Medical Association 58(346):128–230

Choi CY, Soltys SG, Gibbs IC, Harsh GR, Jackson PS, Lieberson RE et al (2010) Cyberknife stereotactic radiosurgery for treatment of atypical (WHO grade II) cranial Meningeomas. Neurosurgery 67(5):1180–1188

Cohen-Inbar O, Lee CC, Schlesinger D, Xu Z, Sheehan JP (2016) Long-Term Results of Stereotactic Radiosurgery for Skull Base Meningeomas. Neurosurgery 79(1):58–68

Colombo F, Casentini L, Cavedon C, Scalchi P, Cora S, Francescon P (2009) Cyberknife radiosurgery for benign Meningeomas: short-term results in 199 patients. Neurosurgery 64(2 Suppl):A7–13

Combs SE, Adeberg S, Dittmar JO, Welzel T, Rieken S, Habermehl D et al (2013) Skull base Meningeomas: Long-term results and patient self-reported outcome in 507 patients treated with fractionated stereotactic radiotherapy (FSRT) or intensity modulated radiotherapy (IMRT). Radiotherapy and oncology: journal of the European Society for Therapeutic Radiology and Oncology 106(2):186–191

Combs SE, Ganswindt U, Foote RL, Kondziolka D, Tonn JC (2012) State-of-the-art treatment alternatives for base of skull Meningeomas: complementing and controversial indications for neurosurgery, stereotactic and robotic based radiosurgery or modern fractionated radiation techniques. Radiation oncology 7:226

Condra KS, Buatti JM, Mendenhall WM, Friedman WA, Marcus RBJr, Rhoton AL (1997) Benign Meningeomas: primary treatment selection affects survival. International journal of radiation oncology, biology, physics 39(2):427–436

Di Biase SJ, Kwok Y, Yovino S, Arena C, Naqvi S, Temple R et al (2004) Factors predicting local tumor control after gamma knife stereotactic radiosurgery for benign intracranial Meningeomas. International journal of radiation oncology, biology, physics 60(5):1515–1519

Di Maio S, Ramanathan D, Garcia-Lopez R, Rocha MH, Guerrero FP, Ferreira M Jr et al (2012) Evolution and future of skull base surgery: the paradigm of skull base Meningeomas. World neurosurgery 78(3–4):260–275

Ding D, Starke RM, Hantzmon J, Yen CP, Williams BJ, Sheehan JP (2013) The role of radiosurgery in the management of WHO Grade II and III intracranial Meningeomas. Neurosurgical focus 35(6):E16

Ding D, Starke RM, Kano H, Nakaji P, Barnett GH, Mathieu D et al (2014) Gamma knife radiosurgery for cerebellopontine angle Meningeomas: a multicenter study. Neurosurgery 75(4):398–408

El-Khatib M, El Majdoub F, Hunsche S, Hoevels M, Kocher M, Sturm V et al (2015) Stereotactic LINAC radiosurgery for the treatment of typical intracranial Meningeomas: Efficacy and safety after a follow-up of over 12 years. Strahlentherapie und Onkologie: Organ der Deutschen Rontgengesellschaft 191(12):921–927

Englot DJ, Magill ST, Han SJ, Chang EF, Berger MS, McDermott MW (2015) Seizures in supratentorial Meningeoma: a systematic review and meta-analysis. Journal of neurosurgery 1–10

Eustacchio S, Trummer M, Fuchs I, Schrottner O, Sutter B, Pendl G (2002) Preservation of cranial nerve function following Gamma Knife radiosurgery for benign skull base Meningeomas: experience in 121 patients with follow-up of 5 to 9.8 years. Acta neurochirurgica Supplement 84:71–76

Graf R, Nyuyki F, Steffen IG, Michel R, Fahdt D, Wust P et al (2013) Contribution of 68 Ga-DOTATOC PET/CT to target volume delineation of skull base Meningeomas treated with stereotactic radiation therapy. International journal of radiation oncology, biology, physics 85(1):68–73

Flannery T, Kano H, Niranjan A, Monaco EA3rd, Flickinger JC, Lunsford LD et al (2010) Stereotactic radiosurgery as a therapeutic strategy for intracranial metastatic prostate carcinoma. Journal of neuro-oncology 96(3):369–374

Harris AE, Lee JY, Omalu B, Flickinger JC, Kondziolka D, Lunsford LD (2003) The effect of radiosurgery during management of aggressive Meningeomas. Surgical neurology 60(4):298–305

Harrison G, Kano H, Lunsford LD, Flickinger JC, Kondziolka D (2016) Quantitative tumor volumetric responses after Gamma Knife radiosurgery for Meningeomas. Journal of neurosurgery 124(1):146–154

Kaley T, Barani I, Chamberlain M, McDermott M, Panageas K, Raizer J et al (2014) Historical benchmarks for medical therapy trials in surgery – and radiation-refractory Meningeoma: a RANO review. Neuro-oncology 16(6):829–840

Kane AJ, Sughrue ME, Rutkowski MJ, Shangari G, Fang S, McDermott MW et al (2011) Anatomic location is a risk factor for atypical and malignant Meningeomas. Cancer 117(6):1272–1278

Kano H, Takahashi JA, Katsuki T, Araki N, Oya N, Hiraoka M et al (2007) Stereotactic radiosurgery for atypical and anaplastic Meningeomas. Journal of neuro-oncology 84(1):41–47

Kaul D, Badakhshi H, Gevaert T, Pasemann D, Budach V, Tulea-sca C et al (2015a) Dosimetric comparison of different treatment modalities for stereotactic radiosurgery of Meningeoma. Acta neurochirurgica 157 (4):559–563; discussion 563–564

Kaul D, Badakhshi H, Gevaert T, Pasemann D, Budach V, Tulea-sca C et al (2015b) Erratum to: dosimetric comparison of different treatment modalities for stereotactic radiosurgery of Meningeoma. Acta neurochirurgica 157(4):565

Kaul D, Budach V, Graaf L, Gollrad J, Badakhshi H (2015) Outcome of Elderly Patients with Meningeoma after Image-Guided Stereotactic Radiotherapy: A Study of 100 Cases. BioMed research international 2015:868401

Kaul D, Budach V, Misch M, Wiener E, Exner S, Badakhshi H (2014a) Meningeoma of the skull base: long-term outcome after image-guided stereotactic radiotherapy. Cancer radiotherapie: journal de la Societe francaise de radiotherapie oncologique 18(8):730–735

Kaul D, Budach V, Wurm R, Gruen A, Graaf L, Habbel P et al (2014b) Linac-based stereotactic radiotherapy and radiosurgery in patients with Meningeoma. Radiation oncology 9:78

Kim JW, Kim DG, Paek SH, Chung HT, Myung JK, Park SH et al (2012) Radiosurgery for atypical and anaplastic Meningeomas: histopathological predictors of local tumor control. Stereotactic and functional neurosurgery 90(5):316–324

Kondziolka D (2013) Radiosurgery for parasagittal and parafalcine Meningeomas. Journal of neurosurgery 119 (4):869–870; discussion 870

Kondziolka D (2015) Skull Base Meningeomas: Aggressive vs Conservative. Neurosurgery 62 Suppl 1:25–29

Kondziolka D, Madhok R, Lunsford LD, Mathieu D, Martin JJ, Niranjan A et al (2009) Stereotactic radiosurgery for convexity Meningeomas. Journal of neurosurgery 111(3):458–463

Kondziolka D, Mathieu D, Lunsford LD, Martin JJ, Madhok R, Niranjan A et al (2008) Radiosurgery as definitive management of intracranial Meningeomas. Neurosurgery 62 (1):53–58; discussion 58–60

Kondziolka D, Patel AD, Kano H, Flickinger JC, Lunsford LD (2016) Long-term Outcomes After Gamma Knife Radiosurgery for Meningeomas. American journal of clinical oncology 39(5):453–457

Kondziolka D, Niranjan A, Lunsford LD, Flickinger JC (1999a) Stereotactic radiosurgery for Meningeomas. Neurosurgery clinics of North America 10(2):317–325

Kondziolka D, Patel A, Lunsford LD, Kassam A, Flickinger JC (1999b) Stereotactic radiosurgery plus whole brain radio-

therapy versus radiotherapy alone for patients with multiple brain metastases. International journal of radiation oncology, biology, physics 45(2):427–434

Kreil W, Luggin J, Fuchs I, Weigl V, Eustacchio S, Papaefthymiou G (2005) Long term experience of gamma knife radiosurgery for benign skull base Meningeomas. Journal of neurology, neurosurgery, and psychiatry 76(10):1425–1430

Kuhn EN, Taksler GB, Dayton O, Loganathan AG, Vern-Gross TZ, Bourland JD et al (2013) Patterns of recurrence after stereotactic radiosurgery for treatment of Meningeomas. Neurosurgical focus 35(6):E14

Mansouri A, Badhiwala J, Mansouri S, Zadeh G (2014) The evolving role of radiosurgery in the management of radiation-induced Meningeomas: a review of current advances and future directions. BioMed research international 2014:107526

Mansouri A, Guha D, Klironomos G, Larjani S, Zadeh G, Kondziolka D (2015) Stereotactic radiosurgery for intracranial Meningeomas: current concepts and future perspectives. Neurosurgery 76(4):362–371

Marta GN, Correa SF, Teixeira MJ (2011) Meningeoma: review of the literature with emphasis on the approach to radiotherapy. Expert review of anticancer therapy 11(11):1749–1758

Maruyama K, Shin M, Kurita H, Kawahara N, Morita A, Kirino T (2004) Proposed treatment strategy for cavernous sinus Meningeomas: a prospective study. Neurosurgery 55(5):1068–1075

McGregor JM, Sarkar A (2009) Stereotactic radiosurgery and stereotactic radiotherapy in the treatment of skull base Meningeomas. Otolaryngologic clinics of North America 42(4):677–688

Natarajan SK, Sekhar LN, Schessel D, Morita A (2007) Petroclival Meningeomas: multimodality treatment and outcomes at long-term follow-up. Neurosurgery 60(6):965–979; discussion 979–981

Navarria P, Pessina F, Cozzi L, Clerici E, Villa E, Ascolese AM et al (2015) Hypofractionated stereotactic radiation therapy in skull base Meningeomas. Journal of neuro-oncology 124(2):283–289

Nicolato A, Foroni R, Alessandrini F, Maluta S, Bricolo A, Gerosa M (2002) The role of Gamma Knife radiosurgery in the management of cavernous sinus Meningeomas. International journal of radiation oncology, biology, physics 53(4):992–1000

Ojemann SG, Sneed PK, Larson DA, Gutin PH, Berger MS, Verhey L et al (2000) Radiosurgery for malignant Meningeoma: results in 22 patients. Journal of neurosurgery 93 Suppl 3:62–67

Onodera S, Aoyama H, Katoh N, Taguchi H, Yasuda K, Yoshida D et al (2011) Long-term outcomes of fractionated stereotactic radiotherapy for intracranial skull base benign Meningeomas in single institution. Japanese journal of clinical oncology 41(4):462–468

Pechlivanis I, Wawrzyniak S, Engelhardt M, Schmieder K (2011) Evidence level in the treatment of Meningeoma with focus on the comparison between surgery versus radiotherapy. A review. Journal of neurosurgical sciences 55(4):319–328

Pollock BE, Stafford SL, Link MJ (2013) Stereotactic radiosurgery of intracranial Meningeomas. Neurosurgery clinics of North America 24(4):499–507

Pollock BE, Stafford SL, Link MJ, Garces YI, Foote RL (2012) Stereotactic radiosurgery of World Health Organization grade II and III intracranial Meningeomas: treatment results on the basis of a 22-year experience. Cancer 118(4):1048–1054

Poon MT, Fung LH, Pu JK, Leung GK (2014) Outcome of elderly patients undergoing intracranial Meningeoma resection – a systematic review and meta-analysis. British journal of neurosurgery 28(3):303–309

Quinones-Hinojosa A, Kaprealian T, Chaichana KL, Sanai N, Parsa AT, Berger MS et al (2009) Pre-operative factors affecting resectability of giant intracranial Meningeomas. The Canadian journal of neurological sciences Le journal canadien des sciences neurologiques 36(5):623–630

Raper D, Yen CP, Mukherjee S, Sheehan J (2014) Decreased calcification of a petroclival Meningeoma after gamma knife radiosurgery. BMJ case reports. DOI 10.1136/bcr-2014-204272

Sandalcioglu IE, Hunold A, Muller O, Bassiouni H, Stolke D, Asgari S (2008) Spinal Meningeomas: critical review of 131 surgically treated patients. European spine journal: official publication of the European Spine Society, the European Spinal Deformity Society, and the European Section of the Cervical Spine Research Society 17(8):1035–1041

Sanai N, McDermott MW (2010) A modified far-lateral approach for large or giant Meningeomas of the posterior fossa. Journal of neurosurgery 112(5):907–912

Sekhar LN, Wright DC, Richardson R, Monacci W (1996) Petroclival and foramen magnum Meningeomas: surgical approaches and pitfalls. Journal of neuro-oncology 29(3):249–259

Sheehan JP, Starke RM, Kano H, Barnett GH, Mathieu D, Chiang V et al Gamma Knife radiosurgery for posterior fossa Meningeomas: a multicenter study. Journal of neurosurgery. 2015;122(6):1479–89.

Sheehan JP, Starke RM, Kano H, Kaufmann AM, Mathieu D, Zeiler FA et al (2014) Gamma Knife radiosurgery for sellar and parasellar Meningeomas: a multicenter study. Journal of neurosurgery 120(6):1268–1277

Sheehan JP, Williams BJ, Yen CP (2010) Stereotactic radiosurgery for WHO grade I Meningeomas. Journal of neuro-oncology 99(3):407–416

Shen X, Andrews DW, Sergott RC, Evans JJ, Curran WJ, Machtay M et al (2012) Fractionated stereotactic radiation therapy improves cranial neuropathies in patients with skull base Meningeomas: a retrospective cohort study. Radiation oncology 7:225.

Stafford SL, Pollock BE, Foote RL, Link MJ, Gorman DA, Schomberg PJ et al (2001) Meningeoma radiosurgery: tumor

control, outcomes, and complications among 190 consecutive patients. Neurosurgery 49 (5):1029–1037;discussion 1037–1038

Starke RM, Przybylowski CJ, Sugoto M, Fezeu F, Awad AJ, Ding D et al (2015) Gamma Knife radiosurgery of large skull base Meningeomas. Journal of neurosurgery 122(2):363–372

Stippler M, Kondziolka D (2006) Skull base Meningeomas: is there a place for microsurgery? Acta neurochirurgica 148(1):1–3

Wiemels J, Wrensch M, Claus EB (2010) Epidemiology and etiology of Meningeoma. Journal of neuro-oncology 99(3):307–314

Zada G, Pagnini PG, Yu C, Erickson KT, Hirschbein J, Zelman V et al (2010) Long-term outcomes and patterns of tumor progression after gamma knife radiosurgery for benign Meningeomas. Neurosurgery 67 (2):322–328; discussion 328–329

Arteriovenöse Malformation des zentralen Nervensystems

© Springer-Verlag GmbH Deutschland 2017
H. Badakhshi, *Bildgeführte stereotaktische Radiochirurgie*,
https://doi.org/10.1007/978-3-662-54724-3_3

3.1   Hintergrund

Arteriovenöse Malformationen (AVM) sind anormale angeborene Läsionen des Gefäßsystems. Bei einer AVM des zentralen Nervensystems handelt es sich um ein Knäuel oder Geflecht (Nidus) im Gehirn, das aus den direkten Verbindungen zwischen den blutzuführenden Arterien und den blutabführenden Venen gebildet ist. Dieses Geflecht ist charakterisiert durch das Fehlen von Kapillaren, die normalerweise die Verbindung zwischen den Arterien und Venen gewährleisten. Diese Läsionen können durch ihre Struktur bedingt den arteriellen Blutfluss beeinflussen, weshalb es vom Hirnparenchym weg fließt und deswegen auch als „Shunt" beschrieben werden. Die Shunts können in Abhängigkeit von Lokalisation und Größe verschiedene Funktionen des Hirns beeinflussen. Dies hat neurologische Symptome zur Folge.

Die pathophysiologischen Mechanismen werden durch die Dynamik des Blutflusses bestimmt. Der hohe Blutfluss durch den Nidus und nachgeschaltete Venen erzeugt einen hohen Druck, der zu weiterer Dilatation und Expansion führen kann.

Im Fortgang der Erkrankung kommt es zur weiteren Steigerung des intravaskulären Drucks, der sich fortsetzt in Nidus und Venen, was zu deren Dilatation führt. Die konsekutive Dilatation von Geflecht und Venen birgt die Gefahr einer intrakraniellen Blutung. Die zuführenden Arterien können unter dauerhaftem Druck mit einer Aneurysmabildung reagieren.

Zu den häufigsten beobachteten Symptomen gehören Kopfschmerzen und epileptische Anfälle. Es kann zu einem pulssynchronen Tinnitus kommen, sowie zu Erschöpfung. Eine rasch progrediente Zunahme einer Visusstörung könnte Indiz für eine Verschlechterung der Gesamtsituation sein. Eine unbehandelte AVM kann sich vergrößern, rupturieren und damit zu einer subarachnoidalen Hämorrhagie führen. Die Konsequenz können bleibende zerebrale Schädigungen sein.

Ein kleinere AVM kann im Vergleich zu größeren Läsionen früher zur Hämorrhagie führen. Auch das Ausmaß eines intrazerebralen Hämatoms kann bei kleiner AVM größer ausfallen als dies bei mittleren und größeren AVM der Fall ist. Andererseits scheint es keine großen Unterschiede hinsichtlich der Hämorrhagiefrequenz in Abhängigkeit von der AVM-Größe zu geben.

Die Inzidenz der AVM beläuft sich Schätzungen nach auf 1:100000 (US-amerikanische Daten). Die Prävalenz wird auf 18:100000 (US-amerikanische Daten) geschätzt. Ungefähr zwei Drittel der AVM werden vor dem 40. Lebensjahr symptomatisch. Jede Blutung geht mit einem Mortalitätsrisiko von 20 % infolge eines Apoplexes einher, das Risiko für einen Apoplex wird auf 20 % geschätzt. Hat sich eine intrazerebrale Blutung ereignet, sind diese Regionen von Schäden betroffen:

- zerebral (41 %)
- subarachnoidal (24 %)
- ventrikulär (12 %)
- Kombinationen (23 %)

AV-Malformationen gehören zu den zweithäufigsten Ursachen für subarachnoidale Hämorrhagie nach zerebralen Aneurysmen. Etwa 1 % präsentiert sich mit epileptischen Anfällen.

Die Diagnostik schließt Magnetresonanztomografie (MRT) und Angiografie ein. Die Untersuchungen müssten bei Bedarf wiederholt werden, wenn es darum geht, dass die Dynamik der Erkrankung kontrolliert werden muss. Die Lokalisation einer AVM ist ein wichtiger Faktor, wenn es darum geht, eine Entscheidung zugunsten einer invasiven oder nicht-invasiven Methode zu fällen. Das Ziel einer jeder Intervention sollte sein, einer Ruptur oder einer wiederholten Ruptur vorzubeugen und damit eine Hämorrhagie und deren potenziellen Folgen zu vermeiden. Daher ist der geeignete Zeitpunkt einer Intervention von Bedeutung sowohl für Vorbereitung der Therapie als auch für die Prognose des Patienten (w/m). Ein weit verbreitetes Verfahren zur Einteilung der zerebralen AVM hinsichtlich der Risiken für Ruptur und konsekutive Hämorrhagie ist die Spetzler-Martin-Skala („Spetzler-Martin grading", SMG; ◘ Tab. 3.1).

Das Ziel sollte in der kausalen Therapie liegen, mit der das Risiko einer eine Ruptur oder einer wiederholten Ruptur gesenkt werden kann (Ding 2016). Somit ließen sich die neurologischen Konsequenzen eventueller Schäden vermeiden (Oermann 2016, Ogilvy 2001b).

Unter bestimmten Bedingungen, wenn sich beispielsweise Ereignisse wiederholen und eine kausale

Therapie nicht mehr machbar ist oder nicht als sinnvoll erachtet wird, bestünde das therapeutische Ziel eher in einer Symptomkontrolle, um weitere neurologische Schäden zu vermeiden. In diesem Kontext ist Kontrolle der epileptischen Anfälle eine der wichtigsten Ziele. Eine interventionelle Behandlung einer bereits rupturierten AVM wird empfohlen, denn selbst in einem solchen Falle kann man von einem höherem Risiko einer erneuten konsekutiven Hämorrhagie ausgehen. Das Risiko in diesem Zusammenhang beträgt schätzungsweise 4,5–34 % für bereits rupturierte AVM im Vergleich zu nativen AVM, die ein Rupturrisiko von etwa 0,9–8 % in sich tragen (Ogilvy 2001b, Ogilvy 2001a).

Das klinische Management zerebraler AVM (bereits rupturiert oder nativ nicht rupturiert) schließt sowohl eine genaue Observation der klinischen Symptomatik ein wie folgende therapeutische Optionen:

- mikrochirurgische Intervention
- endovaskuläre Embolisation
- stereotaktische Radiochirurgie

Diese Verfahren können einzeln und allein zur Anwendung kommen. Sie können aber auch in Sequenz, in Abhängigkeit von der Erfahrung des jeweiligen Zentrums, realisiert werden. Die exakte Definition der therapeutischen Schritte und ihrer Reihenfolge stellt eine hohe Herausforderung für die multidisziplinären Teams dar. Methodenauswahl und Abfolge der Therapieschritte werden von enormer Wichtigkeit sein, da die Entscheidungen hierüber Konsequenzen für die Morbidität der jeweilig selektierten Verfahren zeitigen. Idealerweise existiert ein konkreter Plan der therapeutischen Intervention, welcher dem Betroffenen erklärt werden müsste. Inhalt des Plans sollten jene Verfahren sein, die das niedrigste Risiko für Morbidität mit der maximal höchsten Wirksamkeit hinsichtlich Obliteration der AVM verbinden.

Traditionell ist die chirurgische Herangehensweise die Methode der Wahl, wobei einige gut selektierte Patienten (w/m) von einer multimodalen Therapie profitieren könnten. Einige Fälle könnten einer kontrollierten klinischen Observation unterzogen werden, um dem Risiko einer Hämorrhagie und damit zusammenhängenden neurologischen Defiziten Rechnung zu tragen.

In einer der großen kürzlich publizierten Studien („a randomized trial of unruptured brain arteriovenous malformations", ARUBA) sind 223 Patienten (w/m) untersucht worden, welche die Diagnose zerebrale AVM aufwiesen und bisher keine Hämorrhagie erlitten. Die Rate hämorrhagiebedingter Insulte und Todesfälle war in der Gruppe der behandelten Patienten (w/m) deutlich niedriger als die oberservierten Fällen. Die Daten wurden nach einer Nachsorgezeit von 33 Monaten analysiert (Mohr 214b, Mohr 2014a).

Mikrochirurgie wird in der Regel in elektiven Szenarien durchgeführt, es sei denn, es geht um dringende Fälle lebensbedrohlicher Hämorrhagie. In solchen Fällen, in denen der Zeitfaktor determinierend ist, werden die oberflächlich liegenden Läsionen und Hämatome in toto entfernt. Für die elektiven Szenarien muss das Herangehen hochdifferenziert betrachtet werden. Mikrochirurgie sollte Teil eines multimodalen Therapiekonzepts sein. Das differenzialtherapeutische Konzept sollte in erster Instanz die endovaskuläre Embolisation beinhalten, die das Volumen des Geflechts (Nidus) reduzieren soll. Mit diesem Verfahren könnten die mit der AVM zusammenhängenden Aneurysmen mitentfernt werden.

Die Mikrochirurgie kann, wann auch immer sinnvoll einsetzbar, zu guten und hohen lokalen Kontrollraten von 94–100 % führen. Sie ist auch mit einer relativ niedrigen Gesamtmorbidität von etwa 1–10 % bei kleinen AVM assoziiert, vor allem bei AVM mit einem Nidus <3 cm, wenn die Intervention durch erfahrene Therapeuten realisiert wird.

Eine Metaanalyse der Daten und Publikationen über Ergebnisse der Mikrochirurgie zeigte eine tolerable Rate der permanenten neurologischen Defiziten von 7,4 % (Spanne: 0–40 %) bei Patienten (w/m) mit einer AVM. Die Rate der lokalen Kontrolle im Sinne von Obliteration der Läsionen lag bei 96 % (Spanne: 0–100 %) nach chirurgischer Intervention (Van Beijnum 2011).

Eine endovaskuläre Embolisation zielt auf eine Obliteration des Lumens bei AVM, dies gilt vor allem bei kleineren Läsionen. Sie kann einzeln und allein durchgeführt werden, wird aber in der Regel in Kombination mit anderen Verfahren eingesetzt werden. Das Ziel der präoperativen Durchführung von endovaskulären Embolisation wäre die Verkleinerung des Nidus. Damit wäre eine sichere chirurgische Resektion möglich. Die endovaskuläre Embolisation kann auch vor einer geplanten stereotaktischen Radiochirurgie mit demselben Ziel eingesetzt werden. Aus einer Volumenreduktion vor der stereotaktischer Radiochirurgie resultierte ein kleineres Zielvolumen und ermöglichte so eine bessere Dosisverteilung.

Das Verfahren macht von speziell fabrizierten Mikrokathetern Gebrauch, die direkt mittels optischer Bildgebungskontrolle in den Nidus eingebracht werden. Es gibt einige ernsthafte Risiken bei einer endovaskulären Embolisation, die bei einer Empfehlung des Verfahrens berücksichtigt werden müssten. Das Hauptrisiko ist das Lösen von embolischem Material bei der endovaskulären Manipulation und damit zusammenhängende Risiken wie Verschluss von normalen Gefäßen und des AVM-Ausgangs. Ein Verschluss der normalen Gefäße kann einen ischämischen Apoplex verursachen. Eine Blockade am Ausgang der AVM führt ggf. zu Blutungen. Deshalb sollte dem Verfahren eine ausführliche und individualisierte Aufklärung der betroffenen Person vorangegangen sein. Daneben muss auch die Patientenselektion sehr gut bedacht werden.

Die nicht-invasive stereotaktische Radiochirurgie zeigte sich als eine relativ sichere und wirksame Therapieoption bei zerebralen AVM. Die Verabreichung hoher Einzeldosen der Bestrahlung mit höchster Präzision ist vor allem für tiefer liegende AVM-Läsionen eine therapeutische Option zur Obliteration derselben. Die klinischen Resultate können in zweierlei Hinsicht gebessert werden, erstens kann die Rate der lokalen Kontrolle deutlich gebessert werden, zweitens kann das Risiko von Nebenwirkungen von tolerablem Ausmaß sein.

Stereotaktische Radiochirurgie kann einzeln und allein durchgeführt werden, wird aber in der Regel in Kombination mit anderen Verfahren eingesetzt werden. Sie kann sequenziell sowohl mit einer chirurgischen Resektion als auch mit einer endovaskulären Embolisation kombiniert werden. Eine endovaskuläre Embolisation kann der stereotaktischen Radiochirurgie vorausgehen, wenn das Ziel der Therapie darin besteht, das Volumen einer tiefer liegenden AVM dadurch so zu verkleinern, das es einer hochpräzisen stereotaktischen Radiochirurgie unterzogen werden kann.

Das Ziel einer stereotaktischen Radiochirurgie ist die Deaktivierung eines Nidus durch dessen Obliteration. Dies wird bei etwa 35–92 % erreicht. Die Rate der lokalen Kontrolle bei einer kleinen AVM, bei der eine hohe Einzeldosis applizierbar und damit eine bessere und sichere Dosisverteilung in der Umgebung realistisch zu erzielen ist, kann in 70 % der Fälle erreicht werden. Die bisher berichteten Nachsorgezeiten belaufen sich auf 36–40 Monate. Die Frage der Verschlussdauer nach der einzeln oder in Kombination mit einer endovaskulären Embolisation angewandten stereotaktischen Radiochirurgie ist schwer zu beantworten. Schätzungen liegen bei 24–36 Monaten in den meisten Publikationen. Die Morbidität wird <10 % angenommen. Bei etwa 1,5–6 % kann es zu permanenten neurologischen Defiziten kommen. Die Latenzzeit bis zu einer kompletten Obliteration wird um 5 % geschätzt.

Der folgende Überblick versucht, einige der relevanten Themen und kontrovers diskutierten Optionen der Behandlung von AVM-Läsionen mit spezifischem Fokus auf Dosis, Rate der Obliteration und der damit zusammenhängenden Nebenwirkungen wieder zu geben (Moorthy 2015, Mau 2015, Seymour 2016).

3.2   Bestverfügbare Daten

Wir verfügen derzeit über eine ausreichende Anzahl von Publikationen mit spezieller Fokussierung auf stereotaktische Radiochirurgie bei Patienten (w/m) mit AVM. Diese Publikationen können und sollten genutzt werden, um eine faire patientenzentrierte und objektive Aufklärung der Betroffenen zu ermöglichen. Damit kann ein differenzialtherapeutisches Herangehen inklusive innovativer Behandlungsmethoden mit sicheren, nicht-invasiven und wirksamen Endergebnissen jenseits traditionell eingesetzter invasiver Mikrochirurgie und radiologischer Interventionen klinische Realität werden.

Dies bedeutet nicht, dass die Patientenpräferenzen beeinflusst werden sollen, sondern dass diesie in die Lage versetzt werden, anhand der bestverfügbaren aktuellen wissenschaftlichen Evidenz, gut informiert selbst zu entscheiden, welches Verfahren durchgeführt werden soll. Das ist heute und wird künftig der Weg sein, wie Aufklärung gehandhabt werden soll (Ding 2016a, Moorthy 2015, Mau 2015, Seymour 2016, Ding 2016b, Cohen-Inbar 2016, Zeiler 2015, Shin 2015, Sheehan 2015, Mariashev 2015, Lindvall 2015, Lee 2015b, Lee 2015a, Kida 2015, Jung 2015, Jabbour 2015, Hanakita 2015b, Hanakita 2015a, Galvan De la Cruz 2015, Ding 2015g, Ding 2015f, Ding 2015e, Ding 2015d, Ding 2015c, Ding 2015b, Ding 2015a, Chytka 2015).

Nachfolgend ist die bestverfügbare Evidenz hinsichtlich Validität und Qualität für definitive, postoperative und hybride Anwendung von stereotaktischer Radiochirurgie bei Patienten (w/m) mit AVM dargestellt.

? Sind derzeit plausible und valide Daten auf einem Evidenzlevel 1a unter spezifischer Berücksichtigung der stereotaktischen Radiochirurgie für Patienten mit AVM verfügbar?

✓ Nein, derzeit sind keine Daten aus Metaanalysen von randomisierten kontrollierten Studien explizit zum Thema vorhanden.

? Sind derzeit plausible und valide Daten auf einem Evidenzlevel 1b unter spezifischer Berücksichtigung der stereotaktischen Radiochirurgie für Patienten mit AVM verfügbar?

✓ Nein, derzeit sind keine Daten aus randomisierten kontrollierten Studien explizit zum Thema vorhanden.

Zusammenfassend ist festzustellen, dass die allgemeine evidenzbezogene Qualität der vorliegenden Daten nicht ausreicht, um eine robuste Schlussfolgerung zu ziehen und damit eine gefestigte und dedizierte Empfehlung auf dem höchsten Evidenzlevel auszusprechen.

Nichtsdestotrotz wäre von der großen multizentrischen (n=39) Untersuchung ARUBA zu berichten. Diese Erhebung wurde durch die Forschergruppe um Mohr und Kollegen durchgeführt und veröffentlicht (Mohr 2014a). Das Ziel der randomisierten prospektiven Studie war der Risikovergleich hinsichtlich Tod oder symptomatischem Apoplex bei Patienten (w/m)

mit AVM. Die Kohorte wurde in zwei Gruppen eingeteilt, eine Subgruppe erhielt eine medikamentöse Therapie, die andere Subgruppe wurde einer medizinischen Therapie in Kombination mit einer Intervention unterzogen. Der primäre Endpunkt der Studie war der Tod oder/und ein symptomatischer Apoplex, die Methode war eine Intent-to-treat-Analyse.

Zum Zeitpunkt der ersten Analyse waren Daten von 223 Patienten (w/m) verfügbar. Die mittlere Nachsorgezeit lag bei 33,3 Monaten („standard deviation", SD 19,7). Die erste Gruppe (medizinische Therapie) bestand aus 109 Fällen, die zweite Gruppe (medizinische Therapie in Kombination mit einer Intervention) umfasste 114 Fälle.

Der primäre Endpunkt wurde bei 11 Fällen (10,1 %) in der ersten Gruppe und bei 35 Fällen (30,7 %) der zweiten Gruppe erreicht. Das Risiko hinsichtlich primären Endpunkts war in der ersten Gruppe deutlich geringer als in der zweiten (HR 0,27; 95 % CI 0,14–0,54). In der zweiten Gruppe wurden das Auftreten eines symptomatischen Apoplex' (45 vs. 12 Fälle, p<0,0001) und neurologischen Defiziten ohne Bezug auf den Apoplex (14 vs. 1 Fälle, p=0,0008) dokumentiert.

Die Autoren schlussfolgerten, dass die medizinische Therapie nach einer Nachsorgezeit von 33 Monaten allein der Intervention überlegen ist (Mohr 2014b).

? Sind derzeit plausible und valide Daten auf einem „Evidenzlevel 2a" unter spezifischer Berücksichtigung der stereotaktischen Radiochirurgie für Patienten (w/m) mit AVM verfügbar?

✓ Derzeit verfügen wir über fünf Publikationen, die sich auf eine systematische Wiedergabe und Analyse von retrospektiven Kohortenstudien fokussieren. Die Methodologie der systematischen Übersichtsarbeiten ist heterogen.

Mau und Kollegen haben sich mit der Frage der Intensität der zerebralen Blutungen und dem Risikoprofil von Patienten (w/m) mit einer hochgradigen AVM nach der Pollock-Flickinger-Graduierung beschäftigt.

Ihr Bericht beziffert das jährliche Blutungsrisikos für die gesamte untersuchte Kohorte von 673 Fällen, auf 3,22 %. Es kam zu 99,3 Ereignissen bei einer kumulativen Nachsorgezeit von 3080,5 Monaten (95 % CI: 2,64–3,89 %).

Die Mortalitätsrate lag bei 40,08 % (95 % CI: 31,21–49,90 %). Insgesamt präsentierten sich 203 Fälle mit einer Blutung, bei 395 Fällen wurde kein Ereignis registriert. Bei denjenigen Patienten (w/m) mit primärem Blutungsereignis lag die jährliche Blutungsrate bei 3,53 % (95 % CI: 2,66–4,77 %). Die generelle jährliche Rate der Blutungsereignisse lag bei 6,10 % (95 % CI: 4,65–8,07 %). Die OR beim Vergleich der Gruppe mit einer erneuten Blutung mit derjenigen mit einem primärem Blutungsereignis betrug 1,768 (95 % CI: 1,1571–2,7014 %, p=0,0084). Für die gesamte untersuchte Kohorte konnte eine Rate von 3,27 % (95 % CI: 29,25–37,54 %) für eine komplette Obliteration gezeigt werden.

Angesichts der Mortalitätsrate von 40,08 % (95 % CI: 35,54–44,62 %) bei einer Blutung zogen die Autoren die Schlussfolgerung, dass die Ergebnisse der stereotaktischen Radiochirurgie für große AV-Malformationen deutlich schlechter seien und deswegen das Verfahren nur mit Vorsicht indiziert werden sollte. Dies gilt vor allem vor dem Hintergrund, dass bei unbehandelten AV-Malformationen das Risiko für fatale Verläufe lediglich bei 10–30 % liegt (Mau 2015).

Ein andere Metaanalyse von Kohortenstudien wertete die fallbezogene Rate der fatalen Ausgänge, Langzeitrisiko für Blutung, Komplikationen der Therapie sowie erfolgreiche Obliteration der zerebralen AVM nach einer Intervention aus. Daneben bestand das Studienziel darin, die Determinanten der Prognose einer AVM zu bestimmen. Zur statistischen Analytik wurde die Regressionsanalyse nach Poison verwendet. In die Metaanalyse wurden insgesamt 142 Kohortenstudien eingeschlossen. Die Erhebungen berichten über eine kumulative Patientenzahl von 13689 und der kumulative Zeitraum umfasste in der Nachsorge 46314 Patientenjahre (Van Beijnum 2011).

Die Rate der fatalen Ausgänge für die gesamte Kohorte lag in der Metaanalyse bei 0,68 % (95 % CI: 0,61–0,76) per 100 Patientenjahre. Diese wurde weiter nach der eingesetzten Therapiemethode differenziert. Patienten (w/m) nach einer Mikrochirurgie hatten maximale Komplikationen bei 1,1 Fällen (95 % CI: 0,87–1,3 %; n=2549), Patienten (w/m) nach

einer endovaskulären Embolisation bei 0,96 Fällen (95 % CI: 0,67–1,4 %; n=1019) und diejenigen nach einer stereotaktischen Radiochirurgie in 1,1 Fällen (95 % CI: 0,87–1,3 %; n=2549). Die Rate der intrakraniellen Blutung der gesamten Kohorte lag in der Metaanalyse bei 1,4 auf 100 Patientenjahre (95 % CI: 1,3–1,5 %). Maximale Komplikationen traten bei Patienten (w/m) nach einer Mikrochirurgie in 0,18 Fällen (95 % CI: 0,10–0,30 %), nach einer endovaskulären Embolisation bei 1,7 Fällen (95 % CI: 1,3–2,3 %) nach einer stereotaktischen Radiochirurgie bei 1,7 Fällen (95 % CI: 1,5–1,8 %) auf.

Chronologisch neuere Studien zeigten ein anderes Muster der negativen Ereignisse als ältere Studien. Die aktuelleren Publikationen dokumentierten eine geringe Rate fataler Ausgänge für die gesamte Kohorte: Das Ratenverhältnis („rate ratio") lag bei 0,972 (95 % CI: 0,955–0,989), anders in Bezug auf die Rate der intrakraniellen Blutung der gesamten Kohorte, die höher war: das Ratenverhältnis lag hier bei 1,02 (95 % CI: 1,00–1,03).

In einer multivariaten Analyse konnten mehrere Faktoren mit einem geringeren Risiko für fatale Ausgänge demonstriert werden. Einige der Kofaktoren erscheinen klinisch plausibel, beispielsweise kleinere zerebrale AV-Malformationen zeigten ein Ratenverhältnis von 0,988 (95 % CI: 0,981-0,995) oder AVM-Läsionen mit eindeutig tiefer venöser Drainage ein Ratenverhältnis von 0,975 (95 % CI: 0,960–0,990). Nicht überzeugend und eher ein Zufallsbefund waren Effekte wie z. B. die Rolle des Geschlechts in einem Ratenverhältnis von 0,964 (95 % CI: 0,945–0,984).

So verhielt es sich in der Frage zerebraler Blutungen: In der multivariaten Analyse konnten mehrere Faktoren mit einem geringeren Blutungsrisiko assoziiert werden. Auch hier existieren plausible und nicht überzeugende Kofaktoren. Kleinere zerebrale AV-Malformationen in einem Ratenverhältnis von 0,976 (95 % CI: 0,964–0,988) waren genauso mit einem niedrigerem Blutungsrisiko korreliert wie AVM-Läsionen mit eindeutig tiefer venöser Drainage mit einem Ratenverhältnis von 0,982 (95 % CI: 0,969–0,996). Ernsthafte Komplikationen mit persistierenden neurologischen Defiziten oder Tod als Folge ereigneten sich unterschiedlich in Abhängigkeit von der jeweiligen Intervention. Nach einer Mikrochirurgie erlitten 7,4 % (Spanne: 0–40 %) der Patienten (m/w) maximale Komplikationen, nach einer endovaskulären Embolisation 6,6 % (Spanne: 0–28 %) und nach stereotaktischer Radiochirurgie 5,1 % (Spanne: 0–21 %).

Diese Metaanalyse ergab gute Ergebnisse hinsichtlich einer Obliteration nach Mikrochirurgie von 96 % (Spanne: 0–100 %), nach endovaskulärer Embolisation von 13 % (Spanne: 0–94 %) und nach stereotaktischer Radiochirurgie von 38 % (Spanne: 0–75 %). Die Autoren schlossen aus ihren Daten, dass es noch immer viele ungelöste Probleme gibt; zwar treten Fälle mit fatalem Ausgang vergleichsweise weniger auf, die Risiken der Behandlung aber sind nach wie vor hoch (Van Beijnum 2011).

Xu und Kollegen haben in einer systematischen Aufarbeitung der Studien die „Evidenz" der Wirksamkeit stereotaktischer Radiochirurgie für Patienten (w/m) mit einer AVM zu analysieren versucht (Xu 2014). Präzise ging es um einen Vergleich von Fällen, die zusätzlich einer endovaskulären Embolisation unterzogen wurden mit solchen, die nur eine stereotaktische Radiochirurgie erhalten haben. Die Autoren haben bei dieser Übersichtsarbeit zehn Publikationen identifiziert, die ihren prädefinierten systematischen Suchkriterien entsprachen. Die kumulative Kohorte aller zehn Publikationen betrug 1988 Fälle. Der Anteil derjenigen mit einer alleinigen stereotaktischen Radiochirurgie lag bei 1395 Patienten (w/m), die andere Subgruppe mit Kombination aus stereotaktischer Radiochirurgie und neoadjuvanter endovaskulärer Embolisation bestand aus 593 Fällen. Die Ergebnisse waren insgesamt klar und konklusiv. Die Rate der AVM-Obliteration war signifikant niedriger (41,0 %) in der Kombinationsgruppe im Vergleich zur Gruppe, die sich allein der stereotaktischen Radiochirurgie unterzogen hatte (59 %). Die OR lag bei 0,46 (95 % CI: 0,37–0,56; p<0,00001). Die Rate der zerebralen Blutung war im Gegensatz hierzu statistisch nicht signifikant different. Sie lag bei der Kombination von stereotaktischer Radiochirurgie und neoadjuvanter endovaskulärer Embolisation bei 7,3 %, während sie in der Gruppe der alleinigen Radiochirurgie 5,6 % betrug (OR 1,17; 95 % CI: 0,74–1,83; p=0,50).

Die Rate der persistierenden neurologischen Defizite war ebenfalls statistisch nicht signifikant different. Sie lag bei der Kombination von stereotaktischer Radiochirurgie und neoadjuvanter endovaskulärer Embolisation bei 3,3 % im Vergleich zur

alleinigen Radiochirurgie mit 3,4 % mit einer OR von 1,41 (95 % CI: 0,64–3,11; p=0,39).

Die Autoren interpretierten die Ergebnisse eindeutig zugunsten kombinierter Interventionen, bei denen der stereotaktischen Radiochirurgie eine endovaskuläre Embolisation vorgeschaltet wird. Obwohl sich die Daten bezüglich zerebraler Blutung und persistierender neurologischer Defizite statistisch nicht-signifikant unterscheiden, ist jedoch die bessere Obliteration bei der Kombinationstherapie aufgrund der großen Zahl der in der Analyse eingeschlossenen Fälle valide. Die Autoren empfehlen prospektive und randomisierte Studien zur besseren Beurteilbarkeit der Therapie bei Patienten (w/m) mit einer AVM (Xu 2014).

Eine weitere systematische Aufarbeitung von Kohortenstudien konzentrierte sich auf die Chancen der Wirksamkeit verschiedener Therapiemodalitäten bei der Reduktion der Intensität von epileptischen Anfällen. Baranoski und Kollegen haben über kumulative Daten von 1157 Patienten (w/m) berichtet (Baranoski 2014). Die 24 für die Fragestellung identifizierten Studien beinhalteten Informationen über Mikrochirurgie, endovaskuläre Embolisation und stereotaktische Radiochirurgie. Hierbei wurde der Effekt der jeweiligen Modalität auf die Frequenzreduktion von epileptischen Anfällen untersucht. Die Patientengruppe nach Mikrochirurgie zeigte in diesem Zusammenhang die besten Ergebnisse mit erfolgreicher bei 78,3 % der Fälle (95 % CI: 70,1–85,8 %). Die Gruppe nach Behandlung mit stereotaktischer Radiochirurgie wies die zweitbesten Resultate mit 62,8 % auf (95 % CI: 55,0–70,0 %). Die dritte Subgruppe der mittels endovaskulärer Embolisation behandelten Fälle demonstrierte sich mit 49,3 % Fälle (95 % CI: 32,1–66,6 %) an dritter Stelle. In der Gruppe der mit stereotaktischer Radiochirurgie behandelten Patienten (w/m), bei denen eine komplette Obliteration erreicht werden konnte, war die klinische Kontrolle der epileptischen Anfälle mit 85,2 % der Fälle (95 % CI: 79,1–91,2 %) vergleichsmäßig hoch; der Unterschied war statistisch signifikant (p<0,01).

Die Häufigkeit der neu aufgetretenen epileptischen Anfälle war in der Gruppe der mit endovaskulärer Embolisation behandelten Fälle vergleichsweise hoch mit 39,4 % (95 % CI: 8,1–67,8 %), während die resezierten Fälle eine Rate von 9,1 % (95 % CI:

5,0–13,1 %) aufwiesen und die stereotaktische behandelte Gruppe zeigte mit 5,4 % (95 % CI: 3,0–7,8 %) die niedrigste Frequenz. Der vergleichende Test der Unterschiede war signifikant (p<0,3 und p<0,01).

Man kann feststellen, dass die Mikrochirurgie die besten Ergebnisse hinsichtlich Symptomkontrolle (primärer klinischer Endpunkt) erbringt. Ergänzend kann man attestieren, dass für den Fall einer kompletten Obliteration nach stereotaktischer Radiochirurgie die Ergebnisse sehr gut sind (Baranoski 2014). Eine andere wichtige klinische Frage im Kontext der aktiven Behandlung von AV-Malformationen ist, ob und wann genau die Therapie einer asymptomatischen AVM begonnen werden soll und wann man nur observieren soll. Die Frage stellt sich angesichts der Risiken aller drei therapeutischen Optionen. Das Verständnis des „natürlichen Verlaufs" der unbehandelten AVM ist von enormer Wichtigkeit im Hinblick auf die Patientenaufklärung und die klinische Entscheidungsfindung unter geeigneten Bedingungen und zum richtigen Zeitpunkt.

Gross und Kollegen haben in einer Metaanalyse, die jedoch eher eine Metanarration ist, diese Frage fokussiert interpretiert (Gross 2013). Die Autoren selektierten neun Studien zum „natürlichen Verlauf" der unbehandelten AVM mit einer kumulativen Patientenzahl von 3923 Fällen und 18423 Patientenjahren an Nachsorgezeit. Der Bericht beinhaltet die Angabe des jährlichen Blutungsrisikos für die gesamte untersuchte Kohorte, sie lag bei 3,0 % (95 % CI: 2,7–3,4 %). Die Kohorte wurde in zwei Subgruppen eingeteilt. Die Rate der Blutung für die Subgruppe der nicht-rupturierten AV-Malformationen lag bei 2,2 % (95 % CI: 1,7–2,7 %), die Subgruppe der rupturierten AV-Malformationen zeigte eine Blutungsrate von 4,5 % (95 % CI: 3,7–5,5 %).

Eine multivariate Analyse ergab Hinweise auf das Risiko einer zerebralen Blutung. Darunter zeigten folgende Faktoren eine statistisch signifikante Korrelation mit dem Blutungsrisiko:

- vorangegangene Blutung (HR 3,2; 95 % CI: 2,1–4,3)
- tiefer gelegene AVM (HR 2,4; 95 % CI: 1,4–3,4)
- exklusive tiefe venöse Drainage (HR 2,4; 95 % CI: 1,1–3,8)
- assoziiertes Aneurysma (HR 1,8; 95 % CI: 1,6–2,0)

Folgende Faktoren waren zwar bedeutsam, hielten aber in der statistischen Testung nicht Stand und waren nicht signifikant: Venöse Drainage mit einer HR von 1,3 (95 % CI: 0,9–1,75) und das weibliche Geschlecht mit einer HR von 1,4 (95 % CI: 0,6–2,1). Die Größe der AVM-Läsion und das Patientenalter erwiesen sich nicht als Risikofaktoren für eine zerebrale Blutung (Gross 2013). Die Autoren schlussfolgerten, dass AVM-Läsionen nach vorangegangenen Blutungen, mit tiefer Lage, exklusiver tiefen venöser Drainage und assoziiertem Aneurysma ein höheres jährliches Blutungsrisiko haben und diese Erkenntnisse die klinische Entscheidungsfindung von Patienten (w/m) und Behandlern beeinflussen sollten (Gross 2013).

Die Arbeitsgruppe um Sheehan der Universität Virginia hat in den vergangenen Jahren eine Reihe wertvoller und umfassender Arbeiten zum Thema publiziert. Sie konnte die Rolle der stereotaktischen Radiochirurgie allein und in Kombination mit anderen Verfahren ausleuchten und die Wirksamkeit derselben verdeutlichen (Cohen-Inbar 2016b, Cohen-Inbar 2016a).

In einer ihrer aktuellen Arbeiten (Cohen-Inbar 2016b), auch wenn es sich lediglich um einen Evidenzlevel 2 oder 3 handelt, wurde eine spezielle Frage ausgewertet und interpretiert: welche Rolle kann die stereotaktische Radiochirurgie bei AVM-Läsionen der Basalganglien und des Thalamus spielen? Die Behandlung der tiefer liegenden AVM-Läsionen, speziell der in den Basalganglien und im Thalamus, stellt immer noch eine große Herausforderung für Kliniker dar, da diese Läsionen mit einem hohen Risiko zerebraler Blutungen und der damit einhergehenden Morbidität und Mortalität assoziiert sind. Die oben erwähnte ARUBA-Studie zeigte zudem die Risiken der therapiebedingten Morbidität dieser Läsionen. AVM-Läsionen der Basalganglien und des Thalamus', die sich für chirurgische Eingriffe eher nicht empfehlen, sind zwar ein geeignetes Ziel für eine stereotaktische Radiochirurgie hinsichtlich deren Wirksamkeit, das Procedere ist jedoch mit einem hohen zerebralen Blutungsrisiko verbunden. Die Obliterationsrate nach stereotaktischer Radiochirurgie ist gut und akzeptabel. Das Risiko einer zerebralen Blutung in der Latenzzeit zwischen der stereotaktischen Radiochirurgie und einer kompletten Obliteration ist relativ niedrig gemessen am

Blutungsrisiko bei unbehandelten AV-Malformationen. Unter diesen Voraussetzungen besteht die Indikation für eine aktive Behandlung. Das mit einer inkomplett obliterierten AVM zusammenhängende Problem besteht im klinisch bedeutsamen Blutungsrestrisiko; dies muss ernsthaft mit den Patienten (w/m) erörtert werden. Eine Option bei inkompletter Obliteration wäre der erneute Einsatz stereotaktischer Radiochirurgie nach der ersten Intervention (Cohen-Inbar2016b).

Eine andere Serie derselben, sehr erfahrenen Gruppe beschäftigte sich mit AVM-Läsionen des Hirnstamms. Die Autoren haben bei dieser Lokalisation stereotaktische Radiochirurgie eingesetzt und davon berichtet (Cohen-Inbar2016a). Die Ergebnisse des Verfahrens hinsichtlich Obliteration waren gut, das Risiko einer zerebralen Blutung in der Latenzzeit zwischen stereotaktischer Radiochirurgie und kompletter Obliteration war akzeptabel.

Komplexere nidale Strukturen in eloquenten Regionen verlangen nach multidisziplinären Diskussionen, bis es zu einer passenden klinischen Entscheidungsfindung kommt. Die Autoren empfahlen für die AVM-Läsionen der sub- und epipialen Bereiche des dorsalen Mittelhirns oder des Kleinhirnbrückenwinkels eine kombinierte Therapie aus stereotaktischer Radiochirurgie mit endovaskulärer Embolisation und Mikrochirurgie. Wegen des immer noch bestehenden Restrisikos bei inkompletter Obliteration nach der ersten Therapie sollte mit den Patienten (w/m) auf jeden Fall die Notwendigkeit einer Wiederholung der unimodalen Behandlung erörtert werden (Cohen-Inbar2016a).

Zusammenfassend kann man im Blick auf die systematischen Übersichten retrospektiver Kohortenstudien zur AVM feststellen, dass die stereotaktische Radiochirurgie einen festen Stellenwert in der multi- und unimodalen Behandlung von Patienten (w/m) mit AVM-Läsionen zu haben scheint. Außerdem lässt sich sagen, dass die klinischen Ergebnisse der stereotaktischen Radiochirurgie derzeit in keinerlei Hinsicht hinter denen einer interventionellen Maßnahme oder gar Operation zurückstehen. Vielmehr wird mehrheitlich ein differenzialtherapeutisches Herangehen empfohlen, das sich genauso an etablierten Risikofaktoren wie Lokalisation und Größe der AVM-Läsion wie auch an Patientenvariablen wie Alter, Komorbidität und persönliche

Präferenz der Patienten (w/m) mit einer AVM orientiert. Die stereotaktische Radiochirurgie ist sicher und wirksam.

❓ Sind derzeit plausible und valide Daten auf einem Evidenzlevel 2b unter spezifischer Berücksichtigung der stereotaktischen Radiochirurgie für Patienten (w/m) mit AVM verfügbar?

✅ Ja, wir verfügen über Daten auf diesem Evidenzlevel.

In diesem Kontext, wie in den anderen Kapiteln realisiert, selektierten wir einige der verfügbaren Publikationen anhand ihrer Validität und Qualität. Die Kriterien hierfür sind im Kapitel „Evidenzlevel" vordefiniert.

3.3   Therapiewirksamkeit

3.3.1   Faktor Läsionsgröße

Seymour und Kollegen berichteten über die Behandlung von Patienten (w/m) mit einer AVM, deren Größe in der Studie den Referenzparameter darstellte (Seymour 2016). Dieser Studiengrundparameter, die Läsionsgröße, war definiert als AVM mit einem Volumen >10 cm^3.

Im zweiten Teil der Studie haben die Forscher das Design deren prospektiv so verändert, dass sukzessive auch kleinere Volumina in die Erhebung eingeschlossen werden konnten; kombiniert wurde diese Änderung mit höheren Einzeldosen und mit kürzeren Intervallen zwischen den Stadien.

Insgesamt wurden 169 Patienten (w/m) mit einem medialen Alter von 34 Jahren (Spanne: 9–68 Jahre) untersucht und nachgesorgt. Es handelte sich um eine Intent-to-treat-Analyse. Die Kohorte wurde nach folgenden Kriterien stratifiziert:
- modifizierte radiochirurgisch basierte Klassifikation (mRBAS)
- AVM-Volumen
- Volumen pro Stadium

Der Zeitraum der Studie wurde retrospektiv halbiert. Einmal von 1992–2004 und dann von 2004–2008;

Grund hierfür war die Änderung der Behandlungsstrategien im Studienzeitraum von 16 Jahren (Seymour 2016). Im der ersten Etappe wurden im Mittel folgende Läsionsparameter erfasst: mRBAS von 3,6, AVM-Volumen von 27,3 ml und Volumen pro Stadium von 15,0 ml.

Im zweiten Zeitraum wurden im Mittel folgende Läsionsparameter erfasst: mRBAS von 2,7, AVM-Volumen von 18,9 ml und Volumen pro Stadium von 6,8 ml. Die median applizierte Dosis im ersten Zeitraum (1992–2004) war 15,5 Gy, wohingegen im zweiten Zeitraum (2004–2008) eine höhere Dosis von 17 Gy appliziert wurde. Die mediane Nachsorgezeit im ersten Zeitraum lag bei 8,6 Jahren, wohingegen in der zweiten Etappe eine mediane Nachsorgezeit von nur 4,8 Jahren dokumentiert war (Seymour 2016).

Beinahe komplette und gänzlich komplette Obliterationen waren am häufigsten im zweiten Zeitraum zu verzeichnen („log-rank test", p=0,0003). Die Wahrscheinlichkeit hierfür lag für die erste Studienperiode (1992–2004) nach drei Jahren bei 5 % und nach fünf Jahren bei 21 %, in der zweiten Studienperiode lagen diese Ergebnisse bei 24 % nach drei und 68 % nach fünf Jahren. Einige Parameter waren direkt mit der Rate der beinahe kompletten und gänzlich kompletten Obliteration assoziiert: Einzeldosis, AVM-Volumen pro Stadium, totales AVM-Volumen, Nidusstruktur, Graduierung der Läsion nach der Spetzler-Martin-Skala und die mRBAS.

In diesem Zusammenhang war die Einzeldosis eine der stärksten Prädiktoren für das wirksame Ansprechen auf die stereotaktische Radiochirurgie. Die relative Reduktion nach der Cox-Regressionsanalyse betrug HR 6,99 (p<0,001). Die Rate der beinahe kompletten und kompletten Obliteration lag nach drei Jahren bei 5 % und nach fünf Jahren bei 16 %, insofern eine Dosis <17 Gy appliziert worden ist. Wurde hiervon abweichend eine Einzeldosis von >17 Gy verabreicht, änderten sich die Wahrscheinlichkeiten für eine beinah und gänzlich vollständige Obliteration auf 23 % nach drei Jahren und auf 74 % nach fünf Jahren. Auch andere Kofaktoren wie die Dosis pro Stadium, ein kompakter Nidus und das totale AVM-Volumen blieben nach multivariater Analyse statistisch signifikant für eine beinahe komplette und komplette Obliteration.

Nach der stereotaktischen Radiochirurgie mussten sich 75 Patienten (w/m) (25 %) einer Operation, einer endovaskulären Embolisation oder der erneuten Radiochirurgie unterziehen. Diese Maßnahmen haben die Wahrscheinlichkeit eines wirksamen Ansprechens in der zweiten Studienperiode deutlich gebessert („log-rank test", p=0,0007). Während in der ersten Studienperiode die Wahrscheinlichkeit für das Ansprechen auf eine erneute Therapiemaßnahme nach fünf Jahren bei 0 % lag, betrug diese in der zweiten Studienperiode 41 %. Der starke Trend für ein länger anhaltendes Ansprechen in der zweiten Studienperiode (2004–2008) blieb konstant, wenn die mRBAS als potenzieller Prädiktor berücksichtigt wurde. Die Analyse ergab hierfür eine relative Reduktion von etwa 60 % (Cox-Regressionsanalyse, p=0,055, HR 4,01, 95 % CI: 0,97–16,59). Die Morbidität der Therapie änderte sich ebenfalls im Laufe beider Zeiträume. Es kam zu einer Senkung der Komplikationsrate von 29 % in der ersten Studienperiode (1992–2004) auf 13 % in der zweiten Studienperiode (2004–2008). Interessanterweise war der ermittelte Unterschied der Komplikationsraten bei der statistischen Testung nicht signifikant.

Für die Autoren waren die Ergebnisse ein klares Indiz, dass die stereotaktische Radiochirurgie eine gute therapeutische Option darstellt. Ihre Funktion sahen die Autoren in der gute Rate der beinahe kompletten und gänzlich vollständigen Obliteration sowie in der Verkleinerung des Nidus mit konsekutiver Therapie mittels Operation. Die Autoren stellten fest, dass eine Volumenverringerung von <8 cm³ erlaubte, eine höhere Einzeldosis zu applizieren und dadurch ein verkürztes Intervall bis zur Obliteration der AVM-Läsion zu erreichen. Die Dosiserhöhung war nicht von einer Zunahme der Komplikationsrate begleitet. Damit wäre die Voraussetzung für eine zufriedenstellende Kontrolle der Erkrankung gut erreichbar (Seymour 2016).

Lindvall und Kollegen haben im Jahr 2015 eine Studie veröffentlicht, in der sie die Rolle der Behandlung von großen AVM-Läsionen untersuchten (Lindvall 2015). Die Analyse umfasste die Interpretation von 24 Fällen mit mittlerer und großer zerebraler AVM. Zur Läsionsgröße wurden diese Angaben gemacht: mittleres Volumen der AVM-Läsion 18,5±8,9 cm³ (Spanne: 10–42 cm³). Die Grundhypothese lautete, dass bei AVM-Läsionen mit einem Volumen >10 cm³ die Obliterationsrate niedrig und Komplikationsrate hoch sind. Sie schlugen vor, eine volumenadaptierte Strategie der Dosisapplikation zu verfolgen. Lindvall und Kollegen erwogen sowohl die Option der Einzeitbehandlung als auch der fraktionierten Stereotaxie. Die Patienten (w/m) wurden einer Radiotherapie von 6–7 Gy appliziert in fünf Fraktionen bis zu einer Gesamtdosis von 30–35 Gy ausgesetzt. Die mittlere Dosis betrug 32,9±1,6 Gy (SD). Bei 16 Fällen (69,6 %) kam es zur Obliteration. Das Intervall von der Zeit des Therapiebeginns bis zur kompletten Obliteration war 35,2±14,8 Monate. Bei einem Patienten kam es zu einer Radionekrose.

Die Autoren kamen zu dem Fazit, dass die stereotaktische fraktionierte Behandlung eine gute Behandlungsoption darstellt, die sowohl sicher als auch wirksam ist. Weiterhin schlussfolgerten sie, dass eine stadienadaptierte Dosisdifferenzierung, also auch eine Fraktionierung, sich wirksam erweist und eingesetzt werden sollte, wenn Patienten (w/m) sich nicht für eine Einzeitstereotaxie eignen (Lindvall 2015).

Hanakita und Kollegen reflektierten im Jahr 2015 über ihre Erfahrungen mit einer adaptiven Radiochirurgie bei AVM-Läsionen (Hanakita 2015b). Die Studie schloss Patienten (w/m) mit sehr großen Läsionen ein. Untersucht wurde die Rolle der stereotaktische Radiochirurgie, die sich am Läsionsvolumen orientierte. Die Größenschwelle wurde bei 20 cm³ definiert. Eingeschlossen wurden alle Läsionen >20 cm³, die mindestens drei Jahre Nachsorgezeit vorwiesen. Das mediane Zielvolumen lag bei 38 cm³ („interquartile range", IQR 31–53 cm³) und die Behandlung wurde in zwei bis drei Grade eingeteilt und in einem sechsmonatigen Intervall ausgeführt. Nach einer medialen Nachsorgezeit von 53 Monaten wurde bei sechs Fällen (33 %) eine Obliteration des Nidus festgestellt. Die Obliterationsrate lag nach fünf Jahren bei 35 %. Die jährliche Blutungsrate nach einer stereotaktischen Radiochirurgie betrug 3,9 % (95 % CI: 0,8–11,5 %; Hanakita 2015b). In zwei Fällen kam es zur radiogenen Morbidität.

Die Autoren schlussfolgerten aus den Ergebnissen, dass trotz eines noch verbleibenden Blutungsrisikos von 4 % pro Jahr nach der stereotaktischen Radiochirurgie, im Vergleich zu den oberservierten Fällen, die Daten gut sind. Dieses Faktum sollte berücksichtigt werden, wenn es um die Entscheidung des Patienten (w/m) für das Vorgehen und um eine Therapieempfehlung geht (Hanakita 2015b).

Ding und Kollegen veröffentlichten kürzlich ihre Ergebnisse über eine Kohorte von Patienten (w/m), bei denen nur eine inkomplette Resektion der AVM-Läsion möglich war (Ding 2016b). In diese Kohorte wurden Fälle aus einem Zeitraum von 15 Jahren eingeschlossen, die auf einer prospektiven Datenbank basierten. Einige Fälle wurden nach inkompletter Resektion einer stereotaktischen Radiochirurgie unterzogen, bei einigen anderen war die stereotaktische Radiochirurgie die erste therapeutische Maßnahme. Es wurden 88 Fälle analysiert. In der Gruppe mit der operativen Vorbehandlung und anschließender stereotaktischer Radiochirurgie zeigte sich nach drei Jahren eine jährliche Obliterationsrate von 47 % und nach fünf Jahren von 75 %. Die Rate der radiologischen Veränderungen lag bei 10 %. Eine radiogene Toxizität wurde bei 3 % der Fälle beobachtet sowie eine jährliche Blutungsrate von 1,1 %. Die multivariate Analyse ergab folgende Ergebnisse für verschiedene Kofaktoren, deren Bedeutung als Prädiktor für posttherapeutische radiologische Veränderung interpretiert wurden: Das Fehlen vorangegangener Operation (p<0,001) und die oberflächlich liegende AVM (p=0,009) konnten als unabhängige Faktoren kalkuliert werden. Die aktuariale Obliterationsrate (p=0,849) und die Frequenz der posttherapeutischen zerebralen Blutung (p=0,548) waren nicht prädikativ zwischen den beiden Gruppen der konservativ und operativ unbehandelten Patienten (w/m).

Die Schlussfolgerung der Autoren bestand darin, dass die stereotaktische Radiochirurgie ein „vernünftiges Risiko-Nutzen-Verhältnis" für inkomplett resezierte AVM-Läsionen zeigt und damit eine gute Therapieoption darstellt. Es wäre für klinische Situationen, in denen nach der Resektion ein kleinvolumiger Nidus übrigblieb, empfehlenswert, eine stereotaktische Radiochirurgie zu erwägen, denn sie ist die bessere Alternative im Vergleich zu einer erneuten Operation (Ding 2016b).

3.3.2 Faktor Patientenalter

Zeiler und Kollegen haben ihre Erfahrungen in einer relativ kleinen Kohorte von 19 Fällen reflektiert (Zeiler 2015). Die zugrundeliegende Technologie war Gamma-Knife. Das mediale Alter der Patienten (w/m) lag bei 14,2 Jahren (Spanne: 7–18 Jahre).

Der mittlere AVM-Durchmesser lag bei 2,68 cm und das mittlere Volumen bei 3,10 cm^3. Der mittlere Klassifikationsindex (Spetzler-Martin-Skala) lag bei 2,4 und die Pollock-Flickinger-Graduierung bei 0,99. Die mittlere Nachsorgezeit belief sich auf 62 Monate. Alle AVM-Läsionen zeigten in der Bildgebung ein Ansprechen auf die Therapie an. Neun von 15 Fälle (60 %) wiesen eine Obliteration der AVM-Läsion auf. Bei 9 von 11 Patienten (w/m) mit einer längeren Nachsorgezeit (>3 Jahre) zeigten eine Nidusobliteration. Es wurde eine Korrelation zwischen Obliterationsrate und Klassifikationsindex (Spetzler-Martin-Skala) und der Pollock-Flickinger-Graduierung nachgewiesen. Nur bei zwei Fällen kam es zur Entwicklung eines postradiochirurgischen Ödems, das adäquat behandelt wurde. Es gab keine bleibenden Spätfolgen der Behandlung.

Die Autoren stellten fest, dass die stereotaktische Radiochirurgie eine sichere und effektive Therapiemethode mit „geringen Komplikationen während der frühen Nachsorgezeit" darstellt (Zeiler 2015).

Eine andere Serie von Patienten (w/m) mit einer AVM wurde im Jahr 2015 von Galvan De la Cruz und Kollegen publiziert. Dieser Bericht umfasst eine Kohorte von 45 Fällen (Galvan De la Cruz 2015). Die Zielsetzung der Studie war die Definition von validen Prädiktoren für das Endresultat einer Intervention und die Angabe von mehreren Indices für die AVM-Qualifikation entsprechend ihrer Prognose.

Die minimale Nachsorgezeit betrug 10 Monate und die maximale lag bei 112 Monaten. Der wichtigste Befund dieser Studie war die Tatsache, dass die Technik der stereotaktischen Radiochirurgie einen großen Einfluss auf das klinische Endresultat, nämlich die Obliteration, zu haben scheint. Das Ergebnis war statistisch signifikant (p=0,057). Die Daten der Studie suggerieren, dass die Anwendung von zirkulierenden Bögen („circular arcs") bei der Applikation der Strahlentherapie effektiver zu sein schien als der Einsatz dynamischer Bögen („dynamic arcs"). Neben dem technischen Spezifikum der Bogenform ergaben die Daten aber überraschenderweise, dass es keine Korrelation zwischen Dosis, Volumen und Einstrahltechnik gab. Eine noch interessantere Information war, dass es eine Korrelation zwischen der Dauer der Nachsorgezeit und der gemessenen Obliterationsrate gab: Nach drei Jahren sank die Obliterationswahrscheinlichkeit,

die statistische Testung war ebenfalls signifikant (p=0,024).

Eine Kaplan-Meier-Analyse fand, dass das Intervall bis zur Nidusobliteration mit der AVM-Lokalisation (Spetzler-Martin-Skala) korrelierte. In denjenigen Fällen, in denen der Nidus sich in einer nicht-eloquenten Region befand, gab es einen Trend zu kürzeren Zeiten bis zur Obliteration (p=0,071).

Die Zusammenfassung der Studie konstatierte ungeachtet der relativ geringen Fallzahl, dass keine der bisher bekannten Indices als endgültig valide für Teenager und Kinder gelten können, da die Daten in der Regel von Erwachsenen stammen. Die Autoren deduzierten, dass „Behandlungstechnik, Lage und Nachsorgezeit als einige Variablen einen Einfluss auf die Obliterationsrate haben". Weiterhin wurde angenommen, dass die höchste Obliterationswahrscheinlichkeit in den ersten drei Jahren anzutreffen ist; ist der Nidus in diesem Zeitraum nicht obliteriert, sollten andere therapeutische Alternativen in Betracht gezogen werden (Galvan De la Cruz 2015).

Das Patientenalter und die damit einhergehenden Implikationen waren auch Gegenstand einer Studie, die Ding und Kollegen im Jahr 2015 veröffentlichten (Ding 2015g). Die Kohorte schloss jüngere Patienten (w/m) ein. Alle Teilnehmer waren <18 Jahre alt. Wichtig ist es zu erwähnen, dass durch den Ausschluss dieser Alterskohorte aus der ARUBA-Studie die Effektivität verschiedener Therapiemodalitäten nicht valide geklärt werden konnte. Das Ziel dieser Studie war nun die Bestimmung der klinischen Resultate und die Definition von prognostischen Faktoren hinsichtlich AVM-Obliteration. Insgesamt wurden 151 Fälle mit nichtrupturierten AV-Malformationen im Kindes- und Teenageralter inkludiert. Das mediane Alter lag bei 13 Jahren. Die meisten Patienten (w/m) fielen wegen eines epileptischen Anfalls auf. Das mediane Nidusvolumen betrug 3,2 cm^3 und die applizierte Dosis am Rand des Zielvolumens lag bei 21,5 Gy. Median wurden die Patienten (w/m) 45 Monate nachgesorgt und hinsichtlich der Ergebnisse kontrolliert.

Die aktuariale Berechnungen der Obliterationsrate ergab folgende Ergebnisse: Nach drei Jahren lag die Obliterationsrate bei 29 %, nach 5 Jahren bei 54 % und nach 10 Jahren lag die Obliterationsrate bei 72 %. Zur Frage der unabhängigen Faktoren, die

die Prognose dieser Kohorte bestimmen könnten, wurde eine multivariate Regressionsanalyse nach Cox durchgeführt, die folgende Ergebnisse ergab: Höhere Randdosis war genauso signifikant bedeutsam (p=0,002) wie das Vorliegen von wenigen drainierenden Venen (p=0,038) und ein niedriger Index der „AVM:Virginia radiosurgery AVM scale" (p=0,003). Es konnte gezeigt werden, dass die Obliterationsrate um so höher war, wenn die Randdosis ≥22 Gy ausmachte (p=0,003) und ein Nidus maximal zwei drainierende Venen aufwies (p=0,001). Die Bildgebung belegte eine offensichtliche Änderung bei 55 % der Fälle, indes eine symptomatische Änderung bei 16 % der Fälle festgestellt wurde. Bleibende radiogene morphologische Veränderung traten bei 2 % der Patienten (m/w) auf. Die jährliche Blutungsrate nach stereotaktischer Radiochirurgie lag bei 1,3 %. Eine zystische Transformation des Nidus zeigte sich bei 2 % der Fälle.

Die Autoren leiteten von diesen Ergebnissen ab, dass die Methode ein „tolerables Risikoprofil für nichtrupturierte AV-Malformationen in Kindes- und Teenageralter" aufweist. Sie mahnten an, dass aber noch weitere valide Studien zur endgültigen Beurteilung der Therapieeffekte folgen müssten (Ding 2015g).

Das Alter stand in der folgenden Studie ebenfalls im Fokus und bildete die Hauptfragestellung. Hier wurden Patienten (w/m) mit einem Alter >60 Jahre eingeschlossen (Ding 2015f). Die Hypothese der Autoren war, dass die Resultate der stereotaktischen Radiochirurgie bei AVM sich mit zunehmendem Alter nicht verschlechterten verglichen mit einigen operativen Serien, wo dies der Fall war. Das Ziel dieser Fallkontrollstudie („case control study") bestand darin, die Wirksamkeit der stereotaktischen Radiochirurgie bei älteren Patienten (w/m) zu prüfen und daneben, den „Effekt des Alters auf die Resultate der Therapie" (Ding 2015f) zu untersuchen. Die Nachsorgezeit belief sich auf mehr als zwei Jahre und Messparameter war die komplette Obliteration des Nidus. Als Kontrollgruppe wurde eine altersmäßig normalverteilte Kohorte mit AVM untersucht. Insgesamt wurden 132 Patienten (w/m) in die Erhebung eingeschlossen, pro Gruppe je die Hälfte. Für die Studiengruppe (>60 Jahre) ergaben die Berechnungen der Obliterationsrate nach drei Jahren einen Anteil von 37 %,

nach fünf Jahren 65 % und nach 10 Jahren 77 %. Die Veränderungen in der Bildgebung erbrachten einen Nachweis hierfür bei 36 %, indes eine symptomatische Änderung bei 1 % der Fälle festgestellt wurde; bleibende radiogene morphologische Veränderungen traten nicht auf. Die krankheitsspezifische Mortalität lag bei 1,5 %.

Zusammenfassend konnte interpretiert werden, das das Alter nicht mit Obliterationsrate oder radiogenen Veränderungen nach stereotaktischer Radiochirurgie assoziiert war. Die Autoren stellten fest, dass im Vergleich zu den operativen Serien das „Alter nicht mit schlechteren Ergebnissen einhergeht". Daher sollte die AVM eines älteren Patienten (w/m) vorzugsweise mit stereotaktischer Radiochirurgie therapiert werden (Ding 2015f).

Zusammenfassung

Die nicht-invasive bildgeführte stereotaktische Radiochirurgie zeigt sich als eine effektive und sichere Methode zur Behandlung zerebraler arteriovenöser Malformationen (AVM). Dies gilt sowohl für jüngere als auch ältere Patienten (w/m). Insgesamt konnte demonstriert werden, dass die stereotaktische Radiochirurgie Morbidität und Mortalität der AVM senken kann, dies gilt insbesondere für tiefer sitzende AVM-Läsionen. Die stereotaktische Radiochirurgie kann allein, aber auch in Kombination mit einer endovaskulären Embolisation eingesetzt oder/und mit einer operativen Sanierung sequenziell realisiert werden. Die Obliterationsrate nach der nicht-invasiven bildgeführten stereotaktischen Radiochirurgie liegt in einer Spanne von 35 bis ≤92 %. Kleine Läsionen, die eine höhere Randdosis in der Strahlentherapie erhalten, können mit einer Wahrscheinlichkeit ≤70 % obliterieren. Die kumulative mediane Nachsorgezeit lag in der Regel bei 38 Monaten. Die mediane Zeit bis zum Verschluss des Nidus wird zwischen 24 und 36 Monaten angegeben. Die Komplikationsrate lag in einem tolerablen Bereich von 10 %, sie ist charakterisiert durch ein therapiebedingtes neues neurologisches Defizit von etwa 1,5–6 %. Die Gefahr einer Blutung in der Latenzzeit bis hin zu einem Verschluss wird auf 5 % der Fälle geschätzt. Dieser Überblick hat die Daten der neueren Literatur zusammenzufassen versucht. Nicht-invasive bildgeführte stereotaktische Radiochirurgie ist eine kosteneffektive Therapie.

◻ **Tab. 3.1** Spetzler-Martin-Skala zur Einteilung zerebraler arteriovenöser Malformationen

	Points
Nidusgröße (cm)	
<3	1
3–6	2
>6	3
Eloquenz der benachbarten Hirnregionen	
Hirnstamm	
Thalamus oder Hypothalamus	1
zerebelläre Pedukel	1
sensorimotorischer oder sprachdominanter oder visueller Kortex	1
Tiefe venöse Drainage	
jede oder komplette Drainage durch tiefe Venen	1

Literatur

Baranoski JF, Grant RA, Hirsch LJ, Visintainer P, Gerrard JL, Gunel M et al (2014) Seizure control for intracranial arteriovenous malformations is directly related to treatment modality: a meta-analysis. Journal of neurointerventional surgery 6(9):684–690

Chytka T, Liscak R, Kozubikova P, Vymazal J (2015) Radiosurgery for Large Arteriovenous Malformations as a Single-Session or Staged Treatment. Stereotactic and functional neurosurgery 93(5):342–347

Cohen-Inbar O, Ding D, Chen CJ, Sheehan JP (2016a) Stereotactic radiosurgery for deep intracranial arteriovenous malformations, part 1: Brainstem arteriovenous malformations. Journal of clinical neuroscience: official journal of the Neurosurgical Society of Australasia 24:30–36

Cohen-Inbar O, Ding D, Sheehan JP (2016b) Stereotactic radiosurgery for deep intracranial arteriovenous malformations, part 2: Basal ganglia and thalamus arteriovenous malformations. Journal of clinical neuroscience: official journal of the Neurosurgical Society of Australasia 24:37–42

Ding D (2015a) Effect of stereotactic radiosurgery on the hemorrhage risk of cerebral cavernous malformations: fact or fiction? Acta neurochirurgica 157(1):49–50

Ding D (2015b) Predicting outcomes from radiosurgery for intracranial arteriovenous malformations: effect of embolization, prior hemorrhage, and nidus anatomy. Neurological sciences: official journal of the Italian Neurological Society and of the Italian Society of Clinical Neurophysiology 36(6):1025–1026

Ding D, Quigg M, Starke RM, Xu Z, Yen CP, Przybylowski CJ et al (2015c) Radiosurgery for temporal lobe arteriovenous malformations: effect of temporal location on seizure outcomes. Journal of neurosurgery 123(4):924–934

Ding D, Sheehan JP, Starke RM, Durst CR, Raper DM, Conger JR et al (2015d) Embolization of cerebral arteriovenous malformations with silk suture particles prior to stereotactic radiosurgery. Journal of clinical neuroscience: official journal of the Neurosurgical Society of Australasia 22(10):1643–1649

Ding D, Starke RM, Kano H, Mathieu D, Huang P, Kondziolka D et al (2015e) Radiosurgery for Cerebral Arteriovenous Malformations in A Randomized Trial of Unruptured Brain Arteriovenous Malformations (ARUBA)-Eligible Patients: A Multicenter Study. Stroke; a journal of cerebral circulation.

Ding D, Xu Z, Yen CP, Starke RM, Sheehan JP (2015f) Radiosurgery for Cerebral Arteriovenous Malformations in Elderly Patients: Effect of Advanced Age on Outcomes After Intervention. World neurosurgery 84(3):795–804

Ding D, Xu Z, Yen CP, Starke RM, Sheehan JP (2015g) Radiosurgery for unruptured cerebral arteriovenous malformations in pediatric patients. Acta neurochirurgica 157(2):281–291

Ding D, Starke RM, Kano H, Mathieu D, Huang P, Kondziolka D et al (2016a) Radiosurgery for Cerebral Arteriovenous Malformations in A Randomized Trial of Unruptured Brain Arteriovenous Malformations (ARUBA)-Eligible Patients: A Multicenter Study. Stroke; a journal of cerebral circulation 47(2):342–349

Ding D, Xu Z, Shih HH, Starke RM, Yen CP, Sheehan JP (2016b) Stereotactic Radiosurgery for Partially Resected Cerebral Arteriovenous Malformations. World neurosurgery 85:263–272

Galvan De la Cruz OO, Ballesteros-Zebadua P, Moreno-Jimenez S, Celis MA, Garcia-Garduno OA (2015) Stereotactic radiosurgery for pediatric patients with intracranial arteriovenous malformations: variables that may affect obliteration time and probability. Clinical neurology and neurosurgery 129:62–66

Gross BA, Du R (2013) Natural history of cerebral arteriovenous malformations: a meta-analysis. Journal of neurosurgery 118(2):437–443

Hanakita S, Koga T, Shin M, Igaki H, Saito N (2015a) The long-term outcomes of radiosurgery for arteriovenous malformations in pediatric and adolescent populations. Journal of neurosurgery Pediatrics 16(2):222–231

Hanakita S, Shin M, Koga T, Igaki H, Saito N (2015b) Outcomes of volume-staged radiosurgery for cerebral arteriovenous malformations larger than 20cm3 with more than 3 years of follow-up. World neurosurgery

Jabbour P, Daou B, Andrews D (2015) Stereotactic radiosurgery for arteriovenous malformations with radiosurgery-based arteriovenous malformation score <1. World neurosurgery 83(4):488–489

Jung H, Shah A (2015) Factors determining obliteration in intracranial arteriovenous malformations and associated complications with stereotactic radiosurgery. Clinical neurology and neurosurgery 136:71–72

Kida Y, Hasegawa T, Iwai Y, Shuto T, Satoh M, Kondoh T et al (2015) Radiosurgery for symptomatic cavernous malformations: A multi-institutional retrospective study in Japan. Surgical neurology international 6(Suppl5 5):249–257

Lee CC, Chen CJ, Ball B, Schlesinger D, Xu Z, Yen CP et al (2015a) Stereotactic radiosurgery for arteriovenous malformations after Onyx embolization: a case-control study. Journal of neurosurgery 123(1):126–135

Lee SH, Lim YJ (2015b) Stereotactic radiosurgery for cavernous malformations: prejudice from ignorance. Acta neurochirurgica 157(1):51–52

Lindvall P, Grayson D, Bergstrom P, Bergenheim AT (2015) Hypofractionated stereotactic radiotherapy in medium-sized to large arteriovenous malformations. Journal of clinical neuroscience: official journal of the Neurosurgical Society of Australasia 22(6):955–958

Mariashev SA, Golanov AV, Konovalov AN, Gorlachev GE, Iakovlev SB, Dalechina AV et al (2015) The outcomes of stereotactic radiotherapy in patients with cerebral arteriovenous malformations. Zhurnal voprosy neirokhirurgii imeni N N Burdenko 79(1):14–32

Mau CY, Sabourin VM, Gandhi CD, Prestigiacomo CJ (2015) SLAM: Stereotactic Radiosurgery of Large Arteriovenous Malformations: Meta-analysis of Hemorrhage in High-Grade Pollock-Flickinger Arteriovenous Malformations. World neurosurgery

Mohr JP, Parides MK, Stapf C, Moquete E, Moy CS, Overbey JR et al (2014b) Medical management with or without interventional therapy for unruptured brain arteriovenous malformations (ARUBA): a multicentre, non-blinded, randomised trial. Lancet 383(9917):614–621

Mohr JP (2014a) Results of ARUBA are applicable to most patients with nonruptured arteriovenous malformations. Stroke; a journal of cerebral circulation 45(5):1541–1542

Moorthy RK, Rajshekhar V (2015) Stereotactic radiosurgery for intracranial arteriovenous malformations: A review. Neurology India 63(6):841–851

Oermann EK, Rubinsteyn A, Ding D, Mascitelli J, Starke RM, Bederson JB et al (2016) Using a Machine Learning Approach to Predict Outcomes after Radiosurgery for Cerebral Arteriovenous Malformations. Scientific reports 6:21161

Ogilvy CS, Stieg PE, Awad I, Brown RD, Jr., Kondziolka D, Rosenwasser R et al (2001b) Recommendations for the management of intracranial arteriovenous malformations: a statement for healthcare professionals from a special writing group of the Stroke Council, American Stroke Association. Circulation 103(21):2644–2657

Ogilvy CS, Stieg PE, Awad I, Brown RDJr, Kondziolka D, Rosenwasser R et al (2001a) AHA Scientific Statement: Recommendations for the management of intracranial arteriovenous malformations: a statement for healthcare professionals from a special writing group of the Stroke Council, American Stroke Association. Stroke; a journal of cerebral circulation 32(6):1458–1471

Seymour ZA, Sneed PK, Gupta N, Lawton MT, Molinaro AM, Young W et al (2016) Volume-staged radiosurgery for large arteriovenous malformations: an evolving paradigm. Journal of neurosurgery 124(1):163–174

Sheehan J, Ding D, Starke RM (2015) Radiosurgery and cavernous malformations. Journal of neurosurgery 123(4):935–936

Shin SS, Murdoch G, Hamilton RL, Faraji AH, Kano H, Zwagerman NT et al (2015) Pathological response of cavernous malformations following radiosurgery. Journal of neurosurgery 123(4):938–944

Van Beijnum J, van der Worp HB, Buis DR, Al-Shahi Salman R, Kappelle LJ, Rinkel GJ et al (2011) Treatment of brain arteriovenous malformations: a systematic review and meta-analysis. Jama 306(18):2011–2019

Xu F, Zhong J, Ray A, Manjila S, Bambakidis NC (2014) Stereotactic radiosurgery with and without embolization for intracranial arteriovenous malformations: a systematic review and meta-analysis. Neurosurgical focus 37(3):E16

Zeiler FA, Janik MK, McDonald PJ, Kaufmann AM, Fewer D, Butler J et al (2015) Gamma Knife Radiosurgery for Pediatric Arteriovenous Malformations: A Canadian Experience. The Canadian journal of neurological sciences Le journal canadien des sciences neurologiques:1–5

Hypophysenadenome

© Springer-Verlag GmbH Deutschland 2017
H. Badakhshi, *Bildgeführte stereotaktische Radiochirurgie*,
https://doi.org/10.1007/978-3-662-54724-3_4

4.1   Hintergrund

Hypophysenadenome (HA) sind benigne Läsionen der Hypophysendrüse. Infolge der morphologischen adenomatösen Veränderung kann es zur Störung aller relevanten Drüsenfunktion kommen. HA machen etwa 70 % der von der Hypophyse stammenden Läsionen aus. Zerebral beträgt ihr Anteil 15 % (Lake 2013). Andere pathologischen Transformationen sind invasive Adenome und Karzinome. Die Adenome stammen von einer Zellreihe der fünf bekannten Zelltypen des vorderen Anteils der Hypophyse. Diese Läsionen sind tatsächliche Neubildungen, die aus einer monoklonalen Ursprungszelle stammen. Definitive Klassifikationen mit internationaler Akzeptanz fehlen, wobei die existierenden Systeme sich entweder an die pathologische Morphologie oder an die klinische Symptome richten.

Die Schätzungen zur HA-Prävalenz belaufen sich auf 77,6:100000 Personen (Lake 2013). Die Daten aus Autopsien und Bildgebungsstudien legen jedoch eher höhere Zahlen von etwa 20 % nahe. Da aber die meisten Läsionen asymptomatisch sind, sind deren klinische Bedeutung und damit auch die Konsequenzen insgesamt schwer einschätzbar (Gomez-Hernandez 2015). Eine genaue Vorhersage zum natürlichen Verlauf der HA bleibt eine klinische Herausforderung. Gomez-Hernandez und Kollegen betonten, dass eine „genaue Subtypisierung der HA doch eine wertvolle prognostische Information bieten würde" vor allem, wenn sie mit „anderen klinischen und radiologischen Informationen" kombiniert wird und damit als Basis für eine individualisierte Therapie dient. Diese Autoren unterstellen, dass der HA-Subtypus III (kortikotropes Adenom), azidophiles Stammzelladenom, Crooke-Zelladenom und granuliertes somatotropes Adenom ein invasives Wachstumsmuster demonstrieren (Gomez-Hernandez 2015). Das klinische Bild der HA manifestiert sich auf drei Wegen: erstens durch die Anwesenheit oder Abwesenheit der Hormonsekretion, zweitens durch neurologische Symptome infolge der lokalen Wachstums und drittens als Zufallsbefunde in der Bildgebung (Lake 2013).

Die diagnostische Klärung ist abhängig von der Befundkonstellation und zugleich von den verfügbaren Bildgebungstechnologien. Symptomatische hormonaktive Fälle sollten einer kompletten Diagnostik der hormonalen Achse unterzogen werden, die dann durch die Magnetresonanztomografie (MRT) ergänzt wird. Das endokrine Panel der Diagnostik sollte folgende Faktoren messen:

- insulinähnlicher Wachstumsfaktor Faktor 1 („Insulin-like factor 1", ILF 1)
- luteinisierende Hormone
- follikelstimulierendes Hormon („follicle-stimulating hormone", FSH)
- Prolaktin im Serum
- thyroidstimulierendes Hormon (TSH)
- Thyroxin (T4)
- Östradiol
- Testosteron
- freies Kortisol (24-Stunden-Test)
- Kortisol im Speichel („salivary cortisol"; Nachtwert)
- Dexamethasonsuppressionstest (Elamin 2008)

In diesem Zusammenhang sollte eine klare Differenzierung der hypersekretorischen Syndrome und anderer Syndrome folgen. Die Therapieoptionen hängt daneben von der primären klinischen Präsentation und den Umständen der Erstvorstellung ab. Vorrangiges Therapieziel sollte die Reduktion der hormonalen Sekretion und der damit in Verbindung stehenden Symptome sein. Das zweite Therapieziel sollte in der Volumenreduktion und dem damit zusammenhängenden Masseneffekt bestehen, in dessen Folge die endokrine Dysfunktion korrigierbar wäre.

Der englische Begriff „functioning lesions" sollte besser als ein hormonaktives Adenom definiert und von einem hormoninaktiven Adenom unterschieden werden. Prolaktinome und Wachstumshormone („growth hormone", GH) sezernierende, adrenokortikotrope Hormone („adrenocorticotrope hormone", ACTH) sind in klinischen Zusammenhängen relevant. Deren Behandlung sollte immer multidisziplinär erörtert und die bestverfügbaren Methoden empfohlen werden.

Hormoninaktiven Läsionen, die sowohl Mikro- als auch Makroadenome sein können, sollten im Sinne eines vernünftigen Risiko-Nutzen-Verhältnisses behandelt werden. Patienten mit einem Mikroadenom sollten in einem regulären Rhythmus (beispielsweise 12 Monate) mittels MRT nachuntersucht werden. Bei relevanter Volumenzunahme sollte eine Therapie erwogen werden. Dies sollte ebenfalls der Fall sein, wenn sich die Läsion nah am optischen Apparat befindet und/oder sie >1 cm Durchmesser erreichen sollte. Patienten mit einem Makroadenom sollten einer ophtalmologischen Testung unterzogen werden. Belegt die Untersuchung Dysfunktionen, sollten die Patienten einem multidisziplinären Team vorgestellt werden (Lake 2013). Eine Entscheidungsfindung im klinischen Zusammenhang ist immer interdisziplinär zu arrangieren.

Aktuell empfiehlt die US-amerikanische Institution „National Cancer Institute" ein differenziertes therapeutisches Herangehen. Für hormonaktive HA lautet die Empfehlung: bei Prolaktinomen können sowohl medikamentöse Therapie, Operation als auch fraktionierte stereotaktische Therapie als auch stereotaktische Radiochirurgie eingesetzt werden. Eine Kombination verschiedener Methoden wäre ebenfalls bei gegebener Indikation möglich. Ähnliche Empfehlungen wurden für ACTH-sezernierenden Adenome ausgegeben. GH- und TSH-sezernierende Adenome sollten einer chirurgischen Therapie mit oder ohne stereotaktische Radiochirurgie und einer medikamentösen Therapie unterzogen werden.

4.2 Stereotaktische Radiochirurgie

Eine ausreichende Anzahl von aktuellen Publikationen hat die Wirksamkeit und die Sicherheit der Anwendung der stereotaktischen fraktionierten Radiotherapie bei Hypophysenadenomen demonstriert. Diese Veröffentlichungen unterstützen Kliniker, um eine sachliche, umfassende und individuelle Patientenaufklärung durchführen und die betroffenen Patienten im Prozess der Entscheidungsfindung navigieren zu können. Sinn und Zweck einer jeden individualisierten Aufklärung sollte die Vermittlung aktuell relevanter Informationen hinsichtlich der HA-Therapie sein, sodass die Patienten die Möglichkeit erhalten, gut informiert zu entscheiden. Die stereotaktische fraktionierte Radiotherapie unabhängig von der angewandten Technik stellt als eine nicht-invasive und wirksame Methode eine gute therapeutische Alternative zur traditionell eingesetzten Mikrochirurgie dar.

4.2.1 Verfügbarkeit und Qualität der wissenschaftlichen Evidenz

Die Auswahl der folgenden Studien basiert nach den im ersten Teil des Buchs erwähnten Regeln und der identischen Systematik einer kritischen Übersichtsarbeit. Wir haben bei der Auswahl der aktuellen Publikationen dieselben relevanten Kriterien der klinischen Beurteilung und ihrer klinischen Bedeutung appliziert und kritisch interpretiert. Wie in den vorangegangenen Kapiteln findet sich die Argumentationslinie entlang aktueller Referenzen im Frage-Antwort-Format.

? Sind derzeit plausible und valide Daten auf dem Evidenzlevel 1a zum Thema stereotaktische Radiochirurgie bei Hypophysenadenomen verfügbar?

✓ Nein, in diesem spezifischen Kontext gibt es keine Metaanalyse oder „systematic review" von prospektiven kontrollierten randomisierten Studien.

? Sind derzeit plausible und valide Daten auf dem Evidenzlevel 1b zum Thema stereotaktische Radiochirurgie bei Hypophysenadenomen verfügbar?

✓ Nein, in diesem spezifischen Kontext gibt es keine prospektive kontrollierte randomisierte Studien.

Zusammenfassend kann man sagen, dass auf einem Evidenzlevel 1 derzeit keine Daten zur Beurteilung der Sachlage hinsichtlich stereotaktischer Radiochirurgie und stereotaktischer multifraktionierter Radiotherapie bei Hypophysenadenomen vorliegen, weshalb eine verbindliche und qualitative Empfehlung auf diesem hohen Evidenzlevel nicht realistisch ist.

? Sind derzeit plausible und valide Daten auf dem Evidenzlevel 2a zum Thema stereotaktische Radiochirurgie bei Hypophysenadenomen verfügbar?

✓ Eine Publikation beschäftigte sich mit der Analyse retrospektiver Kohortenstudien und

interpretierte die gesammelten („pooled")
Informationen anhand der statistischen
Methode „random-effect model".

Abu Dabrh und Kollegen haben in ihrer Arbeit
30 vollpublizierte Veröffentlichungen mit einer
kumulativen Patientenzahl von 2464 Personen interpretiert. Die Zielsetzung dieser Übersichtsarbeit
bestand im Vergleich von konventioneller Radiotherapie mit stereotaktischen Techniken. Überraschenderweise ergaben die Datenvergleiche zwar Unterschiede, die aber statistisch nicht signifikant waren.
Ein relevanter Unterschied lag in der Remissionsrate der beiden verglichenen Subgruppen zugunsten von stereotaktischen Techniken. Während die
konventionelle Radiotherapie eine Remissionsrate
von 36 % aufwies, belief sich der Wert nach der stereotaktischen Technik auf 52 %, wobei keine Signifikanz gezeigt werden konnte (p=0,14). Die stereotaktische Technik war zwar mit einer niedrigeren
Wahrscheinlichkeit der Hypophysenunterfunktion
assoziiert (32 vs. 51 %), der Unterschied zwischen
den beiden Verfahren war aber diesbezüglich statistisch ebenfalls nicht signifikant (Abu Dabrh 2015).
Die Schlussfolgerung der Autoren war, dass die
stereotaktische Technik mit einer besseren endokrinen Funktion und ebenso niedrigerer Wahrscheinlichkeit von Hypophysenunterfunktion assoziiert sei, vergleicht man sie mit der konventionellen
Radiotherapie.

❓ Sind derzeit plausible und valide Daten
auf dem Evidenzlevel 2b zum Thema
stereotaktische Radiochirurgie bei
Hypophysenadenomen verfügbar?

✅ Ja, derzeit gibt es gute Hinweise der
Wirksamkeit der stereotaktischen Technik für
Patienten mit einem HA.

In den vergangenen sechs Jahren sind mehr als 30
retrospektive Studien zum Thema publiziert (Lake
2013, Puataweepong 2015, Minniti 2015, Mak 2015,
Lee 2015, Lee 2015, Hasegawa 2015, Bir 2015, Barber
2015, Xu 2014, Sheehan 2014, Liao 2014, Lee 2014b,
Lee 2014a, Kim 2014, Grant 2014, Ding 2014, Xu
2013, Vincent 2013, Sheehan 2013, Liscak 2013,
Kopp 2013, Kim 2013, Khamlichi 2013, Granov

2013, Wilson 2012, Sheehan 2012, Minniti 2012,
Weber 2011, Park 2011, Iwata 2011, Gopalan 2011,
Stapleton 2010, Schalin-Jantti 2010, Castinetti 2010).
Plausibilität, Validität und Qualität der Veröffentlichungen sind unterschiedlich ausgeprägt. Die oben
erwähnten Studien haben verschiedene Stereotaxie-
techniken zur Anwendung gebracht, sie applizierten
verschiedene Dosiskonzepte mittels Beschleuniger,
Gamma-Knife und Cyber-Knife.

Da der Fokus des Buchs darin liegt, die Anwendung der stereotaktischen Techniken und Technologien als ein Prinzip darzustellen inkl. dessen Wirksamkeit und nicht zu sehr die Unterschiede zwischen
ihnen zu demonstrieren, wird der klinische Nutzen
betrachtet. In diesem Zusammenhang selektierten
wir eine Anzahl der Studien zur Diskussion, wobei es
stärker auf die klinische Signifikanz der Methode und
das klinische Ergebnis der Behandlungen ankommt,
als auf technische Details, denn entscheidend ist das
Resultat. Die Grundlage der Publikationsauswahl
war die Relevanz der kommunizierten Informationen und die Anzahl der inkludierten Patienten.

Puataweepong und Kollegen haben in ihrem
Report über ihre Erfahrung mit der Behandlung
von 115 Patienten mittels stereotaktischer Technik
mit einem adaptierten konventionellen Linearbeschleuniger berichtet (Puataweepong 2015). Die
Fälle wurde entweder einer stereotaktischen Einzeitbehandlung oder einer multifraktionierten stereotaktischen Behandlung unterzogen. Die Medien
Nachsorgezeit betrug 62 Monate. Die allgemeine
progressionsfreie Zeit nach sechs Jahren lag bei 95 %.
Die Subgruppe mit stereotaktischen Einzeitbehandlung zeigte 93-%ige Wahrscheinlichkeit der Progressionsfreiheit nach sechs Jahren und die Gruppe mit
multifraktionierter stereotaktischer Behandlung
zeigte nach sechs Jahren eine progressionsfreie Zeit
von 95 %. Die endokrine Renormalisierung lag nach
drei Jahren bei 20 % und nach fünf Jahren bei 30 %.
Die Latenzzeit von der Behandlung bis zur endokrinen Restauration lag bei der Subgruppe mit stereotaktischer Einzeitbehandlung bei 16 Monaten und
bei der Gruppe mit multifraktionierter stereotaktischer Behandlung bei 20 Monaten. Das Auftreten
einer De-novo-Hypophysenunterfunktion betrug
bei der Subgruppe mit stereotaktischer Einzeitbehandlung etwa 10 % und bei der Gruppe mit multifraktionierten stereotaktischen Behandlung 9 %.

Bei vier Fällen traten Veränderungen des optischen Apparats auf, bei einem Fall kam nach stereotaktischer Einzeittechnik vor (Puataweepong 2015).

Minniti und Kollegen berichteten über 85 Fälle mit einem HA, die einer multifraktionierten stereotaktischen Behandlung durch einen adaptierten konventionellen Beschleuniger unterzogen wurden. Nach einer medianen Nachsorgezeit von 75 Monaten (Spanne: 12–120 Monate) waren folgende Ergebnisse zu eruieren: Die aktuariale lokale Kontrolle betrug nach fünf Jahren 97 % und nach 10 Jahren 91 %. Die korrespondierende Überlebenszeit war nach fünf Jahren 97 % und nach 10 Jahren 93 %. Bei 49 Fällen kam es zu einer Reduktion des Tumorvolumens, bei 16 Fällen war keine Veränderung zu verzeichnen, nur bei drei Fällen zeigte sich eine lokale Progression. Die relative Reduktion des Tumorvolumens lag bei 47 %. Die therapiebedingte Morbidität war tolerabel. Die aktuariale Inzidenz einer Hypophysendysfunktion fünf Jahre nach der Therapie lag bei 40 % und 10 Jahre nach der Therapie bei 72 %. Es wurde keine andere Morbidität festgestellt (Minniti 2015).

Xu und Kollegen berichteten über 104 Patienten, die einer stereotaktischen Behandlung bei einem asymptomatischen kortikotropen Adenom unterzogen wurden. Diese Kohorte wurde mit einer Fallkontrollgruppe mit einem hormoninaktiven Adenomen verglichen. Die mediane Nachsorgezeit betrug 56 Monate (Spanne: 6–200 Monate). Es gab keine neu aufgetretenen Fälle eines Cushing-Syndroms nach der Therapie. Die Rate der lokalen Tumorkontrolle lag bei 62 % (21 von 34 Fällen), im Gegensatz dazu zeigte die Vergleichsgruppe eine lokale Kontrolle von 93 % (65 von 70 Fällen). Die mediane progressionsfreie Zeit betrug 58 Monate. Die aktuariale mediane progressionsfreie Zeit lag nach drei Jahren bei 73 %, nach fünf Jahren bei 46 % und nach acht Jahren bei 31 %. Im Gegensatz dazu zeigte die Kontrollgruppe eine progressionsfreie Zeit von 94 % nach drei Jahren, 87 % nach fünf Jahren und 87 % nach acht Jahren. Alle Läsionen mit einer Dosis von >17 Gy zeigten eine deutliche gebesserte progressionsfreie Zeit. Eine posttherapeutische hypophysäre Dysfunktion war bei 10 Fällen (26 %) festgestellt worden, im Gegensatz dazu zeigte die Kontrollgruppe bei 18 Fällen (26 %) eine Dysfunktion. Acht Patienten zeigten eine Exazerbation ihrer Gesichtsfeldausfälle infolge von lokaler Tumorprogression, während es in der Kontrollgruppe die bei sechs Fällen (9 %) vorkam (Xu 2014).

Die Konklusion dieser Studie war identisch mit der oben erwähnten Veröffentlichung: die stereotaktische Technik eine hohe lokale Kontrollrate erreichen kann.

In einer Studie über ihre Erfahrungen mit einer Kohorte von Patienten, die mit mittels Gamma-Knife behandelt wurden, berichteten Sheehan und Kollegen (Sheehan 2013). Unter der Schirmherrschaft von „North American Gamma Knife Consortium" wurde in neun Gamma-Knife-Zentren in Rahmen einer multizentrischen Studie die Daten retrospektiv analysiert. Die kumulative Studie schloss 512 Fälle ein. Alle Fälle hatte die Diagnose eines inaktiven Adenoms (sog. „non-ACTH-staining nonfunctioning pituitary adenoma", NFA). Eine Subgruppe von 479 Fällen (93,6 %) wurde vor der aktuellen Radiotherapie einer chirurgischen Resektion unterzogen. Ein Teil der Patienten, 34 Fälle, waren einer fraktionierten stereotaktischen Therapie unterzogen worden. Die gesamte Kohorte erhielt eine Einzeittherapie mittels einer Gamma-Knife stereotaktischen Radiochirurgie. Die Dosis betrug bei 16 Gy am Rande der Läsion. Die mediane Nachsorgezeit belief sich auf 36 Monate (Spanne: 1–223 Monate). Die Rate der lokalen Kontrolle für die gesamte Kohorte lag bei 93,4 %. Es konnte eine aktuariale lokale Kontrolle nach drei Jahren von 98 % gezeigt werden. Nach fünf Jahren lag die lokale Kontrolle bei 95 %, nach acht Jahren bei 91 % und nach 10 Jahren bei 85 %. Die multivariate Analyse ergab, dass die kleineren Läsionen mit der längeren progressionsfreien Zeit assoziiert waren. Die OR lag bei 1,08 (95 % CI: 1,02–1,13) und der Effekt war statistisch signifikant (p=0,006). Genauso hat es sich mit dem Fehlen suprasellärer Expansion verhalten, die OR lag bei 2,10 (95 % CI: 0.96–4.61, p=0,064). Bei 21 % der Fälle wurde über eine posttherapeutisch aufgetretene Hypophysenunterfunktion berichtet und 9 % der Fälle wiesen eine posttherapeutisch aufgetretene Hirnnervendysfunktion auf. Der optische Apparat zeigt bei 6,6 % eine Verschlechterung der vorab bestehenden Symptome. Die multivariate Analyse der beeinflussenden Kofaktoren ergab, dass junges Alter, größere Läsionen, vorangegangene Radiotherapie und vormals bestehende endokrine Malfunktion das Auftreten von Hirnnervendysfunktionen beeinflussen könnte. Es gab keinen fatalen Ausgang infolge von Tumorprogression. Die günstigen Rate der lokalen Kontrolle und des Erhalts der Hirnnervenfunktion wurde anhand einer 4-Punkte-Skala („4-point SRS pituitary score") wiedergeben (Sheehan 2013).

Hasegawa und Kollegen berichteten in ihrer Publikation über die Behandlung von Patienten mit einem HA, die primär mit einer stereotaktischen Radiochirurgie mittels Gamma-Knife behandelt wurde waren (Hasegawa 2015). Die mediane Nachsorgezeit der Kohorte lag bei 98 Monaten. Eine eindeutige Regression der Tumoren trat bei 15 Fällen auf. Es gab keine Fälle von neuen Hirnnervendysfunktionen (Hasegawa 2015).

Bir und Kollegen haben ebenfalls über ihre Erfahrung mit Patienten mit einem HA berichtet, die primär mit einer stereotaktischen Radiochirurgie mittels Gamma-Knife behandelt wurde waren (Bir 2015). Die mediane Nachsorgezeit der Kohorte lag bei 45,5 Monaten. Signifikante Veränderung des Volumens der Läsionen konnte nachgewiesen werden. Bei 32 Fällen (56,1 %) zeigte sich eine Volumenreduktion. Ein stabiler Zustand war bei 21 Fällen (36,1 %) zu verzeichnen. Über eine Tumorvolumenzunahme wurde in vier Fällen (7 %) berichtet. Die progressionsfreie Zeit lag nach drei Jahren bei 100 %, nach sieben Jahren bei 98 % und nach 10 Jahren bei 90 %. Es kam zu einer deutlichen Symptombesserung nach der Behandlung.

Die Autoren schlossen, dass die Therapie bestehend aus stereotaktischer Radiochirurgie mittels Gamma-Knife eine sichere und wirksame Methode repräsentiert (Bir 2015).

Es gibt außerdem Daten über die stereotaktische Radiochirurgie mittels dedizierter Beschleunigersysteme wie zum Beispiel das Novalis (BrainLab inc). Barber und Kollegen berichteten über das klinische Outcome von 75 Patienten mit einem HA (Barber 2015). Die progressionsfreie Zeit betrug nach einer medialen Nachsorgezeit von 47,8 Monaten (Spanne: 12,0–131,2 Monate) 100 %. Eine Normalisierung endokriner Funktionen wurde bei 69,2 % der hormonaktiven HA festgestellt. Bei 30,8 % kam es zu einer partiellen Defizitkontrolle. Bei einer großen Mehrheit der Fälle wurde lediglich eine milde (Grad I) Toxizität gesehen (n=36 Fälle entsprechend 48 %). In einem Fall kam es zu einer persistierenden Dysfunktion des optischen Apparates. Jedoch war aber auch bei 28,0 % der Fälle neue endokrine Symptome festzustellen.

Im selben Zusammenhang haben Liao und Kollegen ihre Erfahrungen analysiert (Liao 2014). Ihre Studie inkludiert 34 Fälle. Das mittlere Volumen der Läsionen war 5,06±3,08 cm³. nach einer mittleren Nachsorgezeit von 36,8±15,7 Monaten (Spanne: 16–72 Monate) war das Tumorvolumen bei sieben Fällen reduziert. Das Volumen blieb unverändert bei 27 Fällen (79,4 %). In einem Fall kam es zur posttherapeutischen Diplopie.

In einer prospektiven Studie haben Bostrom und Kollegen die Rolle einer Risiko-adaptierten stereotaktischen Therapie bei Patienten untersucht (Bostrom 2014). Es wurden sowohl stereotaktische Einzeitbehandlung als auch multifraktionierter stereotaktischer Therapie eingesetzt. Die Studie schloss 73 Fälle ein. Die Allokation zu einer der therapeutischen Modalitäten wurde Anhand von Risikosituation nämlich der Größe des Tumors und Entfernung vom optischen Apparat entschieden. Die Patienten wurden einer Einzeittherapie unterzogen, wenn das Planungsvolumen („planning target volume", PTV) <4 cm³ und der Abstand zum optischen Apparat >2 mm war. Die Patienten wurden einer multifraktionierten stereotaktischen Therapie unterzogen, wenn das PTV >4 cm³ und der Abstand zum optischen Apparat <2 mm waren. Die dedizierten Linearbeschleuniger war Novalis (BrainLab inc). Das mittlere Tumorvolumen lag bei 7,02 cm³ (Spanne: 0,58–57,29 cm³). Die mediane Nachsorgezeit betrug 60 Monate. Die Überlebenszeit nach fünf Jahren wurde mit 90,4 % (95 % CI: 80,2–95 %) angegeben. Die Rate der lokalen Kontrolle lag nach fünf Jahren bei 100 % (95 % CI: 93,3–100 %). Die progressionsfreie Zeit belief sich nach fünf Jahren auf 90,4 % (95 % CI: 80,2–95 %). Neue Probleme am optischen Apparat trat bei zwei Fällen auf. Eine Dysfunktion des N. oculomotorius trat bei einem Fall auf, und zugleich kam es zu einer klinischen Besserung von vorbestehenden visuellen Problemen. Eine komplette hypophysäre Unterfunktion war bei vier Fällen (13,8 %) beobachtet worden. Zu einer inkompletten hypophysären Unterfunktion kam es bei drei Fällen. Unverändert blieb die Hypophysenfunktion bei 26 %. Patienten mit einer eindeutigen Verkleinerung des Tumorvolumens hatten eine signifikant längere Nachsorgezeiten (p=0.0093). Die multivariate Analyse der unabhängigen prognostischen Kofaktoren bestätigte, wie in vielen anderen Studien, die Korrelation des Neuauftretens einer Hypophysenunterfunktion mit der Länge der Beobachtungszeit (p=0,008), dies war auch der Fall für die Faktoren Hypophysenunterfunktion und Tumorvolumen (p=0,023) (Bostrom 2014).

Die Studie von Liao und Kollegen hat wie einige andere oben erwähnten Veröffentlichung zeigen können, dass die stereotaktische Behandlung mittels dedizierter Beschleuniger sicher und effektiv zu sein scheint (Liao 2014). Der endokrine Status der Hypophyse scheint ein kritischer Faktor in diesem klinischen Zusammenhang zu sein.

Grant und Kollegen berichteten über 31 Fälle, die einer stereotaktischen Einzeitbehandlung unterzogen wurden. Die applizierte Dosis war am Rand des Tumors 20–24 Gy. Patienten mit hormonaktiven HA (ACTH n=15; GH n=13; Prolaktin n=2; TSH n=1) erhielten 35 Gy, die zu einer 50-%-Isodose verschrieben war. Alle Fälle wurden im Mittel 40 Monate (Spanne: 12–96 Monate) nachbeobachtet. Alle Patienten wurden wiederholt hormonell untersucht. Die Parameter der Studie waren: Zeitintervall bis zur endokrinen Renormalisierung, Zeit bis zum Rezidiv sowie Komplikationszeit und -intensität. Eine initiale endokrine Renormalisierung konnte bei 22 Fällen (70 %) festgestellt werden. Die Zeit bis zur Restauration betrug im Median 17,7 Monate. Jedoch kam es in dieser Kohorte zu einer späteren Verschlechterung in sieben Fällen nach 21 Monaten. Neue Beschwerden innerhalb von einer der fünf hormonellen Achsen traten bei 10 Fällen (32 %) auf. In einem Fall kam es zu neuen einseitigen Symptomen des optischen Apparats nach drei Jahren (Grant 2014).

In ähnlicher klinischer Situation hat eine andere Arbeitsgruppe ihre Langezeiterfahrungen kommuniziert. Sie berichteten über 116 Fälle, die einer multifraktionierten stereotaktischen Behandlung unterzogen wurden. Sie erhielten 45 Gy. Eine Hypersekretion von GH, ACTH, Prolaktin oder TSH war bei 30 Fällen(26 %) zu beobachten. Der primäre klinische Endpunkt war die klinische und biochemische Kontrolle. Diese war definiert als das Fehlen von Tumorwachstum und die endokrine Renormalisierung. Bei einer sehr langen Beobachtungszeit von 10 Jahren lag die lokale Kontrolle bei 96 % bei den hormoninaktiven HA. Anders jedoch bei den hormonaktiven Hypophysenadenom: hier war die

lokale Kontrolle bei 62 %. Der Unterschied war statistisch signifikant (p<0,0001 vs. 96 % hormoninaktive HA). Die multivariate Analyse bestätigte den sekretorischen Status als unabhängiger prognostischer Faktor (Scheick 2016).

Die häufigste Komplikation der Behandlung war die verzögert auftretende Hypophysenunterfunktion. Die Effekte einer suppressiven Medikation auf die stereotaktische Behandlung bleibt unklar. Deswegen wird eine langfristige Nachsorge für alle Fälle empfohlen (Ding 2014, Sheehan 2013).

Zusammenfassen kann man feststellen, dass die stereotaktischen Behandlungsmodalitäten eine sichere und wirksame Methode der Behandlung von HA darstellen (Abu Dabrh 2015, Scheick 2016, Kim 2012, Starke 2010, Kajiwara 2010, Faria 2015).

Insofern die Infrastruktur vorhanden ist, müssten die Patienten mit einem HA über die Modalität der nicht-invasiven Strahlentherapie aufgeklärt werden.

Zusammenfassung

Trotz aller Fortschritte in der operativen Technik und den medikamentösen Entwicklungen bleibt das HA eine Herausforderung, denn viele Adenome bleiben trotz Therapie hormonaktiv und verursachen Symptome, die die Lebensqualität der Patienten stark beeinträchtigen können. Das Risiko für lokale Rezidive bleibt auch ein ernsthaftes klinisches Problem. Obwohl die operative Resektion die Methode der Wahl zu sein scheint, sind die Vorteile der nicht-invasiven stereotaktischen Behandlung nicht von der Hand zu weisen. Die Effekte derselben werden zunehmend als eine gute Alternative zur chirurgischen Resektion anerkannt. Das liegt auch an der Datenlage, sowie oben berichtet wurde. Die aktuelle Literatur weist auf die Wirksamkeit der stereotaktischen Radiochirurgie (◨ Abb. 4.1) und multifraktionierten Modalitäten als nicht-invasive und kosteffektive Methode hin. Die Kontrollraten liegen bei Prolaktinomen bei 20–30 %, bei STA-sezernierenden Läsionen bei 50 %, bei adrenokortikotropen hormonaktiven Läsionen bei 40–65 % und die radiografische Kontrollraten belief sich ≤90 %. Insgesamt kann man sagen, dass die aktuellen Daten den Einsatz von stereotaktischen Behandlungsmodalitäten bei Patienten mit einem Hypophysenadenom rechtfertigen können, es handelt sich um eine nicht-invasive, sichere und wirksame Methode.

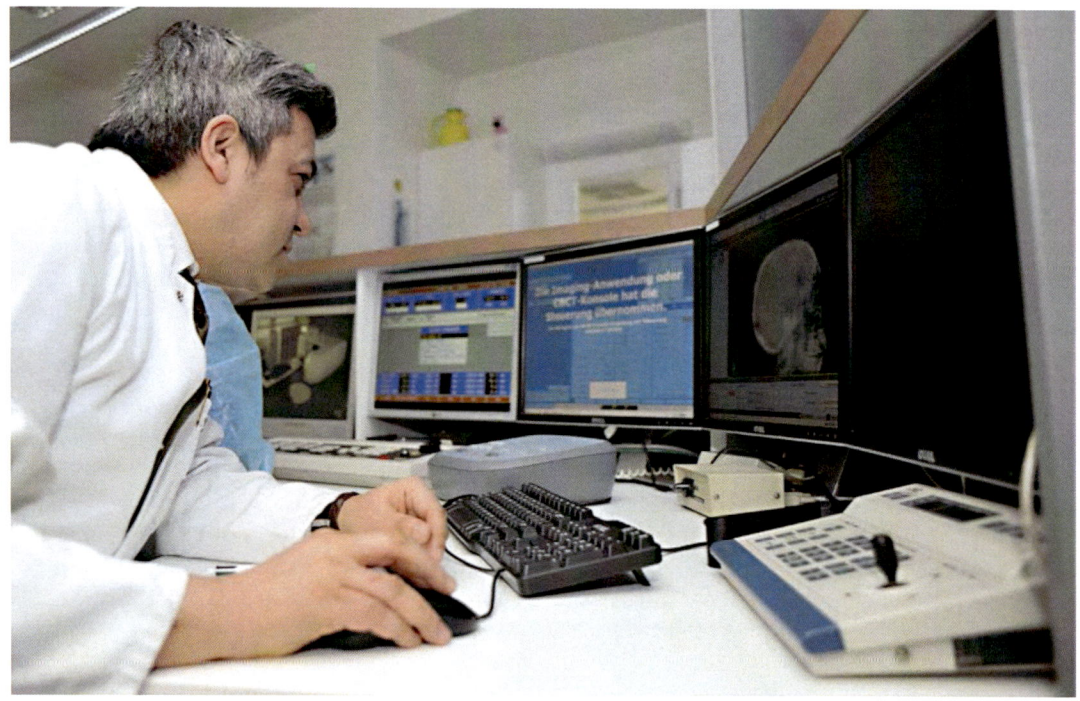

◘ **Abb. 4.1**   Bildgeführte Radiochirurgie: Monitoring

Literatur

Abu Dabrh AM, Asi N, Farah WH, Mohammed K, Wang Z, Farah MH et al (2015) Radiotherapy Versus Radiosurgery in Treating Patients with Acromegaly: A Systematic Review and Meta-Analysis. Endocrine practice: official journal of the American College of Endocrinology and the American Association of Clinical Endocrinologists 21(8):943–956

Barber SM, Teh BS, Baskin DS (2015) Fractionated Stereotactic Radiotherapy for Pituitary Adenomas: Single-Center Experience in 75 Consecutive Patients. Neurosurgery PMID: 26657072

Bir SC, Murray RD, Ambekar S, Bollam P, Nanda A (2015) Clinical and Radiologic Outcome of Gamma Knife Radiosurgery on Nonfunctioning Pituitary Adenomas. Journal of neurological surgery Part B, Skull base 76(5):351–357

Bostrom JP, Meyer A, Pintea B, Gerlach R, Surber G, Lammering G et al (2014) Risk-adapted single or fractionated stereotactic high-precision radiotherapy in a pooled series of nonfunctioning pituitary adenomas: high local control and low toxicity. Strahlentherapie und Onkologie: Organ der Deutschen Rontgengesellschaft [et al] 190(12):1095–1103

Castinetti F, Regis J, Dufour H, Brue T (2016) Role of stereotactic radiosurgery in the management of pituitary adenomas. Nature reviews Endocrinology 6(4):214–223

Ding D, Starke RM, Sheehan JP (2014) Treatment paradigms for pituitary adenomas: defining the roles of radiosurgery and radiation therapy. Journal of neuro-oncology 117(3):445–457

Elamin MB, Murad MH, Mullan R, Erickson D, Harris K, Nadeem S et al (2008) Accuracy of diagnostic tests for Cushing's syndrome: a systematic review and metaanalyses. The Journal of clinical endocrinology and metabolism 93(5):1553–1562

Faria C, Rito M, De Momi E, Ferrigno G, Bicho E (2015) Review of Robotic Technology for Stereotactic Neurosurgery. IEEE reviews in biomedical engineering 8:125–137

Gomez-Hernandez K, Ezzat S, Asa SL, Mete O (2015) Clinical Implications of Accurate Subtyping of Pituitary Adenomas: Perspectives from the Treating Physician. Turk patoloji dergisi 31 Suppl 1:4–17

Gopalan R, Schlesinger D, Vance ML, Laws E, Sheehan J (2011) Long-term outcomes after Gamma Knife radiosurgery for patients with a nonfunctioning pituitary adenoma. Neurosurgery. 69(2):284–293

Granov AM, Shalek RA, Karlin DL, Vinogradov VM, Ialynych NN, Pushkareva TV et al (2013) [The results of proton radiosurgery for pituitary endosellar adenomas]. Voprosy onkologii 59(4):465–469

Grant RA, Whicker M, Lleva R, Knisely JP, Inzucchi SE, Chiang VL (2014) Efficacy and safety of higher dose stereotactic radiosurgery for functional pituitary adenomas: a preliminary report. World neurosurgery 82(1–2):195–201

Hasegawa T, Shintai K, Kato T, Iizuka H (2015) Stereotactic Radiosurgery as the Initial Treatment for Patients with Nonfunctioning Pituitary Adenomas. World neurosurgery 83(6):1173–1179

Iwata H, Sato K, Tatewaki K, Yokota N, Inoue M, Baba Y et al (2011) Hypofractionated stereotactic radiotherapy with CyberKnife for nonfunctioning pituitary adenoma: high local control with low toxicity. Neuro-oncology 13(8):916–922

Kajiwara K, Saito K, Yoshikawa K, Ideguchi M, Nomura S, Fujii M et al (2010) Stereotactic radiosurgery/radiotherapy for pituitary adenomas: a review of recent literature. Neurologia medico-chirurgica 50(9):749–755

Khamlichi AE, Melhaoui A, Arkha Y, Jiddane M, Gueddari BK (2013) Role of gamma knife radiosurgery in the management of pituitary adenomas and craniopharyngiomas. Acta neurochirurgica Supplement 116:49–54

Kim JO, Ma R, Akagami R, McKenzie M, Johnson M, Gete E et al (2013) Long-term outcomes of fractionated stereotactic radiation therapy for pituitary adenomas at the BC Cancer Agency. International journal of radiation oncology, biology, physics 87(3):528–533

Kim JW, Kim DG (2014) Stereotactic radiosurgery for functioning pituitary adenomas. World neurosurgery 82(1–2):58–59

Kim W, Clelland C, Yang I, Pouratian N (2012) Comprehensive review of stereotactic radiosurgery for medically and surgically refractory pituitary adenomas. Surgical neurology international 3(Suppl 2):S 79–89

Kopp C, Theodorou M, Poullos N, Astner ST, Geinitz H, Stalla GK et al (2013) Fractionated stereotactic radiotherapy in the treatment of pituitary adenomas. Strahlentherapie und Onkologie: Organ der Deutschen Rontgengesellschaft [et al] 189(11):932–937

Lake MG, Krook LS, Cruz SV (2013) Pituitary adenomas: an overview. American family physician 88(5):319–327

Lee CC, Chen CJ, Yen CP, Xu Z, Schlesinger D, Fezeu F et al (2014a) Whole-sellar stereotactic radiosurgery for functioning pituitary adenomas. Neurosurgery 75(3):227–237; discussion 237

Lee CC, Kano H, Yang HC, Xu Z, Yen CP, Chung WY et al (2014b) Initial Gamma Knife radiosurgery for nonfunctioning pituitary adenomas. Journal of neurosurgery 120(3):647–654

Lee CC, Vance ML, Lopes MB, Xu Z, Chen CJ, Sheehan J (2015b) Stereotactic radiosurgery for acromegaly: outcomes by adenoma subtype. Pituitary 18(3):326–334

Lee KM, Park SH, Park KS, Hwang JH, Hwang SK (2015a) Analysis of Circulating Endostatin and Vascular Endothelial Growth Factor in Patients with Pituitary Adenoma Treated by Stereotactic Radiosurgery: A Preliminary Study. Brain tumor research and treatment 3(2):89–94

Liao HI, Wang CC, Wei KC, Chang CN, Hsu YH, Lee ST et al (2014) Fractionated stereotactic radiosurgery using the Novalis system for the management of pituitary adenomas close to the optic apparatus. Journal of clinical neuroscience: official journal of the Neurosurgical Society of Australasia 21(1):111–115

Liscak R, Jezkova J, Marek J (2013) Stereotactic radiosurgery of pituitary adenomas. Neurosurgery clinics of North America 24(4):509–519

Mak HK, Lai SW, Qian W, Xu S, Tong E, Vance ML et al (2015) Effective time window in reducing pituitary adenoma size by gamma knife radiosurgery. Pituitary 18(4):509–517

Minniti G, Scaringi C, Amelio D, Maurizi Enrici R (2012) Stereotactic Irradiation of GH-Secreting Pituitary Adenomas. International journal of endocrinology:482861

Minniti G, Scaringi C, Poggi M, Jaffrain Rea ML, Trillo G, Esposito V et al (2015) Fractionated stereotactic radiotherapy for large and invasive non-functioning pituitary adenomas: long-term clinical outcomes and volumetric MRI assessment of tumor response. European journal of endocrinology / European Federation of Endocrine Societies. 2015;172(4):433–41.

Park KJ, Kano H, Parry PV, Niranjan A, Flickinger JC, Lunsford LD et al (Long-term outcomes after gamma knife stereotactic radiosurgery for nonfunctional pituitary adenomas. Neurosurgery 69(6):1188–1199

Puataweepong P, Dhanachai M, Hansasuta A, Dangprasert S, Sitathanee C, Swangsilpa T et al (2015) Outcomes for Pituitary Adenoma Patients Treated with Linac-Based Stereotactic Radiosurgery and Radiotherapy:a Long Term Experience in Thailand. Asian Pacific journal of cancer prevention: APJCP 16(13):5279–5284

Schalin-Jantti C, Valanne L, Tenhunen M, Setala K, Paetau A, Sane T et al (2010) Outcome of fractionated stereotactic radiotherapy in patients with pituitary adenomas resistant to conventional treatments: a 5.25-year follow-up study. Clinical endocrinology 73(1):72–77

Scheick S, Amdur RJ, Kirwan JM, Morris CG, Mendenhall WM, Roper S et al (2016) Long-term Outcome After Fractionated Radiotherapy for Pituitary Adenoma: The Curse of the Secretory Tumor. American journal of clinical oncology 39(1):49–54

Sheehan JP. Stereotactic radiosurgery for functioning pituitary adenomas – a higher dose is better but only up to a point. World Neurosurg. 2014; 82(1-2):e75–6.

Sheehan JP, Starke RM, Mathieu D, Young B, Sneed PK, Chiang VL et al (2013) Gamma Knife radiosurgery for the management of nonfunctioning pituitary adenomas: a multicenter study. Journal of neurosurgery 119(2):446–456

Sheehan JP, Xu Z, Lobo MJ (2012) External beam radiation therapy and stereotactic radiosurgery for pituitary adenomas. Neurosurgery clinics of North America 23(4):571–586

Stapleton CJ, Liu CY, Weiss MH (2010) The role of stereotactic radiosurgery in the multimodal management of growth hormone-secreting pituitary adenomas. Neurosurgical focus 29(4):E11

Starke RM, Williams BJ, Vance ML, Sheehan JP (2010) Radiation therapy and stereotactic radiosurgery for the treatment of Cushing's disease: an evidence-based review. Current opinion in endocrinology, diabetes, and obesity 17(4):356–364

Vincent A, Galle J, Martino A, Russo S, Ove R (2013) Hybrid intensity modulated radiotherapy – stereotactic radiosurgery for treatment of pituitary macroadenomas. Practical radiation oncology 3(2 Suppl 1):S18–19

Weber DC, Momjian S, Pralong FP, Meyer P, Villemure JG, Pica A (2011) Adjuvant or radical fractionated stereotactic radiotherapy for patients with pituitary functional and nonfunctional macroadenoma. Radiation oncology 6:169

Wilson PJ, De-Loyde KJ, Williams JR, Smee RI (2012) A single centre's experience of stereotactic radiosurgery and radiotherapy for non-functioning pituitary adenomas with the Linear Accelerator (Linac). Journal of clinical neuroscience:official journal of the Neurosurgical Society of Australasia 9(3):370–374

Xu Z, Ellis S, Lee CC, Starke RM, Schlesinger D, Lee Vance M et al (2014) Silent corticotroph adenomas after stereotactic radiosurgery: a case-control study. International journal of radiation oncology, biology, physics 90(4):903–910

Xu Z, Lee Vance M, Schlesinger D, Sheehan JP (2013) Hypopituitarism after stereotactic radiosurgery for pituitary adenomas. Neurosurgery 72(4):630–637; 636–637

Radiochirurgie bei Krebs und seine Metastasen

Hirnmetastasen solider Tumoren

© Springer-Verlag GmbH Deutschland 2017
H. Badakhshi, *Bildgeführte stereotaktische Radiochirurgie*,
https://doi.org/10.1007/978-3-662-54724-3_5

5.1   Hintergrund

Hirnmetastasen solider Tumoren sind grundsätzlich eine Herausforderung in der onkologischen Versorgung (Lin 2015, Tsao 2012a, Tsao
2012b). Hirnmetastasen (HM) solider Tumoren
bilden eine signifikante Anzahl der intrazerebralen Läsionen maligner Natur beim Erwachsenen.
Es wird geschätzt, dass etwa vier von 10 Patienten
(w/m) mit einer Krebserkrankung im Verlauf ihrer
Erkrankung an Hirnmetastasierung leiden werde
(Mehta 2005, Mehta 2003, Bradley 2004, Sperduto
2008, Nieder 2012, Willett 2015). HM gehören
zu den gefürchteten Erscheinungen der meisten
Krebserkrankungen. Eine progrediente Hirnmetastasierung kann verschiedene Symptome verursachen, dabei kann es zu starken Kopfschmerzen,
Nausea und Emesis kommen. Zusätzlich können
HM zu neurologischen Defiziten verschiedener
Intensität führen, die von einer kognitiven Verschlechterung des Status quo beginnend bis zu irre-
versiblen emotionalen Störungen, Delirium und
in vielen Fällen auch zum „neurologischen Tod"
reichen. Ich habe, wie viele andere in der Betreuung von HM-Patienten involvierte Wissenschaft-
ler, dieses tragische Fortschreiten der Erkrankung
bezeugen müssen.

Für HM gehören in der Summe der onkologischen
Anamnesen zu den häufigsten Todesursachen maligner Erkrankungen (Lin 2015, Aoyama 2015, Kaul
2015, Leth 2015, Mehta 2015b, Mehta 2015c, Sahgal
2015b, Sahgal 2015a). Mit anderen Worten: die
Krebssterblichkeit basiert signifikant auf dem Vorhandensein und der Progression von HM. Dieser
Sachverhalt stellt eine große Herausforderung nicht
nur für die onkologisch involvierten Disziplinen,
sondern für die gesamte Medizin dar, bedenkt man
die Konsequenzen, strategischen und technologischen Perspektiven sowie ethischen Implikationen der Gesellschaft gegenüber den Betroffen und
nicht zuletzt die Aufgabe des Erhalts einer würdigen
Lebensqualität der Patienten (w/m) mit HM (Mehta
2015a, Houten 1980).

Das sichere Wissen um die Prognose, Transformationen und Dynamik der HM solider Tumoren
liegt erst seit Ende der 1970er Jahre vor. In den
1980er Jahren haben Houten und Reilley eine der
größten Autopsiestudien der Krebsgeschichte veröffentlicht. Diese Studie beinhaltet die Autopsieer-
gebnisse von 4728 Patienten (w/m) mit einer Krebserkrankung (Houten 1980). Trotz des naturgemäß
observierenden Charakters einer Autopsiestudie
haben die Autoren eine wichtige Verknüpfung zwischen der HM-Inzidenz und fatal verlaufenden zerebralen Infarzierungen und Blutungen hergestellt.
Historisch betrachtet hat die Studie ungeachtet der
Robustheit ihrer wissenschaftlichen Evidenz und
der großen Zahl der untersuchten Subjekte keine
spürbar reale Wirkung in der damals eher unidiszi-
plinär betriebenen klinischen Onkologie entfalten
können; es ist bedauerlich und beschämend, dass
keine handlungsweisenden Lehren aus dieser Studie
gezogen wurden.

Obwohl Chao und Kollegen sich bereits in den
1950er Jahren intensiv mit der Thematik beschäf-
tigten und den Stellenwert der palliativ intendierten Radiotherapie mit einer primordialen Technik
nachwiesen, kam diese therapeutische Option nicht
in den Fokus der vorwissenschaftlichen klinischen
Onkologie. Sie hatten schon im Jahr 1954 ihre Ergebnisse über eine palliative Kurzzeitbestrahlung des
Gehirns veröffentlicht (Chao 1954). Bis zum Ende
der 1970er Jahre wurden keine weiteren Anstren-
gungen unternommen, um mittels methodisch
guten Studien die offenen Fragen der ZNS-Metastasierung und ihren fatalen Folgen ernsthaft wissenschaftlich zu fokussieren. Auch diese Tatsache
ist im Retroszenario bedauerlich und beschämend
(Mehta 2015).

Angesichts der eigentlich bis heute fehlenden
Wirksamkeit konventioneller Chemotherapie hat
sich die US-amerikanische Organisation der onkologischen Radiotherapie („Radiation Therapy Oncology Group", RTOG) der Frage zu Beginn der 1980er
Jahre gewidmet und die erste systematische randomisierte Studie durchgeführt. Diese Folgestudien der
RTOG haben den Effekt der verschiedenen Dosierung ebenfalls untersucht (30 Gy in 10 Fraktionen
und 37,5 Gy in 15 Fraktionen). Borgelt und Kollegen
haben die Daten publiziert (Borgelt 1980). Für die
zweite Hälfte des 20. Jahrhunderts blieb die palliative
Radiotherapie des gesamten Gehirns („whole-brain
radiotherapy", WBRT) die einzige relativ wirksame
Therapie der HM solider Tumoren (Mehta 2015c).

5.2   Ganzhirnradiotherapie

5.2.1   Therapiemöglichkeiten und -grenzen

Zum Ende des 20. Jahrhunderts wurde die Applikation einer Dosis von 10×3 Gy zu einer akzeptierten Therapiemethode bei HM solider Tumoren im Sinne einer palliativen symptomatischen Behandlung (Mehta 2005, Nieder 2012, Willett 2015, Mehta 2015b, Mehta 2015c, Mehta 2015a). In Anbetracht der limitierten Permeabilität der Blut-Hirnparenchym-Schranke und der konsekutiven begrenzten immunogenen Reaktionsmöglichkeiten des Hirnparenchyms bleibt das klinische Problem der Metastasierung von soliden Tumoren ins zentrale Nervensystem (ZNS) eine große Herausforderung und ist ein bis heute ungelöstes Problem. Dies ist gerade bei Malignomen mit höchster Mortalität wie Lungen-, Mamma-, Nierenzellkarzinom und Melanom eine reziprok hochrelevante Einschränkung therapeutischer Chancen zur effektiven Krankheitskontrolle (Rades 2007b, Rades 2012, Rades 2008, Rades 2007a, Rades 2014, Rades 2015b, Rades 2015a).

Ganzhirnradiotherapie (GHRT) wird mit der Absicht indiziert, eine lokale Kontrolle von bekannten makroskopisch sichtbaren HM zu erreichen, genauso wie eine (hypothetische) regionale Kontrolle von mikroskopisch und „noch nicht sichtbaren" Tumorzellen im ZNS. Eine genaue und direkte Vorhersage über die Anwesenheit von „metastatischen" Tumorzellen solider Tumoren im ZNS ist nicht möglich. Es wird angenommen, dass es „noch nicht sichtbare" Tumorzellen im ZNS gibt, die zeitnah und unvermeidbar makroskopisch metastatische Läsionen im ZNS-Parenchym erzeugen. Es gibt bestimmte Tumortypen mit hoher Neigung zur Metastasierung im ZNS; ein Phänomen, das man mit dem Begriff Organotropismus beschreibt. Hier ist die klinische Erfahrung für die Beurteilung der Sachlage ausschlaggebend. Die Wahrscheinlichkeit einer solchen Aussaat („seeding") der zirkulierenden Tumorzellen wird etwa auf 60 % geschätzt (Mehta 2015b, Mehta 2015c, Mehta 2015a).

GHRT reduziert die Rate der unmittelbaren lokalen Kontrolle und in einem geringen Maße auch der regionalen leptomeningealen Dissemination; dies führt bei sonst stabiler Grunderkrankung zu einer temporären kompartementalen Kontrolle im ZNS. Der aktuelle Stellenwert fokaler Therapien zu einer validen Prognoseevaluation wird leider in der Klinik nicht systematisch untersucht. Die Optionen der Kombination von lokalen Maßnahmen sind ebenfalls nicht ausreichend und nicht Bestandteil der täglichen Routine (Mehta 2015a). Die routinemäßige Applikation von GHRT ist gängige Praxis, sie erzeugt jedoch auch Grundsatzprobleme und wirft noch mehr Fragen auf:

1. Die Toxizität dieser Methode bezüglich der kognitiven Funktionen des ohnehin sehr stark eingeschränkten Allgemeinzustands des Patienten (w/m) ist nicht sicher bestimmbar. Die kognitiven Ausfälle beeinflussen die Realitätswahrnehmung und das Verständnis der Betroffenen für die klinischen Abläufe deutlich. Dieses Problem wird in seiner Tiefendimension insgesamt vernachlässigt.
2. Die Einwirkung von GHRT auf die zerebrale Kontrolle in toto ist nicht sicher vorhersagbar und damit schwer zu steuern.
3. Die Applikation der GHRT führt mit Sicherheit indirekt zur Verlängerung des Lebens, jedoch werfen die Umstände dieses so mit Widrigkeiten verlängerten Lebens grundsätzliche Fragen ethischer Dimension auf.

5.2.2   Neurokognitive Dysfunktionen

Es gibt eine gute Zahl an validen Studien zum Thema neurokognitive Störung, welche als GHRT-Folge auch als „the elephant in the room" (Mehta 2015c) bezeichnet werden. Diffuse radiologische periventrikuläre Veränderungen in der weißen Substanz des ZNS („substantia alba"), wo hauptsächlich Nervenbahnen intraparenchymal verlaufen, werden als Konsequenz einer GHRT beschrieben. Diese Veränderungen treten häufiger bei GHRT als bei einer stereotaktischen konvergenten Technik auf (Stokes 2015). Die neurokognitiven Ausfälle können temporär sein, in der Regel aber sind sie permanent. Sie sind multifaktoriell und obwohl sie meist mild ausgeprägt sind, stellen sie für die Betroffenen ein ernsthaftes

Problem dar. Das ist einer der Hauptgründe, warum jede Indikationsstellung sehr gut durchdacht sein muss. Und nach Abwägung der potenziellen Morbidität der GHRT gegenüber deren angenommenen Vorteile sollte die Indikation nur als absolute Indikation gestellt und rechtfertigbar sein.

Chang und Kollegen führten eine kontrollierte randomisierte Studie bei Patienten (w/m) mit einer bis drei HM durch, in welcher sie eine Kombination von GHRT und stereotaktischer Radiochirurgie mit dem Einsatz alleiniger stereotaktischen Radiochirurgie verglichen (Chang 2009). Der primäre klinische Endpunkt der Studie war die Veränderung der neurokognitiven Funktion, die durch eine sehr detaillierte und spezifizierte Testbatterie untersucht wurde. Die Testbatterie beinhaltete folgende Messinstrumente: „Hopkins verbal learning test-revised" (HVLT-R) und mehrere andere Fragebögen. Die Studie wurde bereits nach Rekrutierung von 58 Fällen beendet, da schon an diesem Punkt festgestellt wurde, dass die Kombination von GHRT und stereotaktischer Radiochirurgie zu einer deutlichen Störung der objektiv gemessenen neurokognitiven Funktion führte. Der Studienabbruch in einem solchen Szenario war Teil der Studienmethodologie und daher erlaubt, ohne das Studienergebnis negativ zu beeinflussen. Genauer gesagt, es wurde nach Ablauf von vier Monaten ein messbarer Abfall der Gedächtnisleistung und des Lernvermögens bei den Patienten (w/m) mit der Kombinationstherapie festgestellt werden. Wie in einigen anderen Studien beschrieben, war die Rate der regionalen In-brain-Rezidive nach einem Jahr bei alleiniger stereotaktischen Radiochirurgie mit 73 % höher als bei der Kombinationstherapie mit einem Wert von 27 % (Chang 2009).

Aoyama und Kollegen haben in der ersten großen kontrollierten randomisierten Studie (Aoyama 2006) über ihre Erfahrung mit einer ähnlichen Kohorte von Patienten (w/m) mit einer bis drei HM berichtet. Sie konnten zeigen, dass die Erkrankungsprogression einen deutlich stärker negativen Einfluss auf die neurokognitiven Funktionen hatte als die GHRT. Die alleinige Stereotaxie hatte einen direkten negativen Einfluss auf das Messinstrument der Studie: „mini mental status examination".

Eine laufende kontrollierte randomisierte Studie des „The North Central Cancer Treatment Group" (NCCTG, Nummer N0574) untersucht den Effekt von alleiniger stereotaktischer Radiochirurgie mit einer Kombination von stereotaktischer Radiochirurgie gefolgt von einer GHRT. Der klinische Endpunkt der Studie sind frühe Veränderungen der Neurokognition. Auch hier werden Patienten (w/m) mit einer bis drei HM untersucht. Die US-amerikanische Organisation der onkologischen Radiotherapie (RTOG) untersuchte selektiv die Rolle von verschiedenen Protektivmaßnahmen auf die Neurokognition. Die RTOG-0614-Studie, eine kontrollierte randomisierte Studie, erforscht den Stellenwert von einem NMDA-Rezeptoragonisten mit dem Namen Memantin bei Patienten (w/m) mit HM im Vergleich zu einem Placebo (Brown 2013). Die Probanden mit der Memantineinnahme zeigten eine längere Latenzzeit bis zum Auftreten von neurokognitiven Störungen (p=0,02). Der mediane Neurokognitionsabfall beim HVLT-R-Test betrug 0, während im Placeboarm der Wert bei −2 lag (p=0,059). Zusätzlich kam es im experimentellen Arm zu weniger Ereignissen im Sinne von Gedächtnisstörung bei dem Test „controlled oral word association" nach 16 Wochen, das Ergebnis in der Differenz war statistisch signifikant (p=0,004). Ähnlich verhielt es sich beim Verfahren „trail-making test" nach 24 Wochen, dessen Differenz zwischen den beiden Armen signifikant war (p=0,014).

Der negative Einfluss der GHRT auf den Hippocampus ist Gegenstand der aktuelleren Diskussionen über die potenzielle Morbidität der Methode. Hierbei spielen wahrscheinlich die radiogenen Veränderungen der Neuronenstammzellen des Hippocampus infolge GHRT eine Rolle. Als klinische Konsequenz zeigt sich in der Regel eine Gedächtnisstörung. Die Pathogenese dieser Störung vermutet man bei einer Verschiebung der Zellreifungszyklen der Stammzellen zugunsten von Gliogenese und zu Ungunsten von Neurogenese. Dieses Phänomen konnte in gut etablierten präklinischen Modellen nachgewiesen werden (Eriksson 1998, Monje 2002).

In einer klinischen prospektiven Studie konnte bereits eine Assoziation zwischen der Dosis im Hippocampus und der neurokognitiven Dysfunktion gezeigt werden (Gondi 2013). Es gibt verschiedene technische Möglichkeiten, wie man die Dosis im Hippocampus signifikant reduzieren kann. Eine aktuelle Studie zur Anwendung von intensitätsmodellierter

Radiotherapie (IMRT) und deren Effekt für eine Hippocampusschonung („hippocampal avoidance") wurde durch Gondi und Kollegen veröffentlicht. Es handelt sich um eine einarmige prospektive Phase-II-Studie, bei der ein geplanter prädefinierter Vergleich mit einer historischen Kohorte stattfand. Die Studie wurde von der RTOG realisiert (RTOG 0933). Der primäre klinische Endpunkt waren Veränderungen der Grade bei dem Testinstrument „HVLT delayed recall" (DR) nach 4 Monaten. Die historische Kontrollgruppe (ohne Hippocampusschonung) zeigte bei 30 % der Fälle eine negative Änderung der Werte beim HVLT-DR innerhalb der ersten vier Monate. Der experimentelle Arm zeigte nur bei 7 % der Fälle eine negative Änderung der Werte beim HVLT-DR innerhalb der ersten vier Monate. Dieser Unterschied war statistisch signifikant (p=0,0003). Es war kein Abfall der Lebensqualität in den ersten 6 Monaten nach Beginn der Therapie (Gondi 2014) zu beobachten.

5.2.3 Regionale In-brain-Kontrolle

Folgende Studien konnten einen klaren positiven regionalen Kontrolle mit der GHRT zeigen: Willett 2015, Mehta 2015b, Mehta 2015c, Mehta 2015a.

5.2.4 Allgemeines Überleben

Die oben diskutierten Studien konnten den Effekt einer GHRT auf die lokale Kontrolle demonstrieren. Was aber grundsätzlich schwer zu beurteilen bleibt, ist der Effekt der GHRT auf das allgemeine Überleben (Mehta 2015c, Mehta 2015a). Wichtig ist zu erwähnen, dass sukzessive Daten präsentiert werden, die den Vorteil der GHRT nicht nur für krankheitsspezifische, sondern auch genau für das allgemeine Überleben indizieren.

Sahgal und Kollegen berichteten über den Vorteil der stereotaktischen Radiochirurgie für das allgemeine Überleben im Vergleich zur GHRT im Rahmen einer systematischen Übersichtsarbeit (Sahgal 2015). Der dokumentierte Unterschied in ihrer Studie war zwar lediglich marginal, aber evident (10 vs. 8,2 Monate). Die Subgruppenanalyse zeigte, dass der Vorteil zugunsten stereotaktischer

Radiochirurgie bei Patienten (w/m) mit einem Alter <50 Jahren genau ausgeprägt war, als auch bei denjenigen mit vereinzelten zerebralen HM solider Tumoren (<fünf Metastasen). Die Studie hat die Daten von drei prospektiven randomisierten kontrollierten Studien zusammengefasst. Alle drei metaanalysierten Studien waren multizentrisch und wurden durch große Organisationen realisiert: EORTC 22952-26001, JROSG99-1 und MDACC NCT00460395 (Sahgal 2015).

In allen drei Studien wurden Patienten (w/m) mit vier und weniger Oligometastasen solider Tumoren mittels stereotaktischer Radiochirurgie allein oder in Kombination von stereotaktischer Radiochirurgie und GHRT behandelt. Es gab, wie erwartet, einen hohen Heterogenitätsgrad bezüglich der applizierten Systemtherapien, der Patienteninklusion in die Studien, der Dosierung der stereotaktischen Radiochirurgie, der Nachsorgezeit und der eingesetzten Bildgebung während der Nachsorgezeit und zuletzt auch der erneuten Behandlung nach einem lokalen oder regionalen Rezidiv. Diese zahlreichen Kofaktoren können natürlich die Ergebnisse einer systematischen Übersichtsarbeit und Metaanalyse deutlich beeinflussen und in eine bestimmte Richtung tendieren lassen, andererseits muss man akzeptieren, dass eben lediglich diese und keine weiteren Studien vorliegen und sich deswegen eine systematische Übersichtsarbeit und Metaanalyse nur auf existente Datensätze beziehen können. Diese Datensätze sind die bestverfügbaren Informationen! Die Tatsache, dass in der EORTC-Studie im Ermessen der Behandler auch eine chirurgische Resektion lag, die Daten in der Metaanalyse aber nicht diesbezüglich stratifiziert wurden, führte zu weiteren Verzerrungen. Der gesamte kumulative Datensatz schloss 364 Fälle ein, von denen 185 Fälle (51 %) einer stereotaktischen Radiochirurgie unterzogen worden waren. Die metaanalysierten Datensätze ergaben Resultate, die gemäß der Heterogenität der Einzelstudien zu erwarten wären. Das allgemeine Überleben war in der Gruppe von Patienten (w/m) mit einer alleinigen stereotaktischen Radiochirurgie mit 10 Monaten besser (im Vergleich: 8,2 Monate bei GHRT) bei post hoc analysierten Fällen mit einem Alter >50 Jahren. Die regionale In-brain-Kontrolle war bei einem Patientenalter >50 Jahren schlechter und die Progressionszeit mit 4,5 Monate kürzer (im Vergleich:

6,5 Monate bei GHRT). Die Zeit bis zum Auftreten eines lokalen Rezidiv war mit 6,6 Monaten ebenfalls kürzer (im Vergleich: 7,4 Monate bei GHRT). Die Ergebnisse sind insoweit mehrdeutig, dass nur eine Post-hoc-Analyse den Vorteil für jüngere Patienten (w/m, <55 Jahre) zeigen konnte und der Rest der Gruppe keinen Überlebensvorteil zu haben schien. Präzise kann man dies auch nicht feststellen, denn systematische Untersuchungen zur Feststellung des gesamten Krankheitszustands wurden nicht durchgeführt – wobei dies eine „conditio sine qua non" wäre, um den realen Effekt einer therapeutischen Methode adäquat festzustellen. Da der Metastasierungsstatus von Patienten (w/m) vor der Therapie nicht systematisch untersucht, und die Chemotherapieapplikation vor, während und nach der Radiotherapie ebenfalls nicht systematisch dokumentiert wurde, ist jede Schlussfolgerung einseitig und damit nicht sicher; Mehrdeutigkeit und Unsicherheit der Schlussfolgerungen bleiben bestehen.

Die Hauptlast für die „Beweisführung" in der Metaanalyse von Sahgal und Kollegen lag in einer der Schlüsselstudien nämlich der japanischen JROSG-99-1-Studie. Diese Studie wurde in der letzten aktualisierten Version leider in der Metaanalyse von Sahgal nicht berücksichtigt. Auf dem jährlichen Kongress der japanischen Gesellschaft für Radioonkologie (JASTRO 2014) hatten der Autor der Studie Aoyama bereits eine erneute Analyse der Studiendaten vorgenommen und präsentiert. Die aktuelle Analyse der JROSG-99-1-Studie beinhaltete neben der neuen Statistik eine Neuinterpretation der Ergebnisse im Licht der inzwischen akzeptierten krankheitsspezifischen graduellen prognostischen Bewertung („disease-specific graded prognostic assessment", ds-GPA) als ein neues systematisches prognostisches Werkzeug (Sperduto 2010). Das ds-GPA-System bezieht sich auf potenziell prognostische molekulare Variablen zur Gruppenstratifizierung.

Bei Patientinnen mit Mammakarzinom und ZNS-Metastasen waren diese Daten in der Studie nicht erhoben worden und deswegen nicht eruierbar. Bei 88 von den 132 Fällen mit einem nichtkleinzelligen Lungenkarzinom, die in der Studie eingeschlossen waren, wurde das ds-GPA-System eingesetzt. Sie wurde in zwei Gruppen geteilt. Die erste Gruppe (n=47) wurde als prognostisch gut beurteilt, die ds-GPA-Werte lagen bei 2,5–4.

Die zweite Gruppe (n=41) wurde als prognostisch schlecht beurteilt, die ds-GPA-Werte lagen bei 0,5–2. Das mediane Allgemeinüberleben in der ersten Gruppe von prognostisch günstigen Fällen nach ds-GPA-System belief sich bei Patienten (w/m) mit einer alleinigen stereotaktischen Radiochirurgie auf 10,6 Monate während es im Vergleich dazu die Patienten (w/m) mit einer Kombination von stereotaktischer Radiochirurgie und GHRT bei 16,7 Monaten lagen. Der Unterschied war statistisch signifikant (p=0,03; Mehta 2015c).

In der Überblicksarbeit von Mehta und Kollegen (Mehta 2015c) wurde angemerkt, dass man anhand der aktuellen Berichte und vor allem anhand der aktualisierten Version der JROSG-99-1-Studie, die Hypothese anstellen könnte, dass sich bei Patienten (w/m) mit einem prognostisch günstigen Profil nach ds-GPA-System eine bessere lokale und regionale In-brain-Kontrolle in ein besseres Allgemeinüberleben übersetzen ließe. Ursache hierfür ist die relativ geringere Mortalität angesichts der geringeren extrakraniellen Progression der primären Krebserkrankung. Somit wird behauptet, dass die bessere lokale und regionale In-brain-Kontrolle infolge der GHRT einen Überlebensvorteil generiert (Mehta 2015c). Die Autoren merken an, dass „im Gegensatz zu den heutigen Vorstellungen, die GHRT prognostisch ungünstigen Gruppen vorzubehalten" auch die günstigere Gruppe einen Vorteil haben kann. „Das Problem bleibt nach wie vor ungelöst", so die Autoren (Mehta 2015c).

5.3   Entstehung und Ausweitung eines neuen Behandlungsstandards

5.3.1   Radiochirurgie ohne GHRT bei einer bis vier Hirnmetastase(n)

In den 1990er Jahren führte die persistierende Wirksamkeit der systemischen Zytostatika bei ZNS-Metastasen solider Tumoren zur Überprüfung anderer therapeutischer Optionen. Technologische Innovationen in diesem Zeitraum haben die Neuroonkologen in der Radioonkologie und Neurochirurgie dazu gedrängt, die Rolle der Interventionen bei ZNS-Metastasen solider Tumoren zu überdenken und damit auch die Rolle von Chirurgie und Radiotherapie in diesem Kontext neu zu definieren.

Neue Entwicklungen der Mikrochirurgie erweiterten die operativen Indikationsfelder deutlich. Dies war auf ausschlaggebend dafür, welche Befunde nun neu als resektable Läsionen definiert wurde. Die zystischen Läsionen, die kaum auf Radiotherapie ansprechen, sind ein gutes Beispiel für die Erweiterung operativer Indikationen. In diesem spezifischen Kontext haben Patchell und Kollegen Ende der 1980er Jahre eine bahnbrechende Studie aufgelegt, die im Jahr 1990 konsekutiv veröffentlicht wurde. Diese Studie war sowohl in neurochirurgischer als auch in neuroonkologischer Hinsicht eine Innovation. Ihr Fokus lag auf Patienten (w/m) mit einer resektablen ZNS-Metastase solider Tumoren. Das Studiendesign teilte die Fälle in zwei Gruppen ein: eine Gruppe zur chirurgischen Resektion und anschließender GHRT und eine zweite mit Biopsie und GHRT; die Zuweisung zu einer der beiden Gruppen geschah per Zufall (randomisiert; Patchell 1990). Insgesamt wurden 48 Fälle in die Studie eingeschlossen. Die Randomisation ergab die Zuteilung von 25 Fällen in die operative und von 23 Fällen in die alleinige GHRT-Gruppe. Ein Teil (11 %) der initial inokulierten Fälle wurden wegen nicht adäquater Diagnose von der Studie ausgeschlossen.

Ein lokales Rezidiv an derselben Stelle wie die bereits bekannte solitäre Metastase trat im chirurgischen Arm der Studie weniger häufig auf als im GHRT-Arm. In fünf von 25 Fällen (20 %) war einer von vier rezidiviert, während im GHRT-Arm nahezu die Hälfte (12 von 23, 52 %) lokal rezidivierte. Der Unterscheid war statistisch signifikant (p<0,02). Klinisch weniger klar definierte Kriterien wie das allgemeine Überleben waren im operativen Arm ebenfalls besser: es lag bei 40 Wochen im Gegensatz zu 15 Wochen im GHRT-Arm. Auch hier war der Unterscheid statistisch signifikant (p<0,01). Die Patienten (w/m) im operativen Arm blieben länger neurologisch unabhängig im Vergleich zum alleinigen GHRT-Arm: Im Median lagen die dort Werte bei 38 Wochen, während der Wert im zweiten Arm bei 8 Wochen lag. Überraschenderweise war der Unterscheid statistisch signifikant (p<0,005).

Diese Studie hat wegen der Robustheit ihrer Ergebnisse und der klaren Unterschiede eindeutig den Behandlungsstandard in der westlichen Hemisphäre bestimmt (Mehta 2015c, Patchell 1990).

Eine Dekade später hat dieselbe Arbeitsgruppe um Patchell erneut eine bisher umstrittene Frage zum Fokus einer prospektiven kontrollierten randomisierten Studie gemacht. Sie haben im Jahr 1998 eine Studie publiziert, in der die explizite Rolle der GHRT nach der Resektion von einer Metastase untersucht wurde (Patchell 1998). Die klinischen Endpunkte der Studie waren neurologische Symptomkontrolle und das allgemeine Überleben. Es handelte sich um eine multizentrische Studie mit 95 Fällen. Das besondere an der Studie war deren Design als „multicenter, randomized, parallel group trial" und die hohe Qualität der prätherapeutischen und posttherapeutischen Diagnostik mittels Magnetresonanztomografie (MRT). Die Patienten (w/m) wurden nach der Operation per Zufall entweder einem aktiven Studienarm (A), GHRT (n=49), oder einem passiven Studienarm (B), Beobachtung (n=46), zugewiesen. Die mediane Nachsorgezeit betrug für die erste Gruppe 48 Wochen und für die zweite 43 Wochen. Die Kontrolle der Metastasen war unterschiedlich in beide Armen. Im postoperativ aktiven Therapiearm betrug die Rezidivrate 18 % (n=9) und war im Gegensatz dazu im postoperativ passiven Studienarm mit 70 % (n=36) deutlich höher. Der Unterschied war nicht nur klinisch offensichtlich, sondern auch statistisch klar signifikant (p<0,001). Die postoperative GHRT (Arm A) konnte sowohl hinsichtlich lokaler In-situ- als auch regionaler In-brain-Kontrolle die Rezidivwahrscheinlichkeit senken. Die lokale In-situ-Kontrolle lag in Arm A bei 90 % (n=44) während sie im Gegensatz dazu im postoperativ passiven Studienarm bei 54 % (n=25) lag. Der Unterschied war nicht nur klinisch offensichtlich, sondern auch statistisch klar signifikant (p<0,001; Patchell 1998). Die regionale In-brain-Kontrolle betrug im postoperativ aktiven Therapiearm 86 % (n=42) und in Arm B 67 % (n=31). Der Unterschied war nicht nur klinisch offensichtlich, sondern auch statistisch klar signifikant (p<0,01). Patienten (w/m) im postoperativ aktiven Therapiearm litten weniger unter Tod als Folge neurologischer Symptome verglichen zum Arm B der Studie: 6 von 43 (14 %) vs. 17 von 39 (44 %). Auch dieser Unterschied war statistisch signifikant (p<0,01). Wo es keine statistisch signifikante Unterschiede gab, waren das allgemeine Überleben und

die Dauer der neurologisch-symptomatischen Unabhängigkeit von externer Hilfe Beurteilungskriterien
(Patchell 1998).

Diese bedeutende Studie führte, wieder einmal,
zu einem neuen und innovativen Behandlungsstandard in den meisten Zentren der westlichen
Hemisphäre, und dieser Umstand dauert in einigen
Zentren bis heute an.

In einer kürzlich publizierten kritischen Übersichtsarbeit wurde durch Mehta – ein ausgewiese-
ner und beachteter Experte der Neuroonkologie in
den USA – der langfristige Verlauf der ZNS-metasta-
sierten soliden Tumore interpretiert (Mehta 2015c).
Bezugnehmend auf die von Patchell und Kollegen
veröffentlichte Untersuchung wurden folgende Stel-
lungnahmen hinsichtlich der klinischen Bedeutung
der Studie und deren Folgen formuliert:

- „Die GHRT wurde als klinische Routine und
  zugleich als postoperative Maßnahme nach
  HM-Resektion als standardmäßige Behandlungsmethode akzeptiert, die mit dramatischen
  und überzeugenden Raten intrazerebraler
  Rezidive einherging.
- Die stereotaktische Radiochirurgie verbreitete
  sich zwar als Modalität zur lokalen Kontrolle
  von limitierten Hirnmetastasen, aber künftig
  wird sie zunehmend in der Behandlung von
  multiplen HM eingesetzt.
- Die Rolle der GHRT wurde intensiv untersucht
  wegen der Sorge um deren potenzielle neurologische Toxizität und wegen fehlender Vorteile
  hinsichtlich des Überlebens."

Die Bemühungen sollten sich, so die Autoren sinnge-
mäß, darauf fokussieren, die Mechanismen der Neuro-
toxizität zu verstehen und konsekutiv mit innovativen
Studienansätzen die Vermeidung dieser Toxizität zu
lernen. Zugleich sollte man die Indikation zur GHRT
eher selektiv stellen, vor allem bei Patienten (w/m) mit
multiplen HM, wobei die Definition von „multipel"
eher ein flexibles Konzept darstellt.

Hier wird dann der Impuls gesetzt, wie man mit
einer Kombination von Radiotherapie und neuen Prä-
paraten, welche die Blutgefäß-Hirnparenchym-Bar-
riere besser passieren, die Therapiesituation sukzessive zu verbessern vermag. Hier erwähnen die Autoren
explizit die primären Malignome mit einer sogenannten „driver mutation" als mögliches Ziel (Mehta 2015c).

Mehta und Ahluwalia formulieren folgende
Aussage: „Die stereotaktische Radiochirurgie wurde
zu einer weit verbreitetet benutzten Modalität zur
fokalen Behandlung von Patienten mit HM. Die
Wirksamkeit der stereotaktischen Radiochirurgie bei
HM wurde in vielen retrospektiven Studien belegt"
(Mehta 2015c).

Sanghavi und Kollegen haben in ihrer retrospektiven Studie aus dem Jahr 2001 bei einer Kohorte
von 502 Fällen verschiedene Behandlungsaspekte bei
HM demonstriert (Sanghavi 2001). Die analysierte
Kohorte wurde gemäß dem prognostischen System
der rekursiven Partitionsanalyse, oder „recursive
partitioning analysis" (RPA), stratifiziert. Die Klassifikation beinhaltet die Falleinteilung in drei verschiedene prognostischen Gruppen. Die Studie
konnte zeigen, dass jene Patienten (w/m), die sich
einer kombinierten Therapie aus GHRT und stereotaktischen Radiochirurgie unterzogen hatten, einen
Vorteil im medianen allgemeinen Überleben gegenüber denjenigen zeigten, die nur eine GHRT erhielten (Sanghavi 2001). Das allgemeine Überleben
lag je nach Gruppe in der Kombination von GHRT
und stereotaktischer Radiochirurgie bei der RPA-
Klasse 1 bei 16,1 Monaten, bei der RPA-Klasse 2 bei
10,3 Monaten und RPA-Klasse 3 bei 8,7 Monaten.
Im Gegensatz dazu waren die Werte bei der alleinigen GHRT in der RPA-Klasse 1 bei 7,1 Monaten, in
RPA-Klasse 2 bei 4,3 Monaten und RPA-Klasse 3 bei
2,1 Monaten. Die Unterschiede sind klinisch wie statistisch signifikant ($p < 0,05$; Sanghavi 2001).

Andrews und Kollegen haben in ihrer im Jahr
2004 veröffentlichten Untersuchung die Ergebnisse der prospektiven kontrollierten randomisierten Studie RTOG 9508 bei 333 Fällen kommuniziert
(Andrews 2004). Die inkludierte Studiengruppe
bestand aus Patienten (w/m) mit soliden Tumoren
und einer bis drei ZNS-Oligometastasen. Alle Fälle
wiesen einen Karnofsky-Index >70 auf. Die Kohorte
wurde in zwei Arme randomisiert: Studienarm A
bestand aus einer kombinierten Therapie GHRT und
stereotaktische Radiochirurgie, Studienarm B aus
alleiniger GHRT. Weiterhin wurde in der Analyse die
Patientengruppe mit einer singulären HM mit dem
Rest verglichen. Bei der Patientengruppe mit einer
singulären HM konnte gezeigt werden, dass die Rate
der lokalen In-situ-Rezidive nach einem Jahr in Arm
A deutlich geringer waren als in Arm B (18 vs. 29 %;

p<0,01). So verhielt es sich mit den Daten des allgemeinen Überlebens, das im Arm A länger war als in Arm B (6,5 vs. 4,9 Monate). Dieser Unterschied war statistisch signifikant (p<0,039). Bei der Patientengruppe mit zwei bis drei HM war die Rate der lokalen Kontrolle in Arm A signifikant besser, dies widerspiegelte sich jedoch nicht in den Überlebensdaten. Hinsichtlich funktionaler Ergebnisse, wie Verbesserung des Karnofsky-Index oder Senkung der Kortikoideinnahme, gab es ebenfalls einen Trend zugunsten der Kombinationstherapie (Andrews 2004).

Nach der den Standard definierenden Studie RTOG 9508 schritt die Entwicklung der Therapieoptionen voran. Im Jahr 2006 haben Aoyama und Kollegen über eine prospektive randomisierte kontrollierte Studie aus Japan, JROSG 00-1, berichtet. Die Studie legte Ergebnisse von 132 Patienten (w/m), die nach Zufallsprinzip entweder einer alleinigen stereotaktischen Radiochirurgie oder einer Kombination von stereotaktischer Radiochirurgie und GHRT zugewiesen wurden, dar. Die Fälle wurden nach Karnofsky-Index selektiert, der >70 sein sollte. Hauptkriterium war das Vorliegen von einer bis drei Hirnmetastasen von soliden Tumoren (Aoyama 2006). Die Ergebnisse in der ersten Analyse im Jahr 2006 waren in Bezug auf das allgemeine Überleben nicht unterschiedlich: 8 Monate für die alleinige stereotaktische Radiochirurgie und 7,5 Monate für die Kombinationstherapie (p=0,42). Wobei es einen Trend für das Langzeitüberleben zugunsten der Kombinationstherapie zu geben schien: das allgemeine Überleben nach einem Jahr lag anteilig bei 28,4 % für die alleinige stereotaktische Radiochirurgie, aber bei 38,5 % für das kombinierte Vorgehen (Aoyama 2006).

Eine kürzlich unternommene Aktualisierung der Daten der JROSG-00-1-Studie ergab neue Einsichten in die möglichen Wirksamkeitsmechanismen der Therapie bei HM (Aoyama 2015). Dies war vor allem wichtig für den geänderter Stellenwert der regionalen In-brain-Kontrolle. Die mediane Nachsorgezeit lag zum Zeitpunkt der neuen Analyse bei 8 Monaten. Patienten (w/m) wurden zur Analyse in zwei Gruppen stratifiziert. Eine Gruppe mit einer günstigen Prognose und einem DS-GPA-Wert von 2,5–4, davon 26 Fälle in der Subgruppe mit alleiniger stereotaktischer Radiochirurgie und 21 Fälle in der Subgruppe mit der Kombination von stereotaktischer Radiochirurgie und GHRT. Die andere Gruppe

zeigte mit ungünstiger Prognose und ein DS-GPA-Wert 0,5–2, davon waren in einer Subgruppe 19 Fälle mit alleiniger stereotaktischer Radiochirurgie und in der zweiten 22 Fälle nach Kombination von stereotaktischer Radiochirurgie und GHRT.

Die Gruppe mit günstiger Prognose (DS-GPA-Wert 2,5–4) demonstrierte ein besseres Allgemeinüberleben im Kombinationsarm im Vergleich zur alleinigen Radiochirurgie. Das mediane Überleben bei dieser Subgruppe lag bei 16,7 Monaten (95 % CI: 7,5–72,9). Im Gegensatz dazu lag das mediane Überleben bei der allein mit Radiochirurgie behandelten Subgruppe bei 10,6 Monaten (95 % CI: 7,7–15,5). Die HR war 1,92 (95 % CI: 1,01–3,78). Der Unterschied war statistisch signifikant (p=0,04). Die Gruppe mit ungünstiger Prognose demonstrierte keinen statistisch signifikanten Unterschied in den beiden therapeutischen Armen des Studienprotokolls. HR war 1,05 (95 % CI, 0,55–1,99; p=0,86). Der Unterschied im Überleben bei der Gruppe mit günstiger Prognose (DS-GPA-Wert 2,5–4) könnte durch die Rate der besseren regionalen In-brain-Kontrolle begründet sein (HR 8,31; 95 % CI: 3,05–29,13; p<0,001), im Gegensatz zur Gruppe mit ungünstiger Prognose (DS-GPA-Wert von 0,5–2), für welche die HR bei 3,57 lag (95 % CI: 1,02–16,49; p=0,04).

Die Schlussfolgerung der Autoren lautete, dass trotz des aktuellen Trends zur alleinigen stereotaktischen Radiochirurgie, GHRT therapeutisch immer noch eine Rolle spielt (Aoyama 2015).

Eine weitere prospektive kontrollierte randomisierte Studien konnte zusätzliche Informationen zur Thematik liefern: die EORTC-22952-26001-Studie (Kocher 2011) zeigte bei Patienten (m/w) mit einer bis drei ZNS-Metastasen solider Tumoren interessante Ergebnisse. Das in die Studie eingeschlossene Kollektiv bestand aus 359 Patienten (w/m), die nach einer chirurgischen Metastasenresektion entweder einer GHRT mit 30 Gy unterzogen oder nur beobachtet wurden. Die postoperative GHRT hat eindeutig sowohl eine bessere lokale In-situ- als auch bessere regionale In-brain-Kontrolle zeigen können (p<0,001). Dies führte zu einer Reduktion von additiven Therapien sowie zu einem geringgradig besseren krankheitsfreien Überleben, wobei sich dieser Vorteil nicht in ein besseres Gesamtüberleben oder bessere funktionale Unabhängigkeit übersetzen ließ.

Heute kann man konstatieren, dass die oben erwähnten Studien die entscheidenden Protokolle der ersten Dekade des neuen Jahrhunderts waren, und entschieden zum Wissen über die Dynamik der ZNS-Metastasierung beigetragen haben. Weiterhin kann man annehmen, dass damit ein neuer globaler Behandlungsstandard definiert werden konnte, nach dem bei ZNS-Oligometastasen solider Tumoren (bis zu vier Läsionen) die Option der stereotaktischen Radiochirurgie mit oder ohne GHRT zur Anwendung kommen sollte (Willett 2015, Mehta 2015b, Sperduto 2014, Li 2015).

5.3.2 Radiochirurgie ohne GHRT bei fünf bis zehn Hirnmetastasen

Die nächste logische Frage, die sich in diesem spezifischen Kontext der limitierten Anzahl von HM und der neuen therapeutischen Optionen stellt, wäre wie folgt formuliert: Was wird aus Fällen, die in gutem körperlichen Zustand den alltäglichen Tätigkeiten nachgehen können, extrakraniell eine stabile Erkrankung vorweisen und metachron mit fünf bis zehn ZNS-Läsionen geringer Größe auffallen unter den Bedingungen einer progressiven und innovativen ärztlichen Betreuung? Welche Therapie kann man ihnen empfehlen? Unter den realistischen Szenarien einer individuellen Situation wäre die Frage legitim!

Dieser intrinsischen Logik progressiver innovativer Medizin folgend hat sich eine Arbeitsgruppe der Fragestellung gewidmet. Mohammadi und Kollegen haben im Jahr 2012 über ihre Erfahrungen in der Cleveland Clinic/USA berichtet. Sie haben 170 Patienten (w/m) mit mehr als fünf HM in eine klinische Studie eingeschlossen und zeigen können, dass in der Gruppe ein akzeptables medianes Überleben von 7,5 Monaten erreicht werden kann. Die Ergebnisse historischer Kontrollkohorten in dieser Gruppe von ZNS-Metastasen solider Tumoren war deutlich geringer (Mohammadi 2012). Die Therapie bestand in der alleinigen stereotaktischen Radiochirurgie mittels Gamma-Knife. Interessanterweise war die absolute HM-Anzahl nicht für das Überleben der Patienten (w/m) prädiktiv. Was jedoch einen negativen Prognosefaktor darstellte, ist das größere Läsionsvolumen.

Diese Studie war der Beginn einer Reihe neuerer Ansätze zu Veränderung und Amplifikation der Behandlungsstandards.

In einer anderen viel diskutierten Studie, an der 23 Zentren aus Japan beteiligt waren, wurden Patienten (w/m) mit einer bis zehn HM untersucht (Yamamoto 2014b). In dieser Studie kam eine alleinige stereotaktischen Radiochirurgie zur Anwendung. Das wichtigste Resultat dieser ungewöhnlichen Konstellation war jedoch, dass es keinen Unterschied im Überleben bei den beiden stratifizierten Subgruppen gab; eine Subgruppe umfasste Fälle mit zwei bis vier Läsionen und die andere schloss Fälle mit mehr als fünf HM ein. Yamamoto und Kollegen haben die Ergebnisse im Jahr 2014 in Lancet Oncology publiziert (Yamamoto 2014b). Das Studienziel bestand nicht nur in der Testung der technischen Möglichkeiten, die mit der Realisierung einer alleinigen stereotaktischen Radiochirurgie einhergehen, sondern eher darin, den Aktionsradius der Hypothese zu erweitern. Die Hypothese besagt

- erstens, dass man Patienten (w/m) mit mehr als vier ZNS-Metastasen fokal behandeln kann und

- zweitens, dass es eines innovativen und „mutigen" Ansatzes innerhalb der Forschergemeinde bedarf, dieses Format an Experimenten zu verwirklichen.

Mit dieser Studie wurde die Schwelle der Compliance für Experimente innerhalb der (radio)onkologischen ausgereizt. Die Diskussionen zu diesem Ansatz und zu dessen Ergebnissen gehen bis heute weiter (Yamamoto 2014a). Das mediane Überleben bei den verschiedenen Subgruppen der Studien stellte sich folgendermaßen dar: Patienten (w/m) mit einer singulären HM hatten ein medianes Überleben von 13,9 Monaten, Patienten (w/m) mit zwei bis vier metastatischen ZNS-Läsionen wiesen ein medianes Überleben von 10,8 Monaten auf und die Patienten (w/m) mit fünf bis 10 HM ebenfalls von 10,8 Monaten (Yamamoto 2014b). Das Ergebnis ist insoweit sensationell, dass mit seiner Hilfe gezeigt werden konnte, dass die Überlebenschancen für Patienten (w/m) mit zwei bis vier und für diejenigen mit fünf bis zehn Metastasen identisch sind. Es ist also einerseits die Machbarkeit eines solchen „mutigen" Ansatzes demonstriert und andererseits der Beweis für die Relativität der vormals dominierenden Hypothesen erbracht. Diese Studie hat den Aktionsradius der Anwendung einer alleinigen stereotaktischen Radiochirurgie sichtlich erweitert (Mehta 2015b, Mehta 2015a). Die oben erwähnte Übersichtsarbeit von Mehta (Mehta 2015c) hatte ja bereits als These formuliert, dass eher „das Volumen und nicht die Anzahl der Metastasen den Ausschlag für die Ergebnisse bei HM darstellen" (Mehta 2015c).

Noch einmal: innovative und progressive Neuroonkologen setzen die Arbeit zur Verschiebung der bisherigen Machbarkeitsgrenzen fort.

Eine laufende Studie, NAGKC 12-01, vergleicht die neurokognitiven Veränderungen bei Patienten (w/m) mit mehr als fünf HM, die sich entweder einer alleinigen stereotaktischen Radiochirurgie oder einer GHRT unterziehen. Die Ergebnisse sind noch nicht zur Gänze publiziert.

5.3.3 Postoperative Radiochirurgie ohne GHRT bei weniger als vier Hirnmetastasen

Die nächste Frage zur Optimierung der Behandlungsoption, die sich in diesem spezifischen Kontext der limitierten Anzahl von HM und der neuen therapeutischen Optionen stellt, ist: Was wird aus Fällen, die in gutem körperlichen Zustand den alltäglichen Tätigkeiten nachgehen können, extrakraniell eine stabile Erkrankung vorweisen und metachron mit einer bis vier ZNS-Läsionen geringer Größe auffallen, von denen einige resektabel sind? Welche Therapie kann man ihnen empfehlen?

Dieser intrinsischen Logik progressiver innovativer Medizin folgend haben sich einige Arbeitsgruppen, unter anderem unsere Gruppe, dieser Frage gewidmet. Die Anwendung von stereotaktischer Radiochirurgie für die Resektionshöhle nach einer Metastasektomie ist insoweit von hohem Interesse, da solche Szenarien in der klinischen Routine tatsächlich und nicht selten vorkommen. Diese klinischen Szenarien sind nicht nur häufig, sondern auch von hoher Relevanz für die Betroffenen, wenn es um die Auslotung der Chance für eine Lebensverlängerung geht. Beim Zustand nach Metastasektomie ist die adäquate Befundbeurteilung mittels MRT mit einigen Problemen behaftet (Mehta 2015c).

Die erste klinisch und methodisch konsistente Studie zu dieser Thematik wurde von Soltys und Kollegen im Jahr 2008 veröffentlicht (Soltys 2008). In diese Studie wurden 72 Fälle mit 76 Metastasen untersucht, die im Zeitraum von 1998 bis 2006 einer stereotaktischen Radiochirurgie unterzogen wurden und den Einschlusskriterien der Studie entsprachen. Die mediane Dosis am Rand der Resektionshöhle war 18,6 Gy (Spanne: 15–30 Gy). Das mediane Zielvolumen (Resektionshöhle) lag bei 9,8 cm^3 (Spanne: 0,1–66,8 cm^3). Die mediane Nachsorgezeit lag bei 8,1 Monaten (Spanne: 0,1–80,5 Monate). Von der gesamten Kohorte war zum Analysezeitpunkt bei 65 Fällen eine aktuelle MRT-Bildgebung verfügbar. Die aktuariale lokale Kontrolle lag nach 6 Monaten bei 88 % und nach 12 Monaten bei 79 %. Die lokale Kontrollrate bei der geringsten Dosisquartile betrug 100 % und bei allen anderen Quartilen 63 %. Mehrere Faktoren waren zwar relativ unterschiedlich in ihrer prognostischen Bedeutung, dennoch waren sie bei der statistischen Testung nicht signifikant unterschiedlich, darunter Zielvolumen, Dosis und Anzahl der Fraktionen (Soltys 2008).

Choi und Kollegen haben im Jahr 2012 über ihre Erfahrung mit postoperativer Stereotaxie berichtet. Die Zahl der in der Analyse eingeschlossenen Fälle lag bei 112 (Choi 2012). Die lokale In-situ-Kontrolle nach 12 Monaten lag bei 90,5 %, die regionale In-brain-Kontrolle bei 46 %. Mittels univariater Analyse zeigte sich der um das Zielvolumen angelegte Sicherheitssaum von 2 mm als prognostisch bedeutsam und ging mit weniger lokalen In-situ-Rezidiven einher. Die lokale In-situ-Kontrollrate nach 12 Monaten mit einem 2-mm-Sicherheitssaum lag bei 97 %, während der Wert bei Fällen ohne den 2-mm-Sicherheitssaum bei 86 % lag. Der Unterschied war statistisch signifikant (p=0,042). Die Toxizitätsrate nach 12 Monaten betrug bei Fällen mit einem 2-mm-Sicherheitssaum 3 %, während der Wert in den Fällen ohne 2-mm-Sicherheitssaum bei 8 % lag. Der Unterschied war in diesem Fall nicht signifikant (p=0,27). Die multivariate Analyse ergab hinsichtlich prognostischer Faktoren, die unabhängig voneinander einen Einfluss auf die Rate regionaler In-brain-Rezidive haben können, dass das Vorliegen eines histologisch gesicherten Melanoms (p=0,038) und die HM-Zahl (p=0,0097) mit einer höheren Wahrscheinlichkeit für In-brain-Rezidive assoziiert sind. Das mediane

Überleben belief sich in dieser Studie auf 17 Monate (Spanne: 2–114 Monate), während die Überlebensrate nach 12 Monaten bei 62 % lag. Bei 72 % der Fälle konnte eine GHRT vermieden werden (Choi 2012).

Unsere Arbeitsgruppe berichtete über die Erfahrung stereotaktischer Radiochirurgie für die Resektionshöhle nach der Entfernung von ZNS-Oligometastasen. Die Therapie konnte fristgerecht appliziert werden. Akute Toxizität konnte bei 40 Fällen (79,6 %) beobachtet werden, eine Toxizität höheren Grades (>Grad II) trat nicht auf. Die mediane Dauer der lokalen Kontrolle betrug in unserer Kohorte 32,6 Monate. Die aktuariale lokale Kontrolle nach 6 Monaten lag bei 85 %, nach 12 Monaten bei 77,9 %, nach 18 Monaten bei 65,9 % und nach 24 Monaten ebenfalls bei 65,9 %. Insgesamt belief sich die Rate lokaler Rezidiven auf 43,1 %. Die Überlebensrate war für die gesamte Kohorte nach 6 Monaten 90,3 %, nach 12 Monaten 63,9 %, nach 18 Monaten 47,7 %; nach 24 Monaten betrug die Überlebensrate 31,6 %. Die mediane Überlebenszeit umfasste 18,3 Monate (Spanne: 13,8–22,8 Monate). Zum Zeitpunkt der definitiven Analyse waren noch 17,3 % der Patienten (w/m) am Leben. Die regionale In-brain-Kontrollrate betrug nach 6 Monaten 49,4 %, nach 12 Monaten 38,2 %, nach 18 Monaten 25,5 % und schließlich nach 24 Monaten 22,3 %. Die mediane Dauer eines rezidivfreien Überlebens war 6 Monate (Spanne: 1–12 Monate), wobei eine regionale Rezidivfreiheit von 77,7 % beobachtet wurden (http://www.hoajonline.com/journals/pdf/2054-1945-2-3.pdf).

Es gibt berechtigte Bedenken bezüglich der Risiken einer leptomeningealen Streuung bei der oben erwähnten Technik, diese sollen bei Patientinnen mit einem Mammakarzinom höher sein (Atalar 2013). Die NCCTG-Studie „N107C" ist vor einem Jahr angelaufen; in dieser kollaborativen Studie werden GHRT-Applikation und Radiochirurgie bei Patienten mit einer bis vier HM verglichen (NCT01372774).

Es existieren alternative Optionen, die bisher in der Regel experimenteller Natur sind und nur anekdotisch in einzelnen Fallberichten vorliegen. Eine Option zu Limitierung oder Verhinderung wäre die präoperative Stereotaxie mit anschließender Resektion der Metastase(n). Dies könnte zur Sterilisierung von Tumorzellen in der Metastase führen und damit mit höherer Sicherheit die komplette Resektion ermöglichen. Asher und Kollegen berichteten über 47 Fälle, die einer präoperativen Radiochirurgie mit einer medialen Dosis von 14 Gy (Spanne: 11,8–18 Gy) unterzogen wurden (Asher 2014). Das eher experimentelle Procedere von präoperativer Radiochirurgie und anschließender Resektion führte nach einem Jahr zu einer lokalen Kontrolle von 81 %. Vom gesamten Kollektiv haben später 15 % der Patienten (w/m) eine GHRT benötigt. Zum Analysezeitpunkt gab es keinen Fall mit leptomeningealer Streuung (Asher 2014).

Als Fazit kann man feststellen, dass bisher keine Daten höherer Qualität und Validität mit einem Evidenzlevel 1 oder 2 vorliegen. Sehr viele retrospektive Studien konnten den Vorteil einer stereotaktischen Radiochirurgie und der Mikrochirurgie bei solitären HM nachweisen (Muacevic 1999, Schoggl 2000, O'Neill 2003). Da das Evidenzlevel der bisherigen Studien nicht ausreichend ist, bleibt jedoch anzumerken, dass „the issue, therefore, remains unresolved" (Mehta 2015c).

5.4   Zukunftsaussichten

Die massive Transformation der onkologischen Optionen angesichts innovativer gezielter Therapieansätze und der Immuntherapie öffnet neue Behandlungschancen für Patienten (w/m) mit Hirnmetastasen. Bedauerlicherweise wurden die Erwartungen einer deutlichen Verbesserung der klinischen Situation bei Hirnmetastasen hinsichtlich Ansprechen auf die gezielten Therapien und damit einhergehenden Krankheitskontrolle gedämpft. Daneben ist anzumerken, dass trotz guter Hinweise aus anekdotischen Studien zur Verbesserung des Gesamtüberlebens für HM-Patienten (w/m) hinsichtlich gezielter systematischer Therapiemodalitäten, aber kaum Information hoher Validität vorliegen. Die einzige prospektive randomisierte kontrollierte Studie, in der die Radiotherapie, hier GHRT, mit einer gezielten molekularen Therapie kombiniert wurde, ist die RTOG-0320-Studie mit negativem Ausgang hinsichtlich Überleben. Sie war bedauerlicherweise nicht explizit auf die Untersuchung des molekularen Besatzes der Hirnmetastasen hin gerichtet und damit nicht eindeutig aussagefähig und wurde frühzeitig wegen Rekrutierungsprobleme geschlossen (Sperduto 2013). Bis zum Moment der Analyse wurden 126 Fälle eingeschlossen. Der Kombinationsarm A, bestehend aus GHRT und Stereotaxie, wurde mit dem Kombinationsarm B, bestehend aus GHRT, Stereotaxie und Chemotherapie (Temozolamid, TMZ) sowie zugleich einem dritten

Kombinationsarm C, GHRT und Stereotaxie und Erlotinib, verglichen. Die mediane Überlebenszeiten in Arm A war 13,4 Monate, im Arm B 6,3 Monate und für Arm C 6,1 Monate. Trotz der numerischen Unterschieden des Überlebens in den drei Armen, ergab die statistische Testung keine Signifikanz. Die Zeitspanne bis zur Progression der Erkrankung im ZNS und dem einhergehenden Auftreten klinischer Symptome war im Arm A länger. Die Intensität der Toxizitätsgrade 3–5 betrug 11 % in Arm A, 41 % in Arm B und 49 % in Arm C. Die Unterschiede waren statistisch signifikant (p<0,001).

Die Autoren schlussfolgerten, dass die Kombination von TMZ und ETN mit Radiotherapie bestehend aus GHRT und Stereotaxie keinen Vorteil für Patienten (w/m) mit einer bis drei HM und einem bekannten nicht-kleinzelligen Lungenkarzinom erbringt. Die Annahme, dass die schlechteren Überlebenszeiten eventuell auf Grund der höheren Toxizität der Kombinationen mit TMZ und ETN zu Stande kamen, wäre naheliegend, aber nicht beweisbar (Sperduto 2013).

Einige andere Studien zu verschiedenen Kombinationen, darunter die RTOG-1119-Studie, laufen noch und deren Ergebnisse werden erwartet. Innovatives könnte in einer Kombination der Ziele lokaler Therapie, beispielsweise stereotaktische Radiochirurgie, sowie systemischer Therapie, z. B. mittels gezielter systemischer Therapeutika, bestehen. Das Ziel der ersten Methode wäre dann die Vernichtung mikroskopischer Läsionen und das Ziel der letzten Modalität die Vernichtung von zirkulierenden mikroskopischen Tumorzellen. Der „neue Standard" könnte das klinische Ergebnis für Patienten (w/m) mit Hirnmetastasen solider Tumoren verbessern.

Die LANDSCAPE-Studie untersucht Patientinnen mit einem Mammakarzinom mit einer Expression von „human epidermal growth factor receptor 2" (HER2), die unter ZNS-Metastasen litten. Die Therapie bestand aus Lapatinib und Capacitabine. Die Ansprechrate war mit mehr als 66 % beeindruckend (Bachelot 2013). Die bisherigen Berichte über die Kombination von systemischer Therapie, sei es gezielt mittels „small molecules" oder einer neuen Immuntherapiegeneration, und deren radiosensibilisierenden Effekten sind kontrovers und widersprüchlich. Die neueste Generation von „immune checkpoint inhibitors", insbesondere wenn sie mit einer hochpräzisen Radiotherapie kombiniert werden sollte, stellt eine rationale Handlungsweise dar. Präliminäre Informationen liegen dazu vor. Die Idee, die stereotaktische Radiochirurgie als eine Art „radiogenic vaccine" (Mehta 2015a) zur Anwendung bringen, wird derzeit wissenschaftlich untersucht. Eine Hypothese zur Anwendung von stereotaktischer Radiochirurgie in dieser Funktion geht davon aus, dass diese als ablative Prozedur zu einer massiven Tumorzellvernichtung führt und damit eine Freisetzung verschiedener Antigene ermöglicht, die davor intrazellulär maskiert waren und jetzt dem zellulären Immunsystem präsentiert werden. Die Rede ist von einem hinsichtlich immunologischer Reaktionen besonders geschützten Hirnparenchymbereich („immunoprivileged environment of the brain"). Diese Flut neuer, bis dato maskierter Tumorzellantigene („antigenic flood") reaktiviert die zelluläre Immunreaktionen, die konsekutiv zur Vernichtung von anderen Tumorzellen führt. In der Regel wird es sich um eine T-Zell-Antwort handeln. Der Verzicht auf eine GHRT ist in diesem Kontext insoweit dienlich, da so eine strahlenbedingte Senkung der Lymphozytenzahl vermieden wird. Wird additiv eine aktive immuntherapeutische medikamentöse Behandlung (beispielsweise mit einem „immune checkpoint inhibitor") verwirklicht, kann der sogenannte Mechanismus des „immune silencing" beendet werden. Dieser Mechanismus ist mit „cytotoxic T-lymphocyte-associated antigen 4„ (CTLA-4) und "programmed death 1" (PD-1) assoziiert (Deng 2014).

Zusammenfassung

Mehr als fünf Dekaden wurden benötigt, um die ZNS-Metastasierung solider Tumoren im Zentrum der Forschung zu etablieren. Während spätestens seit den 1980er die GHRT zum palliativen Arsenal der klinischen Onkologie gehörte, kommt sie auch für eine Patientensubgruppe mit singulären und vereinzelten ZNS-Metastasen in Frage. Die Metaanalyse von drei prospektiven randomisierten kontrollierten Studien macht konsensfähig, dass der Verzicht auf GHRT keinen großen Nachteil für das Gesamtüberleben dieser Patienten (w/m) zeitigt. Analysiert man die Zusammenhänge unter konkreten klinischen Szenarien, müssen noch andere Faktoren Beachtung finden. Einer dieser Faktoren ist die sogenannte Salvage-Therapie. Deren Effektivität und Nachhaltigkeit werden selten objektiviert und zum Gesamtüberleben nicht in Beziehung gesetzt. Ein anderer Faktor wäre das Rollenverständnis der systemischen Progression der Tumorkrankheit und deren graduelle Einordnung in das Gesamtgeschehen.

Es gibt viele Hinweise, dass auf eine GHRT bei singulären ZNS-Metastasen verzichtet werden kann, zugleich gibt es Berichte über einen Nutzen hinsichtlich Überleben im Fall der GHRT-Unterlassung; eine endgültige Schlussfolgerung ist derzeit nicht möglich. Da aber Validität und Qualität der vorliegenden Berichte für eine definitive Aussage nicht ausreichen, bleiben zahlreiche Aspekte unklar. Lokale strahlentherapeutische Maßnahmen und stereotaktische Radiochirurgie (◻ Abb. 5.1, ◻ Abb. 5.2, ◻ Abb. 5.3, ◻ Abb. 5.4, ◻ Abb. 5.5, ◻ Abb. 5.6, ◻ Abb. 5.7, ◻ Abb. 5.8, ◻ Abb. 5.9, ◻ Abb. 5.10, ◻ Abb. 5.11, ◻ Abb. 5.12) sind von enormer Bedeutung für alle Patienten (w/m) mit singulären und vereinzelten ZNS-Metastasen, da diese gut auf eine Strahlentherapie ansprechen (◻ Tab. 5.1, ◻ Tab. 5.2). Deren Beschränkung auf das notwendige Minimum und Strategien zu ihrer Effektivitätssteigerung stehen im Mittelpunkt aktueller Bemühungen.

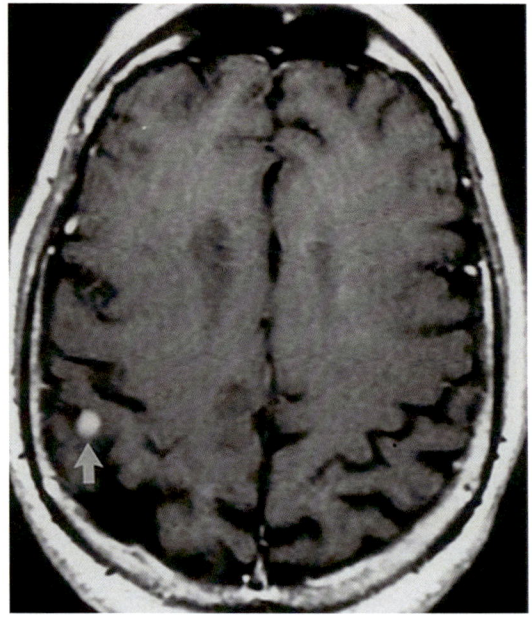

◻ **Abb. 5.1**   Singuläre Hirnmetastase (*Pfeil*) als Indikation für stereotaktische Radiochirurgie

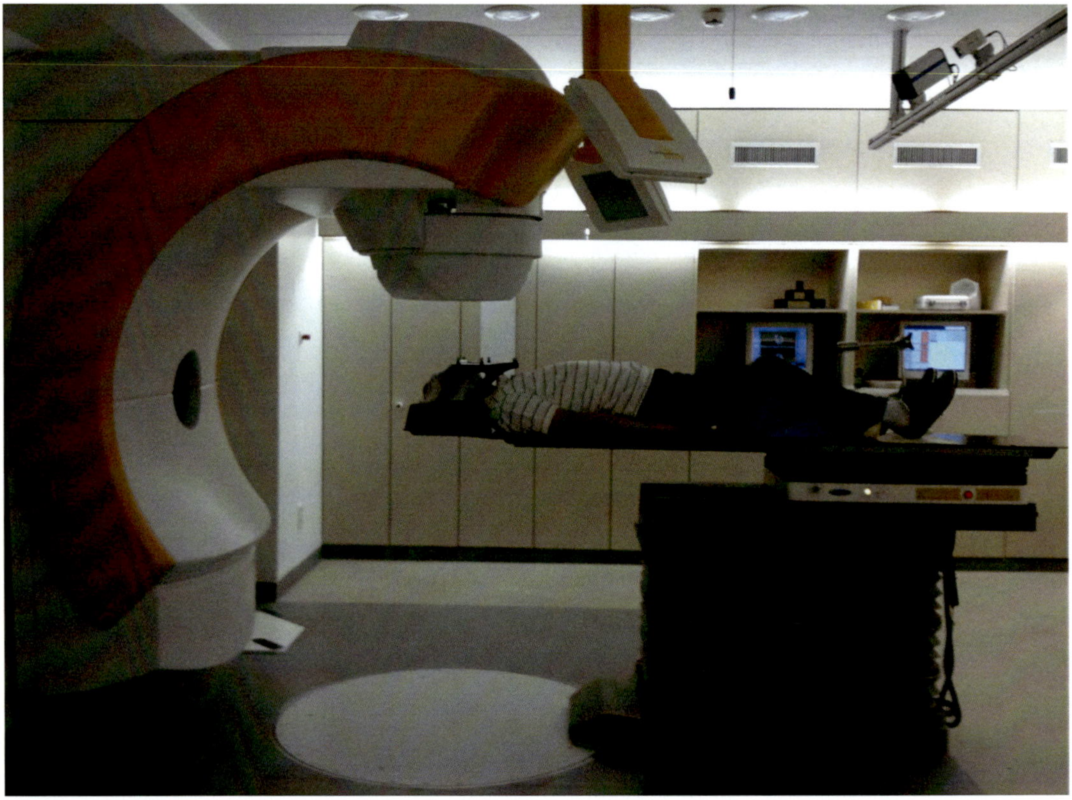

◻ **Abb. 5.2**   Dedizierte Maschine zur stereotaktischen Radiochirurgie

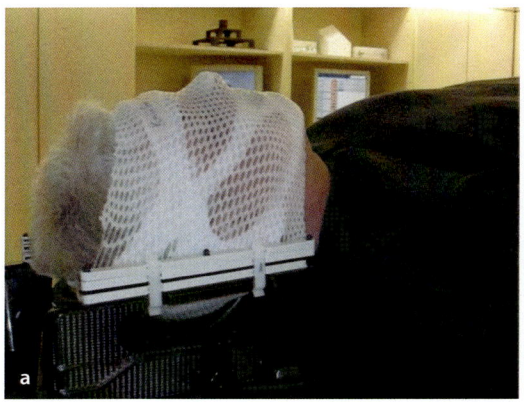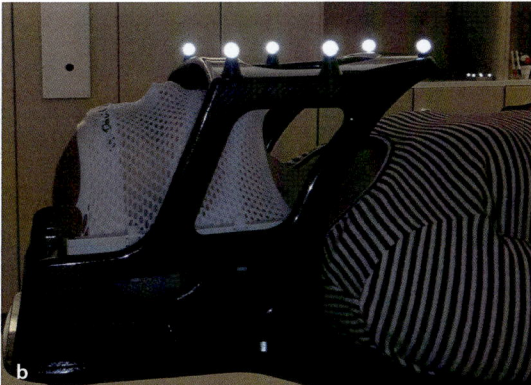

Abb. 5.3 **a** Frameless-Maskensystem zur stereotaktischen Radiochirurgie. **b** Externe Marker

Abb. 5.4 Bildgeführte stereotaktische Radiochirurgie in Aktion

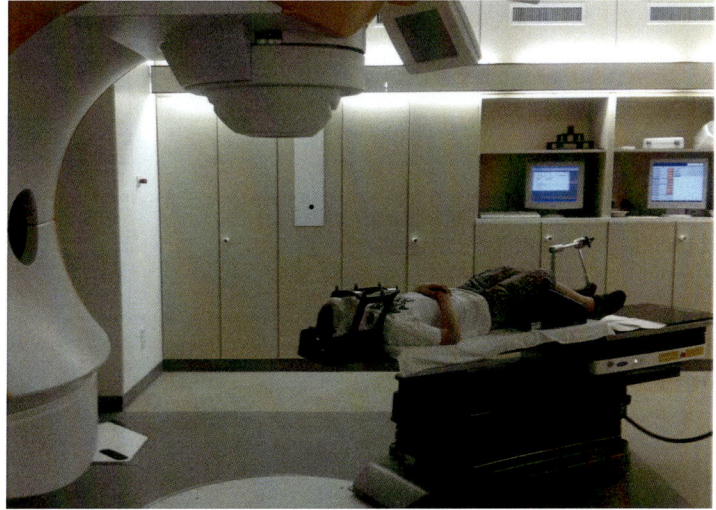

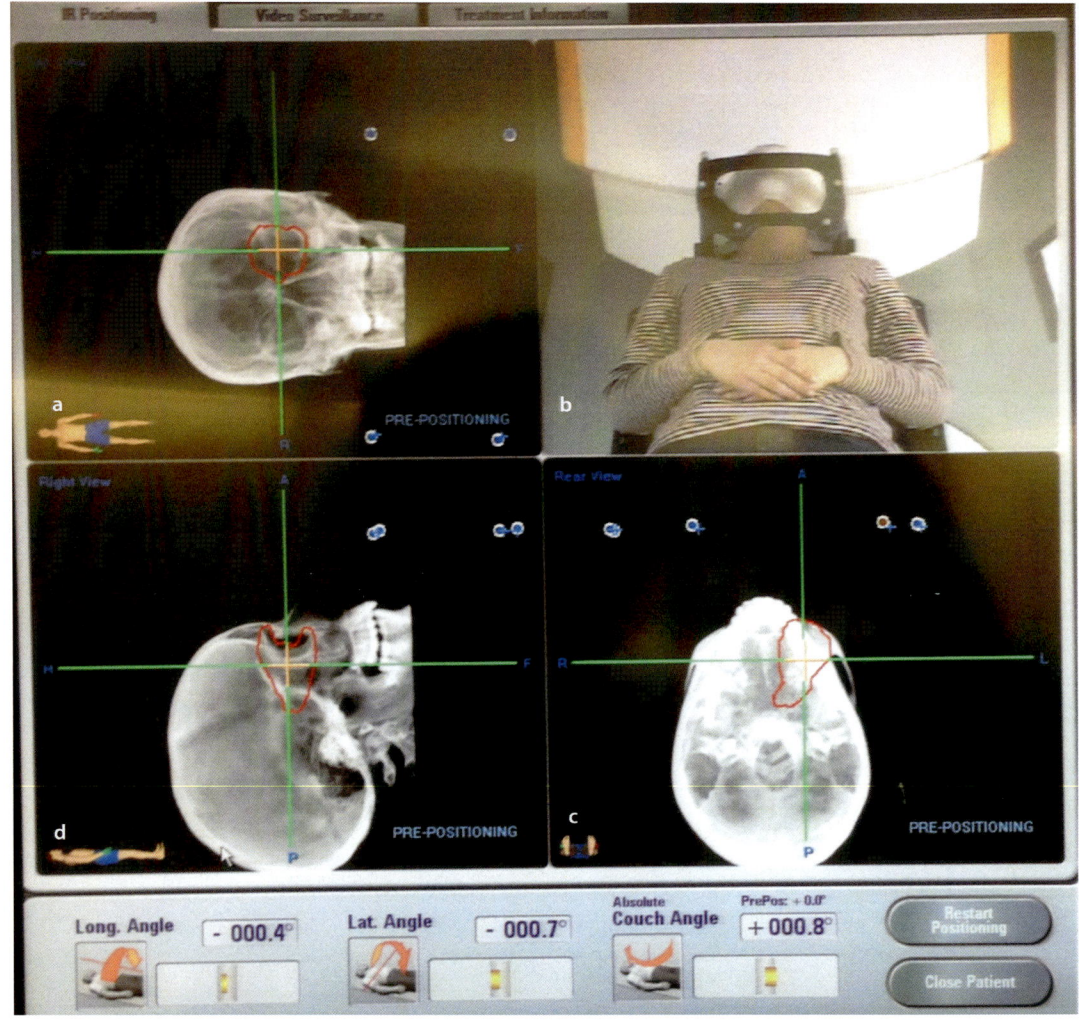

◻ **Abb. 5.5a–d**   Monitoring einer radiochirurgischen Therapiesitzung. Markierung des Zielvolumens (*rot*) im Durchleuchtungsbild: **a** koronar, **b** sagittal, **c** transversal. **d** Patientenüberwachung

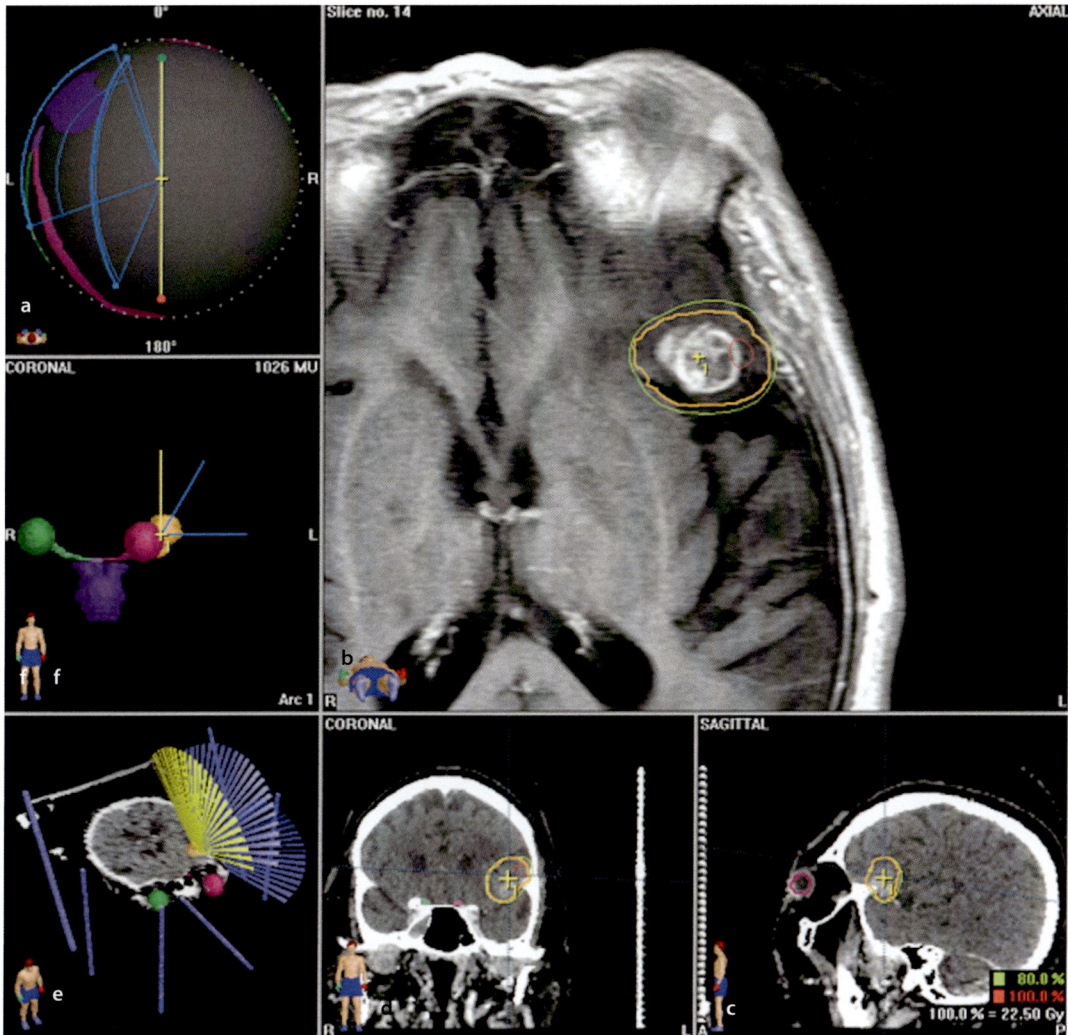

◘ Abb. 5.6a–f   Therapie einer solitären Metastase: Dosisverteilung. **a** Konfiguration. **b** Isolierte Darstellung der Volumina.
c Bestrahlungsdarstellung. Befundmarkierung im CT (*Linien*): **d** koronare, **e** sagittale und **f** transversale Schnittführung

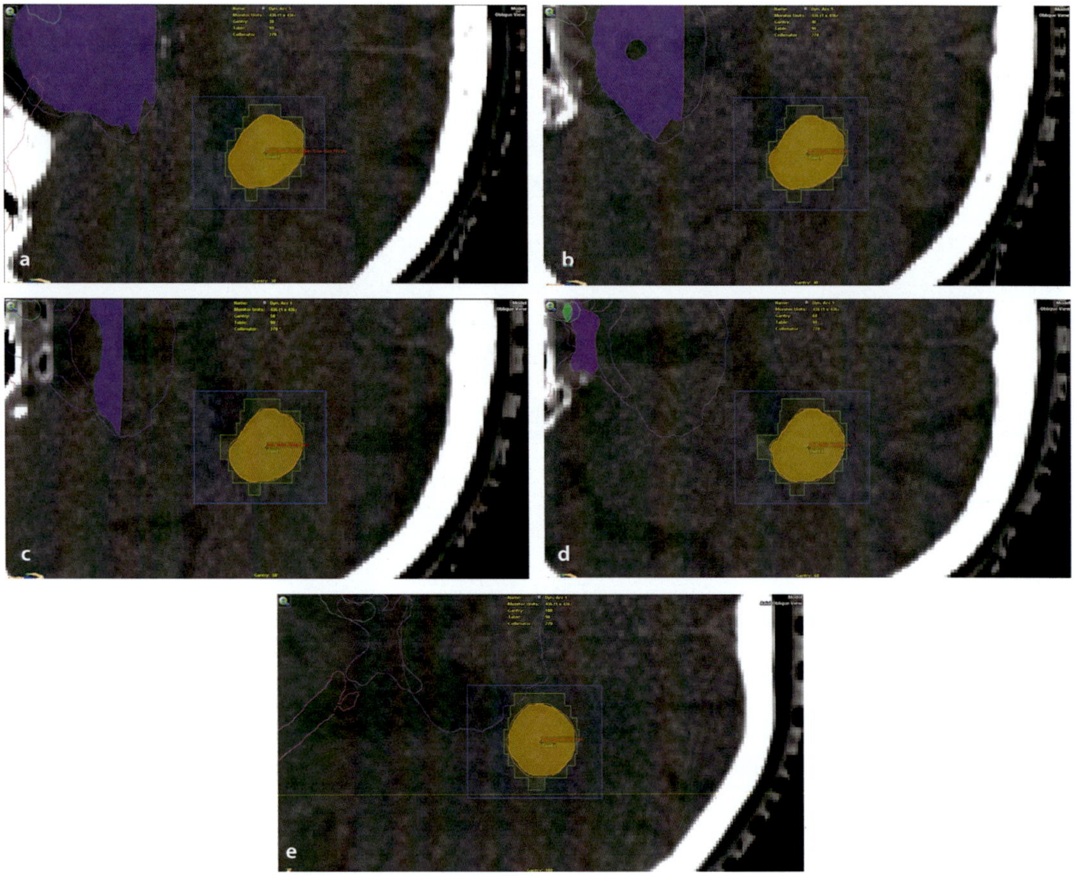

◘ **Abb. 5.7a–e**   Therapie einer solitären Metastase: Feldkonfigurationen. **a** MLC-Stellung 1. **b** MLC-Stellung 2. **c** MLC-Stellung
3. **d** MLC-Stellung 4. **e** MLC-Stellung 5

◘ **Abb. 5.8**   Therapie einer solitären
Metastase: Dosisverteilung

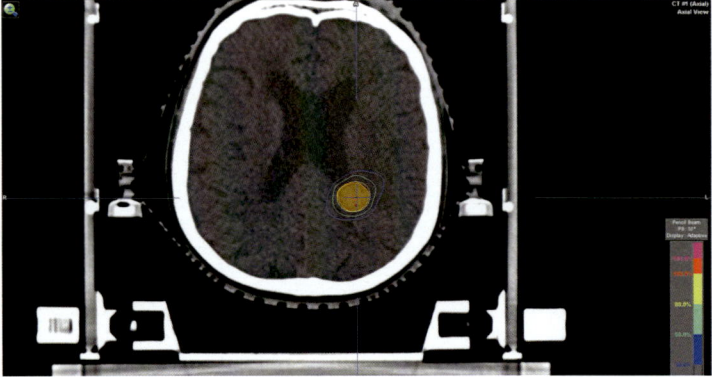

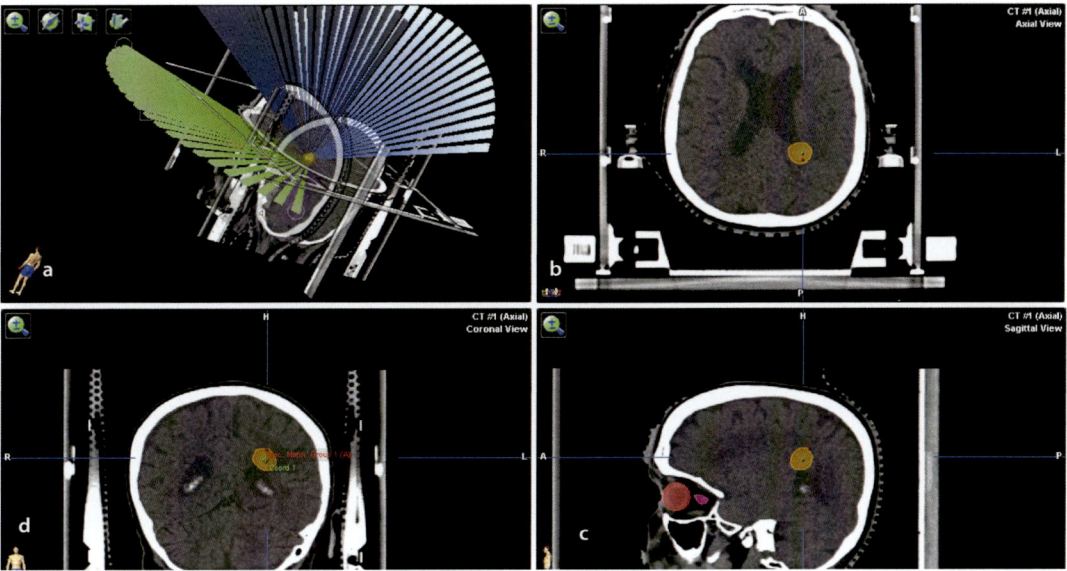

■ **Abb. 5.9a–d**   Setting und Details der stereotaktischen Radiochirurgie einer solitären Metastase (*gelb*). **a** Visualisierte Arcs. Dosisverteilungen: **b** transversal. **c** sagittal. **d** koronar

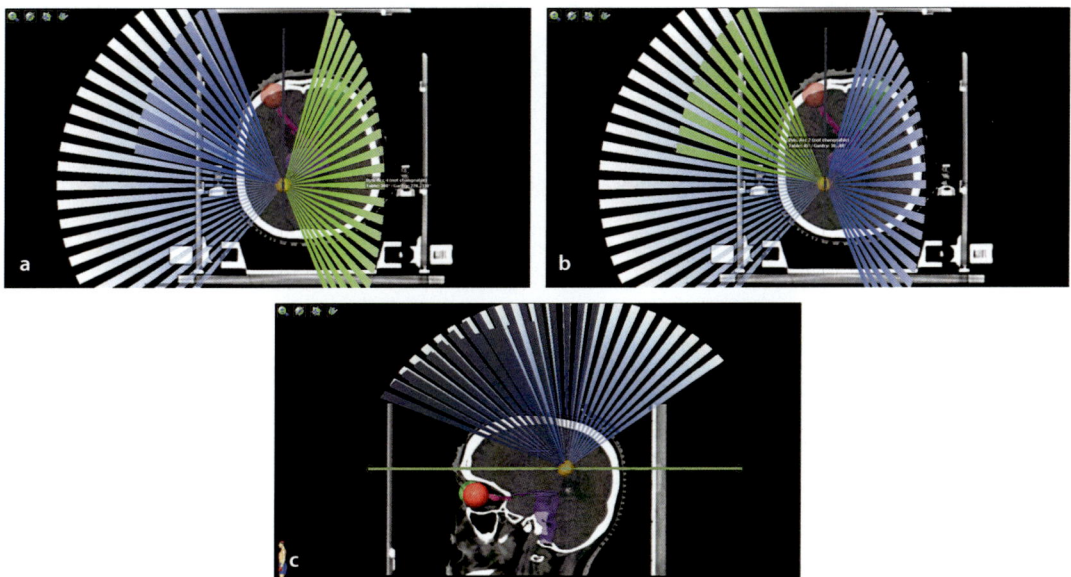

■ **Abb. 5.10a–c**   Stereotaktische Radiochirurgie als volumetrische Arc-Therapie. **a** Arc 1. **b** Arc 2. **c** Arc 3

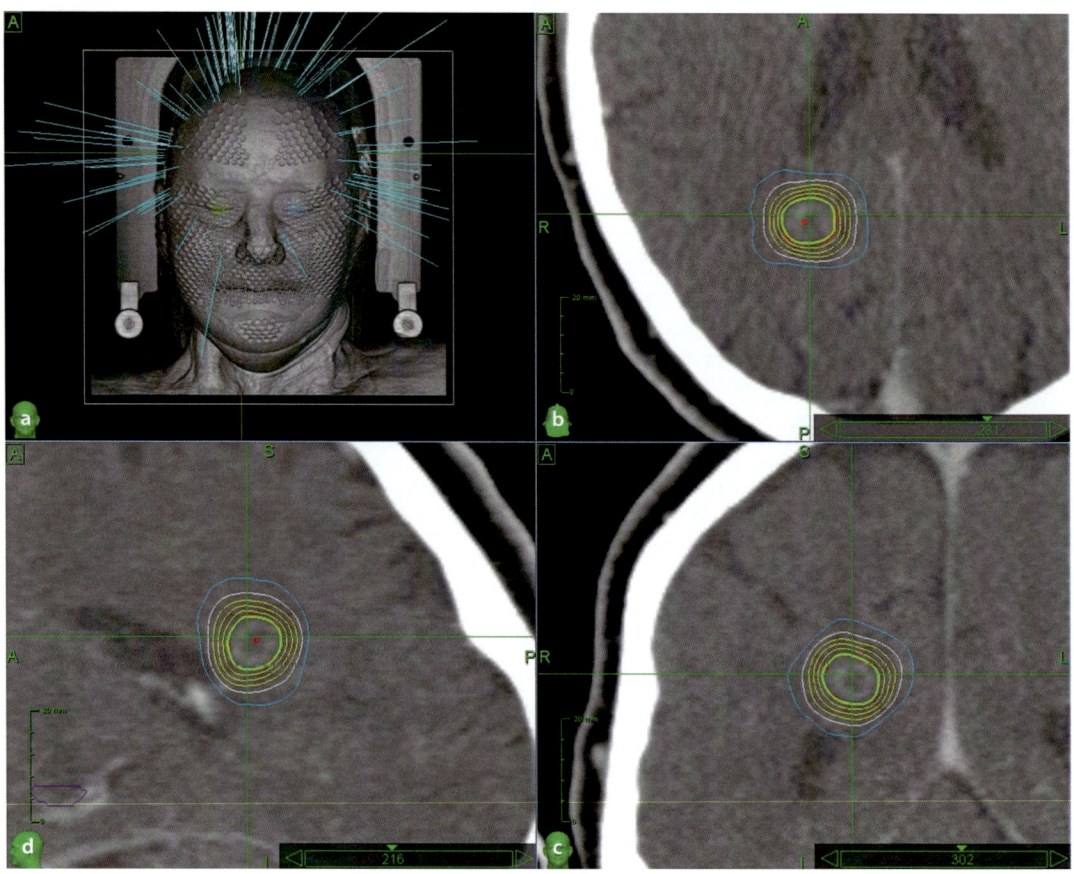

Abb. 5.11a–d   Cyber-Knife-Technologie und Setting. **a** Überblick. Dosisverteilungen: **b** transversal. **c** sagittal. **d** koronar

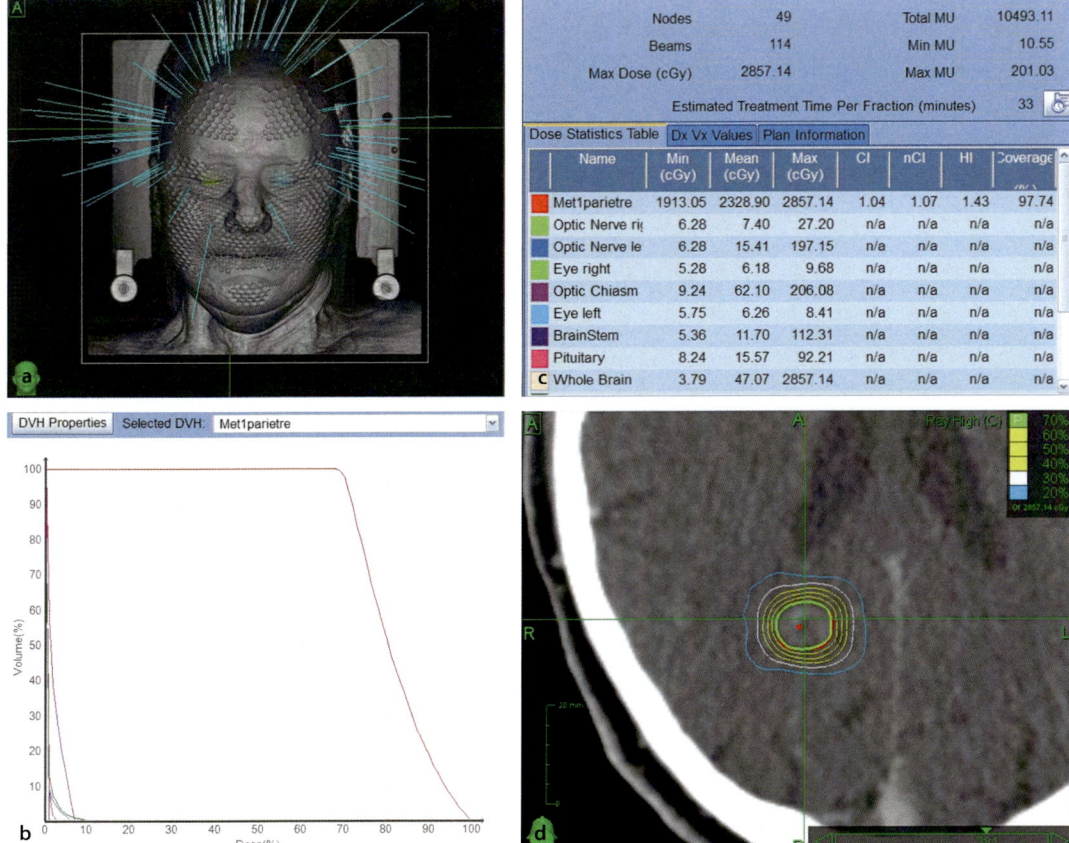

Dose Statistics Table | Dx Vx Values | Plan Information

Name	Min (cGy)	Mean (cGy)	Max (cGy)	CI	nCI	HI	Coverage
Met1parietre	1913.05	2328.90	2857.14	1.04	1.07	1.43	97.74
Optic Nerve rig	6.28	7.40	27.20	n/a	n/a	n/a	n/a
Optic Nerve le	6.28	15.41	197.15	n/a	n/a	n/a	n/a
Eye right	5.28	6.18	9.68	n/a	n/a	n/a	n/a
Optic Chiasm	9.24	62.10	206.08	n/a	n/a	n/a	n/a
Eye left	5.75	6.26	8.41	n/a	n/a	n/a	n/a
BrainStem	5.36	11.70	112.31	n/a	n/a	n/a	n/a
Pituitary	8.24	15.57	92.21	n/a	n/a	n/a	n/a
Whole Brain	3.79	47.07	2857.14	n/a	n/a	n/a	n/a

Nodes	49	
Beams	114	
Max Dose (cGy)	2857.14	
Total MU	10493.11	
Min MU	10.55	
Max MU	201.03	
Estimated Treatment Time Per Fraction (minutes)	33	

■ **Abb. 5.12a–d** Cyber-Knife-Technologie und Setting. **a** Überblick. **b** Dosisverteilung mit Isodosenlinien. **c** Dosis-Volumen-Histogramm. **d** Dosisverteilung absolut

◘ **Tab. 5.1** Ergebnisse prospektiver Studien zur Therapie von Patients (n=346) mit Hirnmetastasen in Abhängigkeit von der Therapie. (Myrseth 2009, Pollock 2006, Régis 2002)

Variablen		Fallzahlen (n)	SRS	SRS und WBRT
Metastasenanzahl	1	217	111	106
	2	88	44	44
	3	47	24	23
	4	12	7	5
Extrakranielle Metastasen		202	100	102
Primärtumor	Lunge	214	109	105
	Brust	43	22	21
	Niere	24	11	13
Lokalbefund (%)		20	27	12
Salvage-Therapie (%)		63	73	38
Funktionsausfälle in der Hirnperipherie (%)		43	53	34
Tod (%)		86	84	88
Hirntod (%)		27	30	25

SRS „stereotactic radiosurgery", stereotaktische Radiochirurgie; *WBRT* „whole brain radiotherapy", Ganzhirnradiotherapie

◘ **Tab. 5.2** Ergebnisse prospektiver Studien zur Behandlung von Patients (n=346) mit Hirnmetastasen in Abhängigkeit vom Patientenalter. Hazard-Ratio-Analyse (95 % CI; Myrseth 2009, Pollock 2006, Régis 2002)

Patientenalter (Jahre)	Gesamtü-berleben	Funktionsaus-fälle in der Hirnperipherie
35	0,46 (0,24–0,9)	0,90 (0,42–1,94)
40	0,52 (0,29–0,92)	1,05 (0,56–1,98)
45	0,58 (0,35–0,95)	1,23 (0,73–2,05)
50	0,64 (0,42–0,99)	1,43 (0,95–2,15)
55	0,72 (0,49–1,05)	1,67 (1,19–2,35)
60	0,80 (0,56–1,14)	1,95 (1,40–2,71)
65	0,90 (0,62–1,29)	2,27 (1,55–3,33)
70	1,0 (0,67–1,49)	2,65 (1,64–4,27)
75	1,12 (0,71–1,76)	3,09 (1,70–5,61)
80	1,24 (0,73–2,11)	,60 (1,75–7,44)

Literatur

Andrews DW, Scott CB, Sperduto PW, Flanders AE, Gaspar LE, Schell MC et al (2004) Whole brain radiation therapy with or without stereotactic radiosurgery boost for patients with one to three brain metastases: phase III results of the RTOG 9508 randomised trial. Lancet 363(9422):1665–1672

Aoyama H, Shirato H, Tago M, Nakagawa K, Toyoda T, Hatano K et al (2006) Stereotactic radiosurgery plus whole-brain radiation therapy vs stereotactic radiosurgery alone for treatment of brain metastases: a randomized controlled trial. Jama 295(21):2483–2491

Aoyama H, Tago M, Shirato H (2015) Japanese Radiation Oncology Study Group I. Stereotactic Radiosurgery With or Without Whole-Brain Radiotherapy for Brain Metastases: Secondary Analysis of the JROSG 99-1 Randomized Clinical Trial. JAMA oncology 1(4):457–464

Asher AL, Burri SH, Wiggins WF, Kelly RP, Boltes MO, Mehrlich M et al (2014) A new treatment paradigm: neoadjuvant radiosurgery before surgical resection of brain metastases with analysis of local tumor recurrence. International journal of radiation oncology, biology, physics 88(4):899–906

Atalar B, Modlin LA, Choi CY, Adler JR, Gibbs IC, Chang SD et al (2013) Risk of leptomeningeal disease in patients treated with stereotactic radiosurgery targeting the postoperative resection cavity for brain metastases. International journal of radiation oncology, biology, physics 87(4):713–718

Bachelot T, Romieu G, Campone M, Dieras V, Cropet C, Dalenc F et al (2013) Lapatinib plus capecitabine in patients with previously untreated brain metastases from HER2-positive metastatic breast cancer (LANDSCAPE): a single-group phase 2 study. The Lancet Oncology 14(1):64–71

Borgelt B, Gelber R, Larson M, Hendrickson F, Griffin T, Roth R (1981) Ultra-rapid high dose irradiation schedules for the palliation of brain metastases: final results of the first two studies by the Radiation Therapy Oncology Group. International journal of radiation oncology, biology, physics 7(12):1633–1638

Bradley KA, Mehta MP (2004) Management of brain metastases. Seminars in oncology 31(5):693–701

Brown PD, Pugh S, Laack NN, Wefel JS, Khuntia D, Meyers C et al (2013) Memantine for the prevention of cognitive dysfunction in patients receiving whole-brain radiotherapy: a randomized, double-blind, placebo-controlled trial. Neuro-oncology 15(10):1429–1437

Chang EL, Wefel JS, Hess KR, Allen PK, Lang FF, Kornguth DG et al (2009) Neurocognition in patients with brain metastases treated with radiosurgery or radiosurgery plus whole-brain irradiation: a randomised controlled trial. The Lancet Oncology 10(11):1037–1044

Chao JH, Phillips R, Nickson JJ (1954) Roentgen-ray therapy of cerebral metastases. Cancer 7(4):682–689

Choi CY, Chang SD, Gibbs IC, Adler JR, Harsh GRt, Lieberson RE et al (2012) Stereotactic radiosurgery of the postoperative resection cavity for brain metastases: prospective evaluation of target margin on tumor control. International journal of radiation oncology, biology, physics 84(2):336–342

Deng L, Liang H, Burnette B, Beckett M, Darga T, Weichselbaum RR et al (2014) Irradiation and anti-PD-L1 treatment synergistically promote antitumor immunity in mice. The Journal of clinical investigation 124(2):687–695

Eriksson PS, Perfilieva E, Bjork-Eriksson T, Alborn AM, Nordborg C, Peterson DA et al (1998) Neurogenesis in the adult human hippocampus. Nature medicine 4(11):1313–1317

Gondi V, Hermann BP, Mehta MP, Tome WA (2013) Hippocampal dosimetry predicts neurocognitive function impairment after fractionated stereotactic radiotherapy for benign or low-grade adult brain tumors. International journal of radiation oncology, biology, physics 85(2):348–354

Gondi V, Pugh SL, Tome WA, Caine C, Corn B, Kanner A et al (2014) Preservation of memory with conformal avoidance of the hippocampal neural stem-cell compartment during whole-brain radiotherapy for brain metastases (RTOG 0933): a phase II multi-institutional trial. Journal of clinical oncology : official journal of the American Society of Clinical Oncology 32(34):3810–3816

Houten L, Reilley AA (1980) An investigation of the cause of death from cancer. Journal of surgical oncology 13(2):111–116

Kaul D, Angelidis A, Budach V, Ghadjar P, Kufeld M, Badakhshi H (2015) Prognostic indices in stereotactic radiotherapy of brain metastases of non-small cell lung cancer. Radiation oncology 10(1):244

Kocher M, Soffietti R, Abacioglu U, Villa S, Fauchon F, Baumert BG et al (2011) Adjuvant whole-brain radiotherapy versus observation after radiosurgery or surgical resection of one to three cerebral metastases:results of the EORTC 22952-26001 study. Journal of clinical oncology : official journal of the American Society of Clinical Oncology 29(2):134–141

Leth T, von Oettingen G, Lassen-Ramshad YA, Lukacova S, Hoyer M (2015) Survival and prognostic factors in patients treated with stereotactic radiotherapy for brain metastases. Acta oncologica 54(1):107–114

Lin NU, Lee EQ, Aoyama H, Barani IJ, Barboriak DP, Baumert BG et al (2015) Response assessment criteria for brain metastases: proposal from the RANO group. The Lancet Oncology 16(6):e270–278

Lin X, DeAngelis LM (2015) Treatment of Brain Metastases. Journal of clinical oncology: official journal of the American Society of Clinical Oncology 33(30):3475–3484

Mehta MP (2015a) Brain metastases: the changing landscape. Oncology 29(4):257–260

Mehta MP (2015b) The controversy surrounding the use of whole-brain radiotherapy in brain metastases patients. Neuro-oncology 17(7):919–923

Mehta MP, Ahluwalia MS (2015c) Whole-brain radiotherapy and stereotactic radiosurgery in brain metastases: what is the evidence? American Society of Clinical Oncology educational book/ASCO American Society of Clinical Oncology Meeting: e99–104

Mehta MP, Rodrigus P, Terhaard CH, Rao A, Suh J, Roa W et al (2003) Survival and neurologic outcomes in a randomized trial of motexafin gadolinium and whole-brain radiation therapy in brain metastases. Journal of clinical oncology : official journal of the American Society of Clinical Oncology 21(13):2529–2536

Mehta MP, Tsao MN, Whelan TJ, Morris DE, Hayman JA, Flickinger JC et al (2005) The American Society for Therapeutic Radiology and Oncology (ASTRO) evidence-based review of the role of radiosurgery for brain metastases. International journal of radiation oncology, biology, physics 63(1):37–46

Mohammadi AM, Recinos PF, Barnett GH, Weil RJ, Vogelbaum MA, Chao ST et al (2012) Role of Gamma Knife surgery in patients with 5 or more brain metastases. Journal of neurosurgery 117 Suppl:5–12

Monje ML, Mizumatsu S, Fike JR, Palmer TD (2002) Irradiation induces neural precursor-cell dysfunction. Nature medicine 8(9):955–962

Muacevic A, Kreth FW, Horstmann GA, Schmid-Elsaesser R, Wowra B, Steiger HJ et al (1999) Surgery and radiotherapy compared with gamma knife radiosurgery in the treatment of solitary cerebral metastases of small diameter. Journal of neurosurgery 91(1):35–43

Myrseth E, Møller P, Pedersen P-H, Lund-Johansen M (2009) Vestibular schwannoma: surgery or gamma knife radiosurgery? A prospective, nonrandomized study. Neurosurgery 64:654–661; discussion 661–663

Nieder C, Grosu AL, Mehta MP (2012) Brain metastases research 1990– 2010: pattern of citation and systematic review of highly cited articles. TheScientificWorldJournal 2012:721598

O'Neill BP, Iturria NJ, Link MJ, Pollock BE, Ballman KV, O'Fallon JR (2003) A comparison of surgical resection and stereotactic radiosurgery in the treatment of solitary brain metastases. International journal of radiation oncology, biology, physics 55(5):1169–1176

Patchell RA, Tibbs PA, Regine WF, Dempsey RJ, Mohiuddin M, Kryscio RJ et al (1998) Postoperative radiotherapy in the treatment of single metastases to the brain: a randomized trial. Jama 280(17):1485–1489

Patchell RA, Tibbs PA, Walsh JW, Dempsey RJ, Maruyama Y, Kryscio RJ et al (1990) A randomized trial of surgery in the treatment of single metastases to the brain. The New England journal of medicine 322(8):494–500

Pollock BE, Driscoll CLW, Foote RL, Link MJ, Gorman DA, Bauch CD, Mandrekar JN, Krecke KN, Johnson CH (2006) Patient outcomes after vestibular schwannoma management: a prospective comparison of microsurgical resection and stereotactic radiosurgery. Neurosurgery 59:77–85; discussion 77–85

Rades D, Huttenlocher S, Gebauer N, Hornung D, Trang NT, Khoa MT et al (2015a) Impact of stereotactic radiosurgery dose on control of cerebral metastases from renal cell carcinoma. Anticancer research 35(6):3571–3574

Rades D, Huttenlocher S, Khoa MT, Thai PV, Hornung D, Schild SE (2015b) Number of cerebral lesions predicts freedom from new brain metastases after radiosurgery alone in lung cancer patients. Oncology letters 10(2):1109–1112

Rades D, Pluemer A, Veninga T, Hanssens P, Dunst J, Schild SE (2007) Whole-brain radiotherapy versus stereotactic radiosurgery for patients in recursive partitioning analysis classes 1 and 2 with 1 to 3 brain metastases. Cancer 110(10):2285–2292

Rades D, Pluemer A, Veninga T, Schild SE (2008) Comparison of different treatment approaches for one to two brain metastases in elderly patients. Strahlentherapie und Onkologie: Organ der Deutschen Rontgengesellschaft [et al] 184(11):565–571

Rades D, Schild SE (2012) Do patients with a limited number of brain metastases need whole-brain radiotherapy in addition to radiosurgery? Strahlentherapie und Onkologie: Organ der Deutschen Rontgengesellschaft [et al] 188(8):702–706

Rades D, Schild SE, Lohynska R, Veninga T, Stalpers LJ, Dunst J (2007b) Two radiation regimens and prognostic factors for brain metastases in nonsmall cell lung cancer patients. Cancer 110(5):1077–1082

Rades D, Sehmisch L, Huttenlocher S, Blank O, Hornung D, Terheyden P et al (2014) Radiosurgery alone for 1 3 newly diagnosed brain metastases from melanoma: impact of dose on treatment outcomes. Anticancer research 34(9):5079–5082

Régis J, Pellet W, Delsanti C, Dufour H, Roche PH, Thomassin JM, Zanaret M, Peragut JC (2002) Functional outcome after gamma knife surgery or microsurgery for vestibular schwannomas. J Neurosurg 97:1091–1100

Sahgal A, Aoyama H, Kocher M, Neupane B, Collette S, Tago M et al (2015a) Phase 3 trials of stereotactic radiosurgery with or without whole-brain radiation therapy for 1 to 4 brain metastases: individual patient data meta-analysis. International journal of radiation oncology, biology, physics 91(4):710–717

Sahgal A, Larson D, Knisely J (2015b) Stereotactic radiosurgery alone for brain metastases. The Lancet Oncology 16(3):249–250

Sanghavi SN, Miranpuri SS, Chappell R, Buatti JM, Sneed PK, Suh JH et al (2001) Radiosurgery for patients with brain metastases: a multi-institutional analysis, stratified by the RTOG recursive partitioning analysis method. International journal of radiation oncology, biology, physics 51(2):426–434

Schoggl A, Kitz K, Reddy M, Wolfsberger S, Schneider B, Dieckmann K et al (2000) Defining the role of stereotactic radiosurgery versus microsurgery in the treatment of single brain metastases. Acta neurochirurgica 142(6):621–626

Soltys SG, Adler JR, Lipani JD, Jackson PS, Choi CY, Puataweepong P et al (2008) Stereotactic radiosurgery of the postoperative resection cavity for brain metastases. International journal of radiation oncology, biology, physics 70(1):187–193

Sperduto PW, Berkey B, Gaspar LE, Mehta M, Curran W (2008) A new prognostic index and comparison to three other indices for patients with brain metastases: an analysis of 1,960 patients in the RTOG database. International journal of radiation oncology, biology, physics 70(2):510–514

Sperduto PW, Chao ST, Sneed PK, Luo X, Suh J, Roberge D et al (2010) Diagnosis-specific prognostic factors, indexes, and treatment outcomes for patients with newly diagnosed brain metastases: a multi-institutional analysis of 4,259 patients. International journal of radiation oncology, biology, physics 77(3):655–661

Sperduto PW, Shanley R, Luo X, Andrews D, Werner-Wasik M, Valicenti R et al (2014) Secondary analysis of RTOG 9508, a phase 3 randomized trial of whole-brain radiation therapy versus WBRT plus stereotactic radiosurgery in patients with 1-3 brain metastases; poststratified by the graded prognostic assessment (GPA). International journal of radiation oncology, biology, physics 90(3):526–531

Sperduto PW, Wang M, Robins HI, Schell MC, Werner-Wasik M, Komaki R et al (2013) A phase 3 trial of whole brain radiation therapy and stereotactic radiosurgery alone versus WBRT and SRS with temozolomide or erlotinib for non-small cell lung cancer and 1 to 3 brain metastases: Radiation Therapy Oncology Group 0320, International journal of radiation oncology, biology, physics 85(5):1312–1318

Stokes TB, Niranjan A, Kano H, Choi PA, Kondziolka D, Dade Lunsford L et al (2015) White matter changes in breast cancer brain metastases patients who undergo radiosurgery alone compared to whole brain radiation therapy plus radiosurgery. Journal of neuro-oncology 121(3):583–590

Tsao MN, Rades D, Wirth A, Lo SS, Danielson BL, Vichare A et al (2012) International practice survey on the management of brain metastases: Third International Consensus Workshop on Palliative Radiotherapy and Symptom Control. Clinical oncology 24(6):e81–92

Tsao M, Xu W, Sahgal A (2012) A meta-analysis evaluating stereotactic radiosurgery, whole-brain radiotherapy, or both for patients presenting with a limited number of brain metastases. Cancer 118(9):2486–2493

Willett A, Wilkinson JB, Shah C, Mehta MP (2015) Management of solitary and multiple brain metastases from breast cancer. Indian journal of medical and paediatric oncology: official journal of Indian Society of Medical & Paediatric Oncology 36(2):87–93

Yamamoto M, Serizawa T, Shuto T, Akabane A, Higuchi Y, Kawagishi J et al (2014a) Stereotactic radiosurgery for patients with brain metastases – authors' reply. The Lancet Oncology 15(7):e248

Yamamoto M, Serizawa T, Shuto T, Akabane A, Higuchi Y, Kawagishi J et al (2014b) Stereotactic radiosurgery for patients with multiple brain metastases (JLGK0901): a multi-institutional prospective observational study. The Lancet Oncology 15(4):387–395

Läsionen der Lunge

© Springer-Verlag GmbH Deutschland 2017
H. Badakhshi, *Bildgeführte stereotaktische Radiochirurgie*,
https://doi.org/10.1007/978-3-662-54724-3_6

6.1   Lungenkarzinom

6.1.1   Hintergrund

Das Thema der lokalen nicht-invasiven Therapie war für die klinische thorakale Onkologie für einen langen Zeitraum relevant (Abreu 2015, Altorki 2010, Aoki 2015, Aragon 2015, Baschnagel 2013, Murray 2016, Green 2016, Yu 2015, Yoshitake 2015, Siva 2015). Seit den 1980ern existiert eine große Anzahl Studien mit direktem Bezug zu radiotherapeutischen Optionen in der Behandlung von Patienten (w/m) mit malignen pulmonalen Läsionen. Die historischen Erfahrungen zeigen die Bemühungen der letzten zwei Dekaden des vergangenen Jahrhunderts in der Erforschung von Lungenkarzinom und Lungenmetastasen anderer solider Tumoren in ihrer pragmatischen und experimentellen Herangehensweise im Interesse von Machbarkeit und Durchführung. Erst später hat sich der zunächst epistemische Charakter der Erforschung der lokalen nicht-invasiven Lungenläsionstherapie in eine eher systematische Richtung entwickelt. Die Transformation des wissenschaftlichen Denkens war – dem Zufall geschuldet? – durch eine extrem rasche und dichte Innovationswelle der Technologie verbunden. Die Technologieinnovationen der vergangenen drei Dekaden umfassen sowohl die Techniken der Bildgebung als auch die Technologie des Linearbeschleunigers. Am Beispiel der Computertomografie (CT) ist die Entwicklung gut zu verfolgen. Die flächendeckende CT-Verbreitung außerhalb von Universitätsklinika fand erst Mitte der 1990er statt. Die rapide Innovation der Bildgebungstechniken hat die Therapieoptionen bei Lungenläsionen stark beeinflusst. Das spätere Aufkommen der Positronen-Emissions-Tomografie (PET) als metabolische Bildgebungstechnik war dabei von entscheidender Bedeutung. Die im Anschluss aufkommende technische Fusionsmöglichkeit von PET und CT trug zur diagnostischen Differenzierung verschiedener pathologischer Lungenveränderungen; dies war ein großer Schritt gerade bei denjenigen Läsionen, die sich nicht für bioptische Klärung eignen. Die PET-CT hat die thorakale Onkologie spürbar geprägt.

Die rasante Technologieinnovation beim Linearbeschleuniger in den vergangenen 20 Jahren hat ebenfalls entscheidend Einfluss auf die Erweiterung der thorakalen Onkologie genommen. Die Behandlung von Lungenkarzinom und metastatischen Läsionen solider Tumore hat sich in diesem Zeitraum deutlich erweitert.

Die Innovationsdynamik bei Bildgebungstechniken und Beschleunigertechnologie war insgesamt entscheidend für die konventionelle und minimal-invasive Thoraxchirurgie genauso wie für die Radiochirurgie. Diese Entwicklungen waren begleitet von grundsätzlichen konzeptuellen transformativen Implikationen. Der „Behandlungsstandard" beim Lungenkarzinom im frühen Stadium ist nach wie vor die Chirurgie und deren „Alternative" die Radiochirurgie.

6.1.2   Behandlungsstandard: Chirurgie

Alternative therapeutische nicht-invasive Optionen in der Behandlung des Lungenkarzinoms im frühen Stadium wurden in der Vergangenheit selten systematisch erforscht, während die operative Resektion von Lungenläsionen bis heute der Standard blieb. Entsprechend der kurativen Behandlungsdoktrin von Lungenkarzinomen im frühen Stadium, die aus dem Mangel an ernsthaft diskutierten Alternativen entstand, blieb die chirurgische Resektion Therapie der Wahl und damit in den Händen der Thoraxchirurgie (Naef 2003a). Aus historischer Perspektive betrachtet war die Geburtsstunde der thorakalen Chirurgie bereits in den frühen Tagen der modernen Chirurgie. Theodor Billroth (1829–1894) oder Johann von Mikulicz (1850–1905) spielten eine wegweisende und führende Rolle in der chirurgischen Resektion von Lungenläsionen. Ihre Vorarbeiten auf dem Feld der Physiologie und Technik führten zur Entstehung der eigenständigen Disziplin der Thoraxchirurgie.

Schlussendlich ist anzumerken, dass die experimentelle Forschung von Ferdinand Sauerbruch (1875–1951) und vor allem dessen klinische Arbeit den Stand einer wissenschaftlich begründbaren Thoraxchirurgie definierten. Seine Monografie „Die Chirurgie der Brustorgane" aus dem Jahr 1918 dient zur klinischen Orientierung im Fach (Naef 2003a). Sauerbruch hat sich in der initialen Phase der Entstehung der Thoraxchirurgie allen häufigen Thoraxerkrankungen und nicht nur den Lungentumoren gewidmet.

Seine Arbeit wurde in verschiedene Richtungen weiterentwickelt. Unter der Forschern, die die Initialzündung der modernen Thoraxchirurgie weitertrugen, sind Willy Meyer (1858–1932) und Samuel Metzler (1851–1921) aus den USA genauso zu nennen wie Tudor Edwards (1890–1946) aus England und Theodore Tuffier (1857–1929) aus Frankreich, der die erste Lungenresektion bereits im Jahr 1891 durchgeführt hatte. Und natürlich der bedeutende Kliniker Alexis Carrel (1873–1944) der später den Nobelpreis für Medizin und Physiologie gewann (Naef 2003a). Die erste Pneumonektomie wurde im Jahr 1933 von Evarts Graham (1883–1957) realisiert (Naef 2003a). In diesem Zeitraum wurde bereits eine Arbeit über die Behandlung von Lungenkarzinomen durch den New Yorker Chirurg Harold Neuhof veröffentlicht (Naef 2003b). Zusätzliche relevante Arbeiten verwirklichte Alfred Blalock (1899–1964) von der Johns Hopkins University in Baltimore/USA.

Die erste groß angelegte systematische Studie zur Erforschung der malignen Lungenläsionen wurde durch die „International Association for the Study of Lung Cancer" (IASLC) im Jahr 1972 initiiert. Diese Arbeiten mündeten in der ersten Lungenkarzinom-Klassifikation nach TNM-System, die auschlaggebend durch den Forscher Cliff Mountain vom MD Anderson Cancer Center/USA determiniert wurde (Naef 2003b).

Was die unmittelbare chirurgische Therapie des Lungenkarzinoms in konkreter Form betrifft, muss die von Churchill und Kollegen im Jahr 1950 veröffentliche Arbeit über Lobektomie genannt werden, die für die folgenden sechs Dekaden bis heute den chirurgischen „Standard" definiert (Churchill 1950). Der neue „Standard" hat sowohl die Doktrin der kurativen Chirurgie als ultimative Therapie des frühen Lungenkarzinoms etabliert als auch eine gute und als nachhaltig wirksam erwiesene Methode der Lungenkarzinombehandlung im frühen Stadium definiert.

Die erste bedeutsame Änderung in der Methodologie der chirurgischen Resektion von Lungentumoren fand nach der Implementierung der video-assistierten thorakoskopischen Thoraxchirurgie („video assisted thoracoscopic surgery", VATS) in der letzten Dekade des 20. Jahrhunderts statt.

Ralph Lewis war der erste forschende Kliniker, der seine Erfahrungen auf dem Feld der video-assistierten Thoraxchirurgie im Jahr 1992 publizierte (Lewis 1991). Dies war der Beginn einer neuen innovativen Thoraxchirurgie. Interessanterweise wurde in den ersten 10 Jahren nach der VATS-Implementierung keine Studie veröffentlicht, in der diese neue Behandlung mit der konventionellen Thoraxchirurgie verglichen worden wäre. Ein direkter prospektiver Vergleich zwischen der video-assistierten thorakoskopischen Lobektomie und der konventionellen offenen thorakotomischen Lobektomie kam überraschenderweise nicht zu Stande. Für mehr als ein Jahrzehnt gab es keine prospektive randomisierte kontrollierte Studie zum Thema. In diesem Zug wurde auch ein direkter prospektiver Vergleich zwischen der konventionellen offenen thorakotomischen Lobektomie und mit anderen weniger und gar mit nicht-invasiven Methoden unterlassen. Auch der direkte prospektive Vergleich der video-assistierten thorakoskopischen Lobektomie mit anderen weniger und gar nicht-invasiven Methoden unterblieb. Dieser Umstand bedarf eigentlich der Klärung, doch diese bleibt ebenfalls dem Feld der Verdrängung überlassen. Und all dies geschieht trotz der mehreren Hundert Publikationen auf jedem der genannten Felder in den vergangenen Jahren.

Eine systematische Übersichtsarbeit aus dem Jahr 2013 hat die Publikationen von 1990 bis 2011 zum Thema VATS zusammengefasst, die meisten Arbeiten entstammten der ersten Dekade des 21. Jahrhunderts (Zhang 2013). Zhang und Kollegen haben in ihrem Bericht 21 Studien aus einer Sammlung von 1099 Publikationen identifizieren können, die den Einschlusskriterien ihrer Untersuchung entsprachen. In diesem Zusammenhang wurden zum Zeitpunkt der Niederschrift der Übersichtsarbeit nur zwei prospektive randomisierte kontrollierte Studien gefunden. Die anderen in die „Metaanalyse" eingeschlossenen Publikationen waren meist retrospektive Fallkontrollstudien.

Die erste prospektive randomisierte kontrollierte Studie wurde im Jahr 1995 von Kirby und Kollegen veröffentlicht (Kirby 1995). Sie hatte den direkten prospektiven Vergleich von VATS mit einer offenen konventionellen thorakotomischen Lobektomie zum Gegenstand. Insgesamt wurden 61 Patienten (w/m) mit einem Lungenkarzinom im Stadium T1 analysiert. Es handelte sich bei allen Fällen um nichtkleinzellige Lungenkarzinome. Die VATS-Gruppe umfasste 25 Fälle, die zweite Gruppe 30. Erstaunlicherweise wurden onkologischen Resultate in der Publikation nicht erörtert (Kirby 1995).

Die zweite in der oben genannten Übersichtsarbeit inkludierte prospektive randomisierte kontrollierte Studie wurde von Sugi und Kollegen im Jahr 2000 publiziert (Sugi 2000). Auch in dieser Publikation wurden zur großen Überraschung keine onkologischen Resultate dargestellt (Sugi 2000). In beiden Studien berichteten die Autoren nicht über onkologischen Ergebnisse, da es aber genau auf diese ankommt, ist der Erkenntnismehrwert der Untersuchungen als eher gering einzuschätzen.

Fokussiert man sich auf die gesamte systematische Übersichtsarbeit (Zhang 2013), kann man feststellen, dass Qualität und Validität der Angaben eher dürftig ausfallen und man keine konklusiven Aussagen zum Mehrwert dieser Arbeit formulieren kann (Zhang 2013).

Eine andere Metaanalyse wurde im gleichen Jahr durch Cai und Kollegen veröffentlicht (Cai 2013). Deren Ergebnisse haben eine gewisse Ähnlichkeit zu den berichteten Daten der ersten oben diskutierten Übersichtsarbeit. Auch hier ist eine verbindliche Aussage durch die geringe methodologische Qualität und die methodologische und klinische Validität der Angaben nicht möglich. Eine eindeutige und bilanzierende Aussage zur Wertigkeit der VATS im Vergleich mit der konventionellen thorakoskopischen Lobektomie für das Lungenkarzinom im frühem Stadium ist aus beiden systematischen Übersichtsarbeiten nicht zu entnehmen.

Interessanterweise wurden im Jahr 2013 insgesamt vier systematische Übersichtsarbeiten und/oder Metaanalysen veröffentlicht. Trotz fehlender neuer relevanter Studien im selben Zeitraum ist die Publikation von vier erkenntnis- also nutzlosen Übersichtsarbeiten in rascher Folge geradezu symptomatisch für die wissenschaftliche Kultur des Publizierens in der akademischen Medizin (Zhang 2003, Cai 2013, Taioli 2013, Chen 2013).

Bis heute liegen keine vollpublizierten, mit ausreichender Patientenzahl bestückten, prospektiven randomisierten kontrollierten Studien zum direkten Vergleich von VATS mit der offenen konventionellen thorakotomischen Lobektomie vor.

Eine neue technologische Innovation, nämlich die roboter-assistierte thorakoskopische Lobektomie, für Patienten (w/m) mit einem Lungenkarzinom im Stadium T1 kam innerhab der letzten 10 Jahre auf. Wie bei allen Innovationen technologischer Natur müssen deren Vor- und Nachteile klar und eindeutig analysiert werden. Eine neue Forschungsarbeit zeigt, dass die roboter-assistierte thorakoskopische Lobektomie technisch machbar ist. Die logistische Sicherheit im perioperativen Kontext ist ebenfalls mehrfach demonstriert wurden. In der Regel ist eine steile Lernkurve für die Zugangswege in den großen Zentren gezeigt wurden. Nichtdestotrotz fehlt es an den Daten von prospektiven direkten Vergleichsstudien zwischen roboter-assistierter thorakoskopischer Lobektomie mit VATS und offener konventionellen thorakotomischen Lobektomie (Brooks 2015, Park 2012, Veronesi 2015, Veronesi 2011, Veronesi 2010).

Eine neuere Übersichtsarbeit und „Metaanalyse" von retrospektiven Kohortenstudien wurde zum Thema durch Ye und Kollegen im Jahr 2015 veröffentlicht. Die systematische Übersichtsarbeit schloss acht Publikationen ein, in denen kumulativ 3379 Fälle analysiert wurden (Ye 2015). Die Endpunkte der Studie, insoweit sie angegeben waren, bezogen sich auf unmittelbar postoperativen Komplikationen und Morbidität sowie auf die operationsbezogene Mortalität. Die Analyse der retrospektiven Studien zeigte, dass keine klinisch relevanten Unterschiede festgestellt werden konnten. Für die Morbidität zeigte sich eine RR von 1,02 (95 % CI: 0,94–1,10), die statistisch nicht signifikant war (p=0,605). Für die Mortalität ergab sich eine HR von 0,28 (95 % CI: 0,06–1,25), auch hier war der Unterschied statistisch nicht signifikant (p=0,095; Ye 2015).

Eine noch aktuellere technische und konzeptuelle Innovation ist die sogenannte UniportalVATS. Diese Technik verfeinert den thorakoskopischen Zugang weiter so, dass er auf eine einzige Inzision (UNIportal) reduziert wird. Die grundlegende Arbeit zu dieser Technik wurde im Jahr 2004 durch das Team um Gaetano Rocco verwirklicht (Rocco 2004, Jutley 2005, Rocco 2005a, Rocco 2005b, Rocco 2005c). Weitere Verfeinerungen der Technik folgten nach den üblichen Regeln der Kunst. Neue Zugänge wurden überprüft, neues Material erforscht und abweichende Operationszeiten erprobt (Rocco 2012, Bertolaccini 2013, Rocco 2013a, Rocco 2013b, Ng 2014, Ng 2015).

In diesem Zusammenhang ist die Pionierarbeit von Gonzalez-Rivas aus Spanien zu nennen, der mit seinem Team die Uniportal-VATS-Technik bis ins kleinste Detail ausgearbeitet hat. Die Ergebnisse der Gruppe aus La Coroña wurden gut publiziert (Gonzalez-Rivas 2013, Gonzalez-Rivas 2012, Gonzalez-Rivas 2014d, Gonzalez-Rivas 2014c, Gonzalez-Rivas 2014b, Gonzalez-Rivas 2014a).

Mein Kollege Mahmoud Ismail aus der Berliner Charité hat sich in Deutschland mit dieser neuen innovativen Technik sehr differenziert auseinandergesetzt. Die Kooperation mit Gonzalez-Rivas ist intensiv und produktiv (Ismail 2014). Uniportal-VATS kann sich zu einer guten und effektiven Alternative zum klassischen VATS entwickeln (Gonzalez-Rivas 2013).

Grundsätzlich bleibt der Wert der operativen Resektion bei Patienten (w/m) mit einem Lungenkarzinom im Stadium T1 unbestritten. Chirurgie bleibt ein Standard. Das Fehlen von vollpublizierten, mit ausreichenden Patientenzahl bestückten, prospektiven randomisierten kontrollierten Studien zum direkten Vergleich von VATS mit der offenen konventionellen thorakotomischen Lobektomie ist ein bleibendes Problem, genauso das Fehlen eines direkten prospektiven Vergleichs zwischen der konventionellen offenen thorakotomischen Lobektomie oder VATS mit weniger invasiven und gar mit nicht-invasiven Methoden.

Das doppelte Fehlen dieses Vergleichs auf beiden Ebenen wird zwar immer bemängelt und „kritisiert", Konsequenzen hatte diese Tatsache aber nicht. Der Stellenwert von konventioneller Thorakotomie im direkten Vergleich zu VATS bleibt also weiter unklar, da es an qualitativen und validen Daten fehlt. Wenn aber eine Methode wie die konventionelle Thorakotomie oder VATS zum Standard erklärt wird, muss sie sich dem direkten und prospektiven Vergleich mit alternativen Techniken und Methoden unterziehen.

6.1.3 Behandlungsalternative: stereotaktische Radiochirurgie

Im Vergleich zu den soliden Tumoren anderer anatomischer Regionen (beispielsweise des Beckens) wurde, historisch betrachtet, beim nicht-kleinzelligen Lungenkarzinom im frühen Stadium die Option

von effektiver und sicherer nicht-invasiver Therapie in systematischer Hinsicht und in direktem Vergleich kaum untersucht. Dies kann verschiedene Ursachen haben.

1. Die Thoraxchirurgie zeigte in der ersten Phase ihrer Entstehung in den 1920ern und 1930ern in Europa und konsekutiv in den USA und in ihrer wissenschaftlichen Konsolidierungsphase später ein mehr als ausreichendes disziplinäres Selbstvertrauen und eine erstaunliche Dialektik intradisziplinärer Glaubenssätze in ihrer Praxis.
2. Die epistemische Dynamik von Wissensakkumulation und praktischen Fertigkeiten bewegte sich in einem engen und irreduziblen Zeitfenster und war deswegen konstitutiv für die Etablierung der Thoraxchirurgie.

Prozedurale Optionen auf der Basis von weniger oder nicht-invasiven Verfahren als Alternative für Tumorchirurgie gab es schon zu Beginn des 20. Jahrhunderts (1900–1920). Das erste Mal wurde die Anwendung von weniger invasiven Verfahren im Jahr 1907 durch Kröning für das Corpuskarzinom beschrieben. Andere Berichte folgten in enger zeitlicher Folge (Paine 1991, Thomadsen 2008, Hannoun-Levi 2013, Holm 1997).

In der zweiten Hälfte des 20. Jahrhunderts wurden Berichte über Optionen und Möglichkeiten der Radiotherapie bei vielen anderen Tumorentitäten veröffentlicht. Dies bildete die Basis der multidisziplinären klinischen Onkologie, in der die Radiotherapie eine wichtige Rolle zu spielen begann (Ottolenghi 1954, Gauss 1956, Lederman 1984, Lederman 1981, Lederman 1975). Die wissenschaftlichen Bemühungen zur „Etablierung" alternativer Verfahren zur Tumorchirurgie waren nicht auf eine geografische Region beschränkt, sondern fanden zeitversetzt weltweit statt (Henk 1996, Umegaki 1987, Bilge 1996, Piemonte 1989, Thibault 1973, Levendag 1996, Okawa 1999a, Okawa 1999b). Dies war auch der Fall für verschiedene Tumorentitäten in verschieden anatomischen Regionen (Novak 1982, Okawa 1989, Fletcher 1988).

Im Gegensatz zu allen oben erwähnten Bemühungen, waren beim nicht-kleinzelligen Lungenkarzinom im frühen Stadium kaum wirkliche Bemühungen in systematischer und rationaler Hinsicht zu spüren. Es wäre eine Aufgabe der Medizingeschichte herauszufinden, warum bei einer potenziell tödlichen Erkrankung solche epistemische Hürden aufgerichtet wurden. Bekanntlich hat aber die akademische Medizingeschichte andere wichtigere Aufgaben.

Der Stellenwert der konventionellen Radiotherapie in der zweiten Hälfte des 20. Jahrhunderts war nicht wissenschaftlich begründet oder gar systematisch untersucht. Radiotherapie kam ausschließlich zur Anwendung, wenn die Chirurgie technischer Gründe wegen oder angesichts der Komorbidität der Patienten (w/m) nicht einsetzbar war. Die Radiotherapie wurde implizit, infolge der kurativen Doktrin der Thoraxchirurgie, nur als palliative Methode begriffen. Demzufolge waren die Bemühungen systematischer Auslotung deren Möglichkeiten im Sinne ihrer kurativen Implikationen eher selten. Die Komorbidität von Patienten (w/m) mit einem Lungenkarzinom ist aber, betrachtet man die gesamte Population betroffener Personen in einem gewissen Zeitraum, keine Seltenheit, sondern ein reguläres Phänomen. Eine chronisch-obstruktive Lungenkrankheit („chronic obstructive pulmonary disease", COPD) allein ist beispielsweise bei einem von vier bis fünf Fällen ursächlich für die Entstehung eines Lungenkarzinoms. COPD in späteren Stadien führt oft zur funktionellen Inoperabilität beim nicht-kleinzelligen Lungenkarzinom im frühen Stadium. Hieraus resultierte in konventionellen Zusammenhängen bis vor einigen Jahren die Indikationsstellung zur palliativen Radiotherapie. Warum diese Radiotherapie palliativ sein sollte, konnte niemand wirklich rational erklären. Der Autor des Buchs hat dies in seinen jüngeren Dienstjahren sehr oft erfahren: Radiotherapie war per se palliativ. Seitens der Thoraxchirurgie wurde ihr für Jahrzehnte der Stempel „palliativ" aufgedrückt. Eine wissenschaftliche rationale Begründung fehlte in diesem spezifischen Kontext schon immer. Die unterstellte kurative Funktion der Thoraxchirurgie wurde, im dialektischen Verhältnis, der palliativen Rolle der Radiotherapie entgegengesetzt. Dieses widersprüchliche Verhältnis ist in einigen Institutionen bis heute präsent. Die Wende von einer „palliativen" hin zur einer „kurativ intendierten Praxis" (Badakhshi 2016) der Radiotherapie für das nicht-kleinzellige Lungenkarzinom im frühen Stadium fand zum Ende des vergangenen Jahrhunderts statt (Rockwell 1998). Gründe für diese konzeptuelle Wende waren die immer noch hohe Mortalität

der Erkrankung an sich und die hohen Rezidivraten sogar in diesem frühen Stadium. Daneben beeinflussten die geringe Effektivität der konventionellen Technologie, die Dosis der Radiotherapie und die nicht wirklich erfolgreiche systemische Therapie hinsichtlich systemischer Kontrolle das Umdenken. Dem ging ein großangelegtes wissenschaftliches Projekt voran, das zu keiner Zeit koordiniert zu sein schien (Torre 2016, Ricardi 2015, Zwitter 2012, Lasak 2009, Senan 2010).

Zur technologischen und konzeptuellen Essenz der neuen Radiotherapieoptionen wurde viel geschrieben und leider meist verwirrend mit Begriffen operiert. Eine der Quellen der Verwirrungen für Professionelle und Patienten (w/m) ist semantischer Natur. Im Fokus der semantischen Unklarheiten steht bis heute die zeitliche Abfolge der Indikationsstellung für eine stereotaktische Radiochirurgie. Der erste Einsatz der stereotaktischen Radiochirurgie lag bekanntlich, und an anderer Stelle detailliert beschrieben, im Bereich ZNS lokalisiert (▶ Kap. 5). Der Begriff wurde, wie bekannt, durch den innovativen schwedischen Neurochirurgen Lars Leksell geprägt. Er diente explizit der hochpräzisen Therapie kranialer Läsionen. Nachdem sich die Indikationen bedingt durch die Verfeinerung der Radiotherapietechnologie und Innovationen in der Bildgebungstechniken erweiterten und konsekutiv neue Aktivitätsfelder und Forschungsbereiche wie maligne Läsion der Leber und Lunge erreichten, änderten sich erstaunlicherweise auch die Bezeichnungen. Dies ist insoweit nicht einfach nachvollziehbar, da neue Innovationen der Chirurgie sich auch nicht in einer Änderung der Terminologie niederschlugen.

Die Thoraxchirurgie war seit 1992, wie oben kurz erwähnt, einem enormen Wandel unterzogen. Deren Zugangswege entwickelten sich von der offenen Thorakotomie hin zu zwei bis vier thorakoskopischen und später zu drei bis vier video-assistierten thorakoskopischen Zugängen (MultiPortal-VATS) und schließlich zum einem einzigen Zugang (UniPortal-VATS). Am Ende bleibt die minimalinvasive Thoraxchirurgie aber die Thoraxchirurgie.

Die Begriffsverwirrungen im Fach Radiochirurgie haben schon früh begonnen. In der ersten Phase der Indikationserweiterung wurde der Begriff extrakranielle stereotaktische Radiochirurgie („extracranial radiosurgery") eingeführt

(Timmerman 2003). Die einzige, aber auf keinen Fall ausreichende Begründung hierfür war die Tatsache, dass die anatomische Therapieregion außerhalb des Gehirns lag. Die Tatsache, dass dadurch das technologische Prinzip der therapeutischen Stereotaxie in und trotz all ihrer Mannigfaltigkeit jedoch gleichblieb und eigentlich nur um andere anatomische Regionen erweitert wurde, vergaß man. Einige Jahre später trat ganz zufällig und ohne wirklichen Anlass ein neuer Begriff an die Stelle der extrakraniellen stereotaktischen Radiochirurgie. Dies war die englische Bezeichnung „stereotactic body radiation therapy" (SBRT; Fritz 2006). Dieser Begriff wurde eingedeutscht und in der deutschsprachigen Literatur mit dem Akronym SBRT benutzt. Das neue Label SBRT hatte nicht nur keinen Effekt hinsichtlich der Etablierung eines neuen Prinzips in der klinischen multidisziplinären Onkologie, er trug aber daneben weiter zur Verwirrung bei. Es war sowieso schwierig, das technologische Prinzip der therapeutischen Stereotaxie außerhalb der Radioonkologie in anderen Disziplinen zur ihrer wohlverdienten Reputation als eine hochpräzise, wirksame, sichere und schonende therapeutische Strategie zu verhelfen.

Die Einführung des neuen Labels SBRT war verwirrend für Kollegen (w/m) aus allen anderen onkologischen Disziplinen, und dies hat sich bis heute nicht geändert. In der Regel sind die anderen onkologischen, vor allem konservativen, Disziplinen an der Wirksamkeit eines Prinzips in der onkologischen Therapie interessiert und eher nicht fokussiert auf dessen technische Details.

Die intrinsische Logik der Wahl eines neuen Namens oder Labels bleibt in diesem Fall unklar. Das Wort „body" im Begriff „stereotactic body radiation therapy" erklärt nichts. Es erweckt den Eindruck als ob der Kopf (Synonyme: Gehirn, cranium, cranial) kein Teil des Körpers sei. Vor dem Hintergrund der Philosophie der Moderne der vergangen zwei Jahrhunderte (René Descartes oder Immanuel Kant etc.) ist diese willkürliche Trennung von Körper und Kopf mindestens merkwürdig. Man kann behaupten, dass die Umbenennung des Prinzips der therapeutischen Stereotaxie von stereotaktischer Radiochirurgie in „stereotactic body radiation therapy", die eigentlich als eine semantische Klärung innerhalb der Radioonkologie gedacht war, ihr Ziel verfehlte. Die neue Begrifflichkeit führte zu größerer

Verwirrung innerhalb und außerhalb der Gemeinschaft der Radioonkologie. Damit wurden auch die Chancen auf eine intensivere interdisziplinäre Kooperation mit klar definierten Konzepten zwischen der Radioonkologie und anderen Fächern vergeben. Der Begriff SBRT als Synonym für die stereotaktische Radiochirurgie ist noch immer im Gebrauch. Der Nutzen dieser Begrifflichkeit ist nicht selbsterklärend.

Es folgte irritierenderweise ein nächster Schritt der Benennung des Prinzips der therapeutischen Stereotaxie auf dem langen Weg von stereotaktischer Radiochirurgie zur extrakraniellen stereotaktischen Radiochirurgie hin zur „stereotactic body radiation therapy", obwohl weder eine fachliche Notwendigkeit noch ein sachlicher oder semantischer Zwang hierzu zu erkennen war. Jetzt wurde das neue Etikett „stereotactic ablative radiotherapy" (SABR) eingeführt. Auch hierzu gibt es in der Fachliteratur kein deutschsprachiges Pendant. In der Regel wird es lediglich als Akronym SABR benutzt. Wenn SABR übersetzt wird, dann als stereotaktische ablative Radiotherapie. Eine klare und allgemeinverständliche semantische Zuweisung des adjektivistisch benutzten Wortes „ablativ" gibt es bis heute nicht. Diese Initiative war nicht notwendig, es sei denn, man beabsichtigte, die bestehenden semantischen Verwirrungen noch zu vergrößern. Sollte dies das Ziel gewesen sein, wurde es erreicht. Auch hier besteht das Problem darin, dass nicht die Vermittlung der Hauptbotschaft zum technologischen Prinzip der therapeutischen Stereotaxie in andere Disziplinen das Ziel zu sein schien. Auch konnte der stereotaktischen Radiochirurgie auf diesem Wege nicht zur ihren wohlverdienten Reputation als hochpräzise, wirksame, sichere und schonende therapeutische Strategie verholfen werden.

Heute zirkulieren alle drei Begriffe gleichzeitig in den Fachpublikationen. Der Nutzen einer Einführung von SBRT und SABR ist nicht ersichtlich. Die Nachteile der Etablierung dieser zusätzlichen Begriffe ist jedoch insbesondere hinsichtlich der einhergehenden Verwirrung innerhalb und außerhalb der Gemeinschaft der Radioonkologie evident. Wir haben klar dargelegt, dass der Begriff „stereotaktische Radiochirurgie" alle semantischen, technischen und strategischen Implikationen in der hochpräzisen und bildgeführten Behandlung von soliden Tumoren abdeckt und damit allein zum Gebrauch kommen sollte. In diesem Teil und allen anderen Teilen des Buchs wird der Begriff stereotaktische Radiochirurgie einheitlich benutzt.

6.1.4 Verfügbarkeit und Qualität wissenschaftlicher Evidenz

Wir verfügen derzeit über eine ausreichende Anzahl von Publikationen mit spezieller Fokussierung auf die stereotaktische Radiochirurgie bei Patienten (w/m) mit einem nicht-kleinzelligen Lungenkarzinom im frühen Stadium. Diese Publikationen können und sollten benutzt werden, um eine faire patientenzentrierte und objektive Aufklärung der Patienten (w/m) zu ermöglichen. Damit kann ein differenzialtherapeutisches Herangehen inklusive innovativer Behandlungsmethoden mit sicheren, nichtinvasiven und wirksamen Endergebnissen jenseits traditionell eingesetzter invasiver Thoraxchirurgie zur klinischen Realität werden. Dies bedeutet nicht, dass die Präferenzen von Patienten (w/m) beeinflusst werden sollen, sondern dass sie in die Lage versetzt werden, anhand der bestverfügbaren aktuellen wissenschaftlichen Evidenz, gut informiert selbst zu entscheiden, welches Verfahren eingesetzt werden soll. Das ist heute und wird künftig die Strategie sein, wie Aufklärung durchgeführt werden sollte.

Nachfolgend wird die bestverfügbare Evidenz hinsichtlich Validität und Qualität für eine definitive, postoperative und hybride Anwendung der stereotaktischen Radiochirurgie bei Patienten (w/m) mit einem nicht-kleinzelligen Lungenkarzinom im frühen Stadium in Frage-und-Antwort-Form wiedergegeben.

? Sind derzeit plausible und valide Daten auf einem „Evidenzlevel 1a" mit spezifischer Berücksichtigung der stereotaktischen Radiochirurgie für Patienten (w/m) mit nicht-kleinzelligem Lungenkarzinom im frühen Stadium verfügbar?

✓ Ja, derzeit gibt es eine Metaanalyse von randomisierten kontrollierten Studien explizit zum Thema (Chang 2015b).

Dieses „Ja" ist im Zusammenhang genau einer Publikation von Chang und Kollegen aus dem Jahr 2015 ein eher schwaches „Ja", da die Publikation in Lancet Oncology die Metaanalyse zweier randomisierter kontrollierter Studien darstellt, die beide wegen zu geringer Fallrekrutierung früher als geplant geschlossen wurden. Diese Publikation wurde intensiv diskutiert und kritisiert (Chang 2015a). Der Titel der Veröffentlichung im Journal „Lancet Oncology" war „Stereotactic ablative radiotherapy versus lobectomy for operable stage I non-small-cell lung cancer: a pooled analysis of two randomized trials" (Chang 2015b). Die Autoren der Arbeit aus dem MD Anderson Cancer Center in Texas/USA und von der Freien Universität Amsterdam/Niederlande hatten in der Einleitung die Studiendurchführung so begründet: „Standard therapy for operable, clinical stage I, non-small-cell lung cancer (NSCLC) is lobectomy with sampling or dissection of mediastinal lymph nodes. During the past decade, stereotactic ablative radiotherapy (SABR; also called stereotactic body radiotherapy) has resulted in local control in excess of 90 % of tumors with medically inoperable and operable clinical stage I NSCLC" (Chang 2015b).

Hierzu möchte ich anmerken: Nach meinem Verständnis sind die Ausführungen nicht adäquat. Die Operation bestehend aus Lobektomie und Lymphknotenentfernung ist kein Behandlungsstandard bei Patienten (w/m) mit nicht-kleinzelligem Lungenkarzinom im frühen Stadium. Sie ist deshalb kein tatsächlicher Standard, da sie nicht durch valide hochqualitative Daten, nicht durch den direkten Vergleich zu Alternativen, also nicht durch wissenschaftliche Evidenz begründet ist. Das Verfahren ist dennoch zweifellos bei richtiger Indikation effektiv, praktisch und legitim in Händen von erfahrenen Operateuren.

In weiteren Passagen des Textes erklären die Autoren das Prinzip der Radiochirurgie für die Leser von Lancet Oncology folgendermaßen: „SABR delivers ablative doses of radiation (biologically effective dose [BED] >100 Gy) to tumours in 1–10 fractions. Several radiation fields (or arcs) are delivered from various angles to converge on a target, and the dose distribution is further adjusted so that the dose is sharply reduced within a few mm beyond the target, sparing nearby, crucial, normal structures from radiation-induced damage."

Hierzu möchte ich anmerken: Es gibt derzeit keine valide hochqualitative wissenschaftliche Evidenz zur Unterstützung der Hypothese der

„ablativen" Dosierung der Radiotherapie als eine wirksame Dosis. Es liegen Informationen vor, die zeigen, dass eine biologisch effektive Dosis von >100 Gy als eine ebenfalls klinisch effektive Dosis für die lokale Tumorkontrolle angesehen werden könnte. Das Problem liegt jedoch darin, dass fast alle diese Informationen aus retrospektiven, nicht-randomisierten Fallkontrollstudien, retrospektiven Kohortenstudien oder aus experimentellen Laborstudien stammen. Der Begriff „ablativ" suggeriert die Existenz einer Dosisschwelle, von der ausgehend die Wirksamkeit der Strahlen bei Patienten (w/m) mit nicht-kleinzelligem Lungenkarzinom im frühen Stadium deutlich und eindeutig zunehmen würde. Das ist faktisch nicht zutreffend, weil hierfür eindeutige wissenschaftliche Beweise fehlen.

Weiterhin schreiben die Autoren, dass es drei Versuche für prospektive randomisierte kontrollierte Studien gegeben habe: Die STARS-Studie, die ROSEL-Studie und die ACOSOG-Studie. Alle drei Studien seien wegen zu geringer Fallrekrutierung früher als geplant geschlossen worden. Da die Einschlusskriterien von STARS- und ROSEL-Studie sich ähnelten, wurde beschlossen, die Daten gemeinsam auszuwerten (Chang 2015b).

Hierzu möchte ich anmerken: Die offene Frage des übergeordneten Stellenwerts der einen gegenüber der anderen Methode kann nur durch eine prospektive randomisierte kontrollierte Studie adäquat beantwortet werden kann. Die bessere, das heißt wirksamere und sicherere Therapiemethode für Patienten (w/m) mit einem nicht-kleinzelligen Lungenkarzinom im frühen Stadium benötigt eine robuste wissenschaftliche Evidenz. Dies gilt für funktionell inoperable Fälle genauso wie für funktionell operable Patienten (w/m), die keine Operation wünschen. Die Diskussionen über die Gegenüberstellung von stereotaktischer Radiochirurgie und Chirurgie für Patienten (w/m) mit einem nicht-kleinzelligen Lungenkarzinom im frühen Stadium beanspruchten einige Jahre. Der Autor des Textes war in persona an diesen Diskussionen beteiligt. Nach jahrelangen Diskussionen war Konsens auf beiden Seiten des Atlantiks, dass prospektive randomisierte kontrollierte Studien dringend benötigt werden. Alle Studien, die in großen multidisziplinären Teams in akademischen Zentren weltweit initiiert wurden, mussten wegen zu geringer Fallrekrutierung früher als geplant

geschlossen werden. Relevante Zentren, die anfänglich bei Studienentwurf und -organisation beteiligt waren, haben merkwürdigerweise zur Rekrutierung der Fälle keinen Beitrag geleistet.

In der STARS-Studie wurde die histologische und zytologische Biopsie eines nicht-kleinzelligen Lungenkarzinoms benötigt, indes war diese Sicherung für die ROSEL-Studie nicht obligatorisch. Diese Studie hat ausschließlich Patienten (w/m) aus den Niederlande rekrutiert und für diejenigen Fälle ohne histologische und zytologische Biopsie wurde als ausreichend angesehen, wenn es ein neuer Rundherd in der Bildgebung erschien oder ein älterer, vormals kleiner Herd an Volumen zunahm. Hierzu wurde fast in allen Fällen eine PET in Kombination mit einer CT zur Diagnostik eingesetzt. Was beide Studien obligatorisch beinhalteten, war das klare und eindeutige Staging für die Erkrankungseinteilung in die Stadien I–IIa (<4 cm) und cN0, cM0 nach den international anerkannten Klassifikationen wie z. B. das System „7th edition of the American Joint Committee on Cancer – International Association for the Study of Lung Cancer staging classifications".

Interessanterweise hatten sich 28 Zentren aus USA, China und Frankreich für die Teilnahme an der STARS-Studie bereiterklärt. Real wurden aber außer vom MD Anderson Cancer Center in Houston/USA von allen anderen 27 Zentren nur sieben Fälle rekrutiert.

Insgesamt hatten sich zehn Zentren für die Teilnahme in der ROSEL-Studie bereit erklärt, von denen außer der Freien Universität Amsterdam/Niederlande neun Zentren nur vier Fälle rekrutierten. Dies ist symptomatisch für die jahrelangen Diskussionen, die dann nach primären Absichtserklärungen versanden.

Die Publikation (Chang 2015b) hat Daten von 58 verbliebenen Patienten (w/m) in eine kumulative Analyse einbezogen. Die beiden Studienarme waren stereotaktische Radiochirurgie (n=31) und Operation (n=27). In der kumulativen Analyse der beiden Studien gab es bezüglich Alter, Geschlecht, Performanz, Histologie, T-Stadium oder Tumorlokalisation keine relevanten Unterschiede. Die mediane Nachsorgezeit für das gesamte Kollektiv belief sich für die Gruppe mit stereotaktischer Radiochirurgie („stereotactic radio surgery", SRS) auf 40,2 Monate (Spanne: 23–47,3 Monate) und auf 35,4 Monate für die Gruppe der Operierten. Alle Patienten (w/m) hatten ein nicht-kleinzelliges Lungenkarzinom im T-Stadium 2a und darunter (<4 cm) sowie cN0, cM0. Der Performanzindex sollte nach ECOG bei 0–2 liegen. Von den 27 Fällen mit Operation waren 19 Fälle einer konventionellen offenen Lobektomie und fünf einer VATS unterzogen worden. Es gab einen Fall mit einer Keilresektion und einen Fall mit einem Operationsabbruch.

In der STARS-Studie erhielten 16 Patienten (w/m) 54 Gy in drei Fraktionen, 16 hatten einen peripheren Rundherd. In den vier Fällen, in denen die Läsionen zentral lagen, wurde 50 Gy in vier Fraktionen appliziert. In der ROSEL-Studie haben sechs Fälle 54 Gy erhalten, die in drei Fraktionen über 5–8 Tage verabreicht wurden. Hierbei haben fünf Fälle 60 Gy erhalten, die in fünf Fraktionen über 10–14 Tage appliziert wurden. Die Variabilität der Protokolle war die unterschiedliche Dosierung und Fraktionierung erlaubt. Die kumulativ geschätzte Überlebensrate in der SRS-Gruppe lag nach einem Jahr bei 100 % (95 % CI: 100–100 %) und nach drei Jahren bei 95 % (95 % CI: 85–100 %). Die kumulative geschätzte Überlebensrate in der Op-Gruppe lag nach einem Jahr bei 88 % (95 % CI: 77–100 %) und nach drei Jahren bei 79 % (95 % CI: 64–97 %). Der Unterschied im Überleben zwischen den beiden Gruppen war statistisch signifikant (log-rank p=0,037; HR=0,14, 95 % CI: 0,017–1,190).

Betrachtet man die beiden Studien separat, fällt auf, dass der Unterschied im Überleben in der STARS-Studie signifikant (log-rank p=0,0067) und in der ROSEL-Studie jedoch nicht signifikant war (log-rank p=0,78). In der gesamten Kohorte kam es bei sieben Fällen zum Tod des Patienten (w/m). In der SRS-Gruppe gab es einen Todesfall infolge Tumorprogression. In der Op-Gruppe gab es fünf Todesfälle, davon zwei wegen Progression der Erkrankung, ein Fall infolge chirurgischer Komplikationen, und zwei Fälle wegen der Exazerbation vorbestehender Komorbidität. In beiden Gruppen wurde die mediane Überlebenszeit nicht erreicht (Chang 2015b). Es wurden keine signifikante Unterschiede bezüglich Häufigkeit lokaler oder regionaler Rezidive sowie Fernmetastasen verzeichnet. Die Rate des rezidivfreien Überlebens war in beiden Gruppen ebenfalls nicht unterschiedlich. Die Rate der lokalen Kontrolle nach drei Jahren betrug 96 % (95 % CI: 89–100

%) bei den Patienten (w/m) in der SRS-Gruppe, sowie 100 % (95 % CI: 100–100 %) in der Op-Gruppe. Der Unterschied zwischen den beiden Studiengruppen war statistisch nicht signifikant (log-rank p=0,44). Man kann die Daten der lokalen Kontrolle zwar nicht eindeutig interpretieren, da die Studien nicht die ursprünglichen Rekrutierungsziele erreichten; dennoch kann man konstatieren, dass die Nichtunterlegenheit der stereotaktischen Radiochirurgie gegenüber der Operation dennoch gezeigt werden konnte. Die Rate der regionalen Kontrolle war insgesamt niedrig. Nur in vier Fällen kam es in der SRS-Gruppe zu regionalen Rezidiven. Die regionale Rezidivfreiheit nach drei Jahren lag bei 90 % (95 % CI: 80–100 %). Die Rate der regionalen Rezidive war sehr niedrig. Nur in einem Fall kam es in der Gruppe der Operierten zu regionalen Rezidiven. Die regionale Rezidivfreiheit nach drei Jahren lag in dieser Gruppe bei 96 % (95 % CI: 89–100 %). Die HR war 2,89 (95 % CI: 0,32–26,1). Der Unterschied der Werte zwischen beiden Studiengruppen war statistisch nicht signifikant (log-rank p=0,32). Man kann die Daten der regionalen Kontrolle zwar nicht eindeutig interpretieren, da die Studien nicht die ursprünglichen Rekrutierungsziele erreichten; dennoch kann man konstatieren, dass die Nichtunterlegenheit der stereotaktischen Radiochirurgie gegenüber der Operation damit gezeigt werden konnte (Chang 2015b). Die Rate der Fernmetastasierung war niedrig. Nur in einem Fall kam es in der SRS-Gruppe zu einer Fernmetastasierung. Diese war der Fall bei zwei Patienten (w/m) in der Op-Gruppe. Die langfristige Rezidivfreiheit nach drei Jahren lag in SRS-Gruppe bei 97 % (95 % CI: 90–100 %). In der Op-Gruppe war die Rezidivfreiheit nach drei Jahren lag bei 91 % (95 % CI: 80–100 %). Die HR war 0,38 (95 % CI: 0,035–4,23). Der Unterschied der Werte zwischen den beiden Gruppen der Studie war statistisch nicht signifikant (log-rank p=0,42). Man kann die Daten der regionalen Kontrolle zwar nicht eindeutig interpretieren, da die Studien nicht die ursprünglichen Rekrutierungsziele erreichen konnte; dennoch ist festzustellen, dass damit die Nicht-Unterlegenheit der stereotaktischen Radiochirurgie gegenüber der Operation gezeigt werden konnte (Chang 2015b).

Insgesamt gab es wenige relevante Ereignisse im Sinne der statischen Testung und der Aussagekraft der Studie. Dies führte dazu, dass die Unterschiede zwischen den Gruppen in den verschiedenen Kriterien wie lokale, regionale und langfristige Krankheitsfreiheit sich nicht in statistische Signifikanzen übersetzen ließen. Dazu kommt die nur kurze Nachsorgezeit für die gesamte Kohorte aus beiden Studien (Chang 2015b).

Zu den Details der kumulativen Analyse sind einige Faktoren hinzuzufügen. Diese Einzelheiten könnten zum Verständnis des klinischen Managements beitragen und damit Klinikern das Vorgehen für die jeweiligen individuellen Fälle aufzeigen. Ein lokales Rezidiv in der SRS-Gruppe wurde mittels Lobektomie behandelt. Drei Fälle eines regionalen Rezidivs in den Lymphknotenregionen in der SRS-Gruppe wurden mittels simultaner Radiochemotherapie behandelt, von denen zwei längerfristig krankheitsfrei blieben. Zwei Fälle, jeweils ein Fall pro Studienarm, entwickelten regionale und ferne Rückfälle. Beide wurden mit Chemo- und Radiotherapie behandelt. Zwei Fälle aus der Op-Gruppe erlitten ein Sekundärmalignom und wurden dann mit stereotaktischer Radiochirurgie oder mittels simultaner Radiochemotherapie behandelt. Ein Fall aus der SRS-Gruppe erlitt ein Sekundärmalignom und unterzog sich danach erneut einer stereotaktischen Radiochirurgie.

In derselben Gruppe erlitten drei Fälle eine höhergradige Toxizität: zwei Patienten erlitten eine Grad-III-Dyspnoe oder Husten. Ebenfalls in der SRS-Gruppe entwickelten drei Patienten (w/m) Thoraxschmerzen Grad III, sowie ein Fall eine Grad-III-Fatigue. In der SRS-Gruppe gab es keine Grad-IV-Toxizität sowie therapieassoziierte Todesfälle. Die Ereignisse in der Op-Gruppe hatten ein anderes Muster. Es gab einen Fall des fatalen Ausgangs infolge von Komplikationen. 12 Patienten (w/m) hatten eine Grad-III- oder -IV-Toxizität in der postoperativen Phase. Es gab einen Fall mit Grad-IV- und vier mit Grad-III-Dyspnoe. Zwei entwickelten eine Grad-III-Infektion in der Lunge entwickelt, und bei vier Fällen kam es zu einem Grad-III-Thoraxschmerz.

Die Autoren schlussfolgerten, dass die stereotaktische Radiochirurgie gut toleriert wurde und durch die Ergebnisse der jeweiligen Studie und der kumulativen Analyse die Notwendigkeit einer großen randomisierten Studie gegeben ist, um die Überlegenheit der stereotaktischen Radiochirurgie zu untersuchen. „Physicians should interpret these findings as confirmation of at least clinical equipoise between SABR and surgical options and should consider SABR as an option for treatment of operable stage I non-small-cell lung cancer" (Chang 2015b).

❓ Sind derzeit plausible und valide Daten auf einem „Evidenzlevel 1b" unter spezifischer Berücksichtigung der stereotaktischen Radiochirurgie für Patienten (w/m) mit nicht-kleinzelligen Lungenkarzinom im frühen Stadium verfügbar?

✅ Nein. Eine alleinstehende vollpublizierte prospektive randomisierte kontrollierte Studie zum Thema gibt es derzeit nicht.

Die oben ausführlich erörterte kumulative Analyse, die von Chang aus dem MD Anderson Cancer Institute in Houston/USA sowie Senan und Kollegen von der Freien Universität Amsterdam/Niederlande veröffentlicht wurde, ist eben eine nicht initial geplante „pooled analysis" ohne eine jeweilige alleinstehende vollpublizierte prospektive randomisierte kontrollierte Studie (Chang 2015b).

Zusammenfassend ist zu konstatieren, dass Validität und Qualität der Daten bisher eine definitive Konklusion nicht erlauben. Wobei die Rolle der stereotaktischen Radiochirurgie allmählich Format annimmt und im Kontext der Behandlung von Patienten (w/m) mit nicht-kleinzelligen Lungenkarzinom an Bedeutung gewinnt.

❓ Sind derzeit plausible und valide Daten auf einem „Evidenzlevel 2a" unter spezifischer Berücksichtigung der stereotaktischen Radiochirurgie für Patienten (w/m) mit nicht-kleinzelligen Lungenkarzinom im frühen Stadium verfügbar?

✅ Ja, es gibt einige Publikationen, die sich implizit mit retrospektiven Studien zum Thema beschäftigen und auf diesem Evidenzlevel zur Geltung kommen.

Eine „systematische Übersichtsarbeit" zu Kohortenstudien wurde im Jahr 2010 durch Chi und Kollegen publiziert (Chi 2010). Ziel der Arbeit war die Untersuchung der Muster von Erkrankungsrückfällen,

Toxizitätsprofilen und der generellen Wirksamkeit der stereotaktischen Radiochirurgie (designiert als SBRT) beim Lungenkarzinom im frühen Stadium I und II. Die Rate der lokalen Kontrolle lag zwischen 80 und 100 % in den meisten Studien, in denen eine adäquate biologische effektive Dosis im Isozentrum appliziert wurde. Das Muster des Tumorrückfalls hing unmittelbar mit dessen Volumen zusammen. Das prädominante Muster des Erkrankungsrückfalls lag eher bei den Fernmetastasen. Speziell kam es zu einer Toxizität höheren Grades (Grade III–V) bei den zentral liegenden Tumoren. Die Rate der Rezidive und Metastasen war mit der Chemotherapiegabe assoziiert; eine höhere Dosis an Chemotherapeutika bedeutete weniger Rezidive und Metastasen. Diese Tatsache konnte in einen Gewinn für das bessere Überleben übersetzt werden.

Die Autoren schlussfolgerten in diesem Fall, dass die stereotaktischen Radiochirurgie eine exzellente Therapiemodalität für das Lungenkarzinom im Stadium T1 darstellt. Die Verabreichung von einer adäquat hohen biologisch effektiven Dosis im Tumorzentrum und am Tumorrand führt zu besseren Ergebnissen im Sinn besserer lokaler Kontrolle. Zusätzlich konstatieren die Autoren, dass im Vergleich zu T1-Tumoren die größeren T2-Tumoren eine höheren biologisch effektive Dosis benötigten.

Zu den zentral sitzenden Tumoren schreiben die Autoren, dass auch eine weniger aggressive Dosis als 60–66 Gy (appliziert in drei Fraktionen) für die lokale Tumorkontrolle ausreichend sein könnte. Chemotherapie könnte zu einer Verbesserung des klinischen Outcomes beitragen (Chi 2010).

❓ Sind derzeit plausible und valide Daten auf einem „Evidenzlevel 2b" unter spezifischer Berücksichtigung der stereotaktischen Radiochirurgie für Patienten (w/m) mit nicht-kleinzelligen Lungenkarzinom im frühen Stadium verfügbar?

✔ Ja, es liegen plausible und valide Daten auf einem „Evidenzlevel 2b" unter spezifischer Berücksichtigung der stereotaktischen Radiochirurgie für Patienten (w/m) mit nicht-kleinzelligen Lungenkarzinom im frühen Stadium vor.

Timmerman und Kollegen haben im Jahr 2003 die erste wissenschaftlich plausible Arbeit zur Fragestellung auf diesem Evidenzlevel publiziert (Timmerman 2003). Seitdem hat die Arbeitsgruppe um Timmerman mehrere bahnbrechende klinische und experimentelle Arbeiten veröffentlicht und damit durch die klinische Validität und methodische Qualität derselben einen wichtigen Beitrag zum Thema geleistet (Timmerman 2006a, Timmerman 2006b). In ihrem initialen Bericht haben sie die prinzipielle Frage der Anwendbarkeit nicht-invasiver innovativer Methoden der Radiotherapie für die Behandlung von Patienten (w/m) mit nicht-kleinzelligen Lungenkarzinom im frühen Stadium gestellt. In dieser Publikation (Timmerman 2003) ging es um eine klinische Phase-I-Studie, die Patienten (w/m) im Stadium T1 oder T2 (<7 cm) mit einem cN0- und cM0-Tumor nach bioptischer Sicherung des nicht-kleinzelligen Lungenkarzinoms einschloss. Das mediane Alter lag bei 75 Jahren. Der mediane Karnofsky-Index lag bei 80. Die Kriterien der Auswahl von Patienten (w/m) waren nicht sehr eindeutig zugunsten relevanter onkologischer Endpunkte, denn bei einem medianen Alter von 75 Jahren, war die Wichtung der Studie eher auf der Seite der technischen Machbarkeit als anderer onkologischen Aspekte.

Die stereotaktische Radiochirurgie wurde in drei Fraktionen innerhalb von zwei Wochen appliziert. Verschiedene Dosisregime wurden in der Phase-I-Studie analysiert. Für jedes Dosislevel wurden drei bis fünf Fälle untersucht. Man hat mit drei Fraktionen je 8 Gy (Gesamtdosis: 24 Gy) begonnen. Dann wurde die Einzeldosis sukzessive um 2 Gy erhöht. Die Enddosis lag bei einer kumulativen Dosis von 60 Gy, die in drei Fraktionen verabreicht wurde. Man hat zwischen den unterschiedlichen Dosisniveaus jeweils verschiedene Pausen zwischen die Fraktionen hineingelegt, um ein Verständnis für die potenzielle Toxizität zu entwickeln. Weiterhin wurde zwischen den beiden T-Stadien (T1 vs. T2) stratifiziert und die Dosiseskalation in Abhängigkeit zum Stadium erforscht. Insgesamt wurden 37 Patienten (w/m) in die Studie inkludiert. Ein Fall erlitt eine Pneumonitis Grad III und ein zweiter Fall wurde mit einer Hypoxie Grad III diagnostiziert. Da die therapiebedingte Toxizität explizit zu den Kriterien einer Phase-I-Studie gehört, hat man die Risiken und Komplikationen der Therapie sehr intensiv beobachtet und interpretiert. Es war kein nennenswerter Funktionsabfall für kardiale und pulmonale Funktionen anhand der Symptome festzustellen, sowie es sich keinen Bedarf nach Sauerstoff-Gabe infolge schlechter Werte bei der Blutgasanalyse ergab. Die Analyse der Morbidität unter therapeutischen Konditionen bezog die Bildgebung mit ein.

In beiden stratifizierten Gruppen, also T1 und T2, wurde die angestrebte kumulative Dosis von 20 Gy in drei Fraktionen (kumulative Dosis: 60 Gy) erreicht. Nach einer medianen Nachsorgezeit von 15,2 Monaten wurde ein eindeutiges Ansprechen der stereotaktischen Radiochirurgie in 87 % aller Fälle festgestellt. Die komplette Remission der Tumoren lag bei 27 %. Bei sechs Fällen kam es zu einem lokalen Rezidiv. Allen rezidivierten Fällen wurden weniger als 18 Gy kumulativ appliziert.

Die Schlussfolgerung der Autoren dieser initialen und bahnbrechenden experimentellen Studie war, dass man zur lokalen Kontrolle bei Patienten (w/m) im Stadium T1 oder T2 (<7 cm) mit einem cN0- und cM0-Tumor eine höhere Dosis benötigt (Timmerman 2003).

Die zweite Arbeit, die ebenfalls einen induktiven Effekt hatte, wurde durch Onishi und Kollegen ein Jahr später veröffentlicht (Onishi 2004). Auch hier war die prinzipielle Frage der Anwendbarkeit nicht-invasiver innovativer Methoden der Radiotherapie für die Behandlung von Patienten (w/m) mit nicht-kleinzelligen Lungenkarzinom im frühen Stadium Gegenstand der Untersuchung. Insgesamt wurden 35 Patienten (w/m) in die Studie inkludiert. Alle Fälle wurden mit einem nicht-kleinzelligen Lungenkarzinom im frühen Stadium (15 Fälle Stadium 1A, 15 Fälle Stadium 1B) diagnostiziert. Die Kohorte bestand aus 20 Adeno- und 13 Plattenepithelkarzinomen, plus zwei weitere unklar definierte Fälle. Das mediane Alter lag bei 78 Jahren (Spanne: 65–92 Jahre). Auch hier ist anzumerken, dass die Auswahlkriterien von Patienten (w/m) nicht eindeutig relevante onkologische Endpunkte berücksichtigten, und dass bei einem medianen Alter von 75 Jahren die Studienwichtung eher auf der Seite der technischen Machbarkeit als anderen onkologischen Aspekten lag.

Insgesamt waren 23 Fälle (66 %) funktionell inoperabel und wurden nur deswegen zur nicht-invasiven Methode überwiesen. Der Grund hierfür war meist das Alter und/oder das Vorliegen einer COPD in fortgeschrittenen Stadien. Eine kumulative Dosis von 60 Gy wurde in 10 Fraktionen über eine Woche verabreicht. Alle Patienten (w/m) haben die Therapie wie geplant zu Ende durchgeführt. Die Angaben zur technischen Durchführung waren bedauerlicherweise nicht konkret und daher nicht einfach reproduzierbar. Die Rate der kompletten Resektion lag bei 23 % (8 von 35). Die Rate der partiellen Remission lag bei 71 % (25 von 35). In Bezug auf die Toxizität wurde berichtet, dass in Entsprechung zur Klassifikation „National Cancer Institute-Common Toxicity Criteria" bei drei Fällen (9 %) eine pulmonale Morbidität Grad III und IV auftrat. Die mediane Nachsorgezeit betrug 13 Monate (Spanne: 6–30 Monate). In diesem Zeitraum kam es bei zwei Fällen (6 %) zu einer lokalen Progression des Tumors und bei fünf Fällen (14 %) zu regionalem oder entfernten Erkrankungsrückfall. Das Überleben nach zwei Jahren betrug für die gesamte Kohorte 58 % und für die funktionell Operablen 83 %.

Die Autoren resümierten, dass die Applikation einer höheren Dosierung, in diesem Fall 60 Gy, für die Therapie von Patienten (w/m) mit nicht-kleinzelligen Lungenkarzinom im frühen Stadium mittels stereotaktischer Radiochirurgie eine sichere Methodik darstellt (Onishi 2004). Man muss in diesem Kontext konstatieren, dass die Patientenselektion bei allen anfänglichen Studien eher ungünstig war und deshalb nicht alle Methodenpotenziale der stereotaktischen Radiochirurgie in den Vordergrund traten, sondern nur deren Machbarkeit. Nichtsdestotrotz waren Wirksamkeit und Sicherheit der Methode schon von Beginn an überzeugend.

Wulf und Kollegen haben im Jahr 2004 eine dritte Studie in dieser initialen experimentellen Phase veröffentlicht (Wulf 2004). Diese Phase-I-Studie hat die technische Machbarkeit der stereotaktischen Radiochirurgie bei derselben Patientengruppe wie oben untersucht. Der onkologische Endpunkt war die lokale Kontrolle. Alle Patienten (w/m) dieser Studie wurden primär als funktionell nicht operabel eingeschätzt. Insgesamt wurden 61 Patienten (w/m) in die Studie inkludiert. Wobei auch Fälle mit Lungenmetastasen anderer solider Tumoren eingeschlossen wurden. Sie erhielten 30 Gy in drei Fraktionen (n=19) oder 48–50 Gy in drei Fraktionen (n=26) oder 26 Gy in einer einzigen Fraktion (n=16). Die mediane Nachsorgezeit lag bei 11 Monaten (Spanne: 2–61 Monate). Die aktuarial geschätzte lokale Kontrolle lag bei 92 %. Der Trend einer verbesserten lokalen Kontrolle korrelierte mit der Dosishöhe. Sie wurde von dreimal 10 Fraktionen, über dreimal 12–12,5 Gy und definitiv auf eine einmalige Gabe von 26 Gy gesteigert. Der Trend hinsichtlich der Unterschiede in den kleinen Gruppen der drei Dosisniveaus war trotz der kleinen Subgruppen statistisch signifikant (p=0,038).

Die Rate des Gesamtüberlebens, ein methodisch eher ungeeigneter Endpunkt in diesem spezifischen Zusammenhang, belief sich nach einem Jahr auf 52 % und nach zwei Jahren auf 32 %. Wenn man die realen Vorteile und ernsthaften Risiken einer neu eingeführten Methode untersuchen möchte und es sich in einer Gruppe um funktionell inoperable, d. h. narkoseunfähige Patienten (w/m) handelt, die bereits an sich und ohne die Tumorerkrankung schlechtere Überlebensdaten aufweisen, wird die Beurteilung schwierig. Der Vergleich dieser Gruppe mit allen, die zu einem späteren Zeitpunkt nach der Etablierung der Behandlung in Frage kämen, wäre erschwert, da man die Vorteile der Methode bezogen auf den Überlebensvorteil nicht demonstrieren kann. Die systemische Kontrolle der Erkrankung lag bei 60 % der Fälle nach 12 Monaten. Zugleich war die Therapie sicher und es wurden keine ernsthaften (>Grad II) Toxizität festgestellt. Bei zwei Patienten (w/m) ist eine symptomatische Pneumonitis Grad II diagnostiziert worden, die durch Steroidgaben erfolgreiche behandelt wurde.

Das Forscherteam stellte fest, dass die stereotaktische Radiochirurgie eine wirksame und sichere Modalität in der Behandlung von Patienten (w/m) mit nicht-kleinzelligen Lungenkarzinom im frühen Stadium darstellt und die Komplikationsrate niedrig sei. Weiterhin konstatierten die Autoren: Die „Selektion von Patienten ist wichtig, da sie durch das niedrige Risiko für systemische Progression mit hoher Wahrscheinlichkeit von dieser Methode profitieren würden" (Wulf 2004).

Im Jahr 2006 haben Fritz und Kollegen die Ergebnisse einer Studie mit Einzeldosis-Radiochirurgie in der Behandlung von Patienten (w/m) mit nicht-kleinzelligen Lungenkarzinom im frühen Stadium vorgestellt (Fritz 2006). Diese Studie basierte auf einer prospektiv betreuten Datenbank. Die Therapiemethode bestand aus einer einzelnen Dosis stereotaktischer Radiochirurgie. Evaluiert wurden die Verläufe bei 33 Patienten (w/m). Man analysierte die Ansprechrate, die Rate der lokalen Kontrolle und die Toxizität der Therapie. Die applizierte Dosis im Isozentrum des Zielvolumens betrug 30 Gy. Die Therapieplanung bezog eine 3-Phasen-CT ein, in der der kraniokaudale und laterolaterale Bewegungsumfang mit einging. Die drei Atempausen sollten die Beweglichkeit des Tumors zeigen. Man segmentierte das Zielvolumen anhand derer in drei Phasen der Atmung. Ein Sicherheitssaum wurde entsprechend um das Zielvolumen gelegt.

Das Volumen des Lungentumors umfasste im Median 17,5 cm^3 (Spanne: 4,2–125 cm^3) und das segmentierte Planungszielvolumen (PTV=ITV) umfasste 99,8 cm^3 (Spanne: 15,6–387,3 cm^3). Die Nachsorgezeit im Median lag bei 18 Monaten (Spanne: 6,8–63 Monate). Bei 94 % konnte eine eindeutige lokale Kontrolle bei der genannten medianen Nachsorgezeit erreicht werden. Es trat keine ernsthafte Toxizität (>Grad II) auf. Die aktuariale Überlebenszeit wurde mittels Kaplan-Meier-Methode errechnet. Die Wahrscheinlichkeit des Überlebens nach einem Jahr betrug 83 %, nach zwei Jahren 63 %, nach drei Jahren 53 % und nach vier Jahren 39 %. Das mediane Überleben lag bei 20,4 Monaten. Auch in diesem Kontext muss klargestellt werden, dass die Überlebensdaten sich nicht auf eine gleichverteilte und damit mit der Chirurgie vergleichbare Patientenkohorte mit nicht-kleinzelligen Lungenkarzinom im frühen Stadium beziehen, sondern eine, prognostisch betrachtet, ungünstige Gruppe von multimorbiden Fällen bildet, deren Gesamtüberleben sowieso nicht nur durch die Krebserkrankung, sondern durch mehrere Faktoren ungünstig beeinflusst werden kann. Daher muss man feststellen, dass die Berechnung der Wahrscheinlichkeit des allgemeinen und also des nicht-krankheitsspezifischen Überlebens bei einer derart selektierten Gruppe methodisch nicht zulässig ist und die Aussage zur Überlebenswahrscheinlichkeit keine klinische Signifikanz beinhaltet. Die Autoren schlossen ihre Analyse mit der Feststellung der Sicherheit und Wirksamkeit der stereotaktischen Radiochirurgie ab (Fritz 2006).

Die eingangs erwähnte Gruppe von Timmermann hat die Erfahrungen einer kollaborativen Studie der RTOG veröffentlicht (Timmerman

2006a). Die Hauptziele der RTOG-0236-Studie waren die Definition von Kriterien zur Qualitätssicherung bei der Ausführung von stereotaktischer Radiochirurgie (hier als SBRT bezeichnet) und die Herausbildung von onkologischen Ergebnissen. Die untersuchte Kohorte waren funktionell inoperable Patienten (w/m) mit nicht-kleinzelligen Lungenkarzinom im frühen Stadium T1. Hier eine sehr interessante und zitierungswürdige Passage: „SBRT is not a black box, and the essence of the therapy had to be distilled via guidelines. Issues related to patient selection, method of dosimetry construction, equipment requirements, motion assessments and control, site accreditation, data exchange, and follow-up policies were worked out by compromise and consensus" (Timmerman 2006a).

Die erste Phase-II-Studie wurde ebenfalls durch das Team von Timmerman im Jahr 2006 publiziert (Timmerman 2006b). Das Team hat eine Phase-II-Studie auf der vormals zitierten Phase-I-Studie aufbauend (Timmerman 2003) durchgeführt. Sie haben Patienten (w/m) mit nicht-kleinzelligen Lungenkarzinom im frühen Stadium [pT1 oder pT2 (<7 cm) cN0cM0] nach Biopsie in die Studie eingeschlossen. Ohne Ausnahmen wiesen alle Patienten (w/m) relevante Komorbiditäten oder/und eine funktionelle Inoperabilität auf. Wie in vielen anderen Studien dieser Art, die vorab erörtert wurden, war die Auswahl der Patientengruppe mit relevanter Morbidität nicht mit den Auswahlkriterien einer Gruppe operierter Patienten (w/m) vergleichbar. Diese Tatsache verzerrt das Ergebnis, betrachtet man Komplikationen und Überlebensergebnisse. Die applizierte Dosis der stereotaktischen Radiochirurgie betrug 60–66 Gy, die in drei Fraktionen aufgeteilt und über 10 Tage appliziert worden war. Ingesamt wurden 70 Fälle inkludiert und alle Studienteilnehmer haben die Therapie beendet. Es gab also keine Abbrüche und ähnliche Probleme. Die mediane Nachsorgezeit betrug 17,5 Monate. Schon nach drei Monaten sprachen 60 % der Fälle auf die Therapie an. Die aktuariale Rate der lokalen Kontrolle nach Kaplan-Meier-Methode lag nach zwei Jahren bei 95 %. Insgesamt verstarben 28 Patienten (w/m). Bei 11 Fällen war der Tod unmittelbar mit der Erkrankung in Verbindung zu bringen. Bei 17 Fällen kam es zum Tod infolge Begleiterkrankungen. Das mediane Überleben wurde mit 32,6 Monate dokumentiert und das

aktuariale Überleben nach zwei Jahren belief sich auf 54,7 %. Ernsthafte Toxizität (>Grad II) trat bei 14 Fällen auf. Bei denjenigen Fällen, bei denen es zur Ausprägung einer ernsthaften Toxizität kam, wurde dieser Effekt median nach 10,5 Monaten beobachtet. Die Tumoren wurden in zwei Gruppen eingeteilt: Zentral sitzende und periphere Läsionen. Bei den zentral sitzenden Läsionen waren nur 54 % frei von therapiebedingter Toxizität nach zwei Jahren, während bei den peripheren Läsionen der Wert bei 83 % lag. Insgesamt kann man feststellen, dass die stereotaktische Radiochirurgie in dieser Indikationsgruppe gute Ergebnisse bezüglich Wirksamkeit liefert und eine sichere Maßnahme darstellt. Patienten (w/m) mit nicht-kleinzelligen Lungenkarzinom im frühen Stadium [pT1 oder pT2 (<7 cm) cN0cM0] können von dieser Therapie deutlich profitieren. Die Autoren warnen dennoch vor der Anwendung dieser Dosierung bei den zentral sitzenden Läsionen (Timmerman 2006b).

Onishi und Kollegen, die bereits im Jahr 2003 eine der ersten Untersuchungen zum Thema publiziert haben, berichteten über ihre Erfahrung einer großen multizentrischen japanischen Studie im Jahr 2007 (Onishi 2007). Insgesamt wurden 257 Fälle für die Analyse berücksichtigt. Das mediane Alter der Kohorte lag bei 74 Jahren. Die Kohorte beinhaltete 164 Fälle mit einem Tumor Stadium T1cN0cM0 und 93 Fälle mit einem Tumor Stadium T2cN0cM0, die in 14 japanischen Zentren behandelt worden waren. Auch hier lagen bei allen Patienten (w/m) ohne Ausnahme relevante Komorbiditäten oder/und funktionelle Inoperabilität vor. Wie in den vielen anderen Studien dieser Art, die vorab erörtert wurden, verzerrt die Gruppenauswahl der Patienten (w/m) mit relevanter Morbidität das Ergebnis, insoweit es um Komplikationen und Überlebensergebnisse geht. Die kumulative Dosis belief sich auf 18-75 Gy für das Isozentrum, die in einer bis 22 Fraktionen appliziert wurde. Median wurde eine biologisch effektive Dosis von 111 Gy (Spanne: 57–180 Gy) kalkuliert. Die mediane Nachsorgezeit lag bei 38 Monaten. Innerhalb diesen Zeitraumes trat eine Grad-II-Toxizität für pulmonale Funktionen bei 14 Fällen (5,4 %) auf. Bei 14 % der Fälle kam es zu einer lokalen Progression der Erkrankung, wobei die Rate der lokalen Kontrolle bei Applikation einer biologischen effektiven Dosis von >100 Gy bei 8,4 % lag. Betrug die biologische effektive Dosis aber <100 Gy, stieg die lokale Rezidivrate auf 42,9 %. Dieser Unterschied war klinisch offensichtlich, statistisch klar und eindeutig signifikant (p<0,001). Obwohl die Angabe zum Gesamtüberleben angesichts der Selektion multimorbider Patienten (w/m) umstritten ist, wird der Wert trotzdem referiert.

Interessanterweise lag die Wert für das Gesamtüberleben nach fünf Jahren bei 70,8 %, wenn eine biologische effektive Dosis von >100 Gy appliziert wurde. Betrug die biologische effektive Dosis aber <100 Gy, sank das 5-Jahres-Überleben auf 30,2 %. Dieser Unterschied war klinisch offensichtlich, statistisch klar und eindeutig signifikant (p<0,001). Die Applikation von stereotaktischer Radiochirurgie oder stereotaktischer multifraktioneller Therapie war bis zu einer biologisch effektiven Dosis von 180 Gy sicher bezüglich Toxizität. Laut Anmerkung der Autoren waren „die lokale Kontrolle und das Gesamtüberleben nach fünf Jahren bei einer biologisch effektiven Dosis von ≥100 Gy gegenüber anderen berichteten Ergebnissen überlegen. Bei allen Behandlungsmethoden und Fraktionierungsschemata war eine biologisch effektive Dosis von ≥100 Gy wirksamer als diejenige <100 Gy" (Onishi 2007).

Die erste große und plausible Studie aus Europa erschien im Jahr 2008 durch Lagerwaald und Kollegen (Lagerwaard 2008). Seit einem Jahrzehnt publiziert das Team um Senan an der Freien Universität Amsterdam/Niederlande in einer kontinuierlichen und zeitlich dichten Abfolge wertvolle Projekte und systematisch aufgearbeitete Daten. Diese beinhalten auch gut und plausibel gestaltete klinische Studien mit aktuellen wissenschaftlichen Fragen; bis dato ist ihr prospektiv eingepflegter Datensatz einer der größten weltweit (Senan 2010, Dahele 2011a, Dahele 2011b, Hurkmans 2011, Palma 2011, Lagerwaard 2012a, Lagerwaard 2012b, Palma 2012a, Palma 2012b, Senthi 2012, Mattonen 2013, Palma 2013, Senan 2013a, Senan 2013b, Senthi 2013, Senthi 2014).

In einer Studie zur Untersuchung von Rezidivierungsmustern und Rezidivrate berichteten Bradley und Kollegen über ihre Erfahrungen in der stereotaktischen Behandlungsmethode für Patienten (w/m) mit nicht-kleinzelligem Lungenkarzinom im frühen Stadium (Bradley 2010). Das Forscherteam hat über seine Erfahrung mit stereotaktischer

Radiochirurgie (hier als SBRT gezeichnet) in drei bis fünf Fraktionen für zentral sitzende und periphere Läsionen reflektiert. Insgesamt umfasste der Bericht 91 Fälle. Wie in fast allen bisher erörterten Studien wurde auch hier eine Kohorte selektiert, bei der alle Patienten (w/m), ohne Ausnahme, relevante Komorbiditäten oder/und eine funktionelle Inoperabilität aufwiesen. Ein schlechter Allgemeinzustand war bei 31 Fällen der Grund für die Indikationsstellung, sowie unzureichende Lungenfunktion bei 52 Fällen und die Ablehnung der Operation bei acht Fällen. Diese Auswahl verzerrt das Ergebnis insoweit, geht es um Komplikationen und Überlebensergebnisse. Eine exakte Trennung von onkologisch krankheitsbedingten Komplikationen und Mortalität von nicht-onkologischen krankheitsbedingten ist faktisch unmöglich. Die Tumoren lagen bei 83 Fällen peripher und bei acht Fällen zentral. Zentral sitzende Tumoren waren definiert als diejenigen mit weniger <2 cm Abstand zum Hauptbronchus, zum Ösophagus oder zum Plexus brachiales liegend. Die mediane Nachsorgezeit betrug 18 Monate (Spanne: 6–42 Monate). Die Einteilung nach TNM-Klassifikation: 58 Fälle mit T1N0M0, 22 Fälle mit T2N0M0, zwei Fälle mit T3N0M0 (T3: Thoraxwand) und sechs Fälle mit T1N0M1. Der mediane Tumordurchmesser war 2 cm (Spanne: 1–5 cm). Die mediane FEV_1 („forced expiratory volume in 1 s") betrug 46 % (Spanne: 17–133 %) und die mediane Diffusionskapazität für Kohlenmonoxyd lag bei 49 % (Spanne: 15–144 %). Nach zwei Jahren konnte eine lokale Kontrolle von 86 % gezeigt werden.

Interessanterweise war das Muster der Erkrankungsrückfälle eher vom Auftreten von Fernmetastasen oder, so die Autoren, von sekundären Lungenmalignomen gekennzeichnet. Wie erwartet kommt es im Verlauf der Erkrankung und auf Basis der Lungenkarzinombiologie zur Manifestation von Fernmetastasen. Was aber nicht zu den klinischen Erfahrungen im Alltag passt, ist die Inzidenz von sekundären Lungenmalignomen. Hierfür gibt es eigentlich keinen plausiblen Grund. Die multivariate Analyse der unabhängig auf die Prognose einflussnehmenden Faktoren war lediglich für die Fernmetastasen signifikant. Die Ergebnisse dieser Kohortenstudie ähnelte denen der anderen vormals zitierten Publikationen; die Autoren stellen fest, dass die lokale Tumorkontrolle bei der der stereotaktischen

Radiochirurgie (hier SBRT) für die Behandlung von Patienten (w/m) mit nicht-kleinzelligen Lungenkarzinom im frühen Stadium gut sei und die Daten bezüglich des Gesamtüberlebens stark dem Auftreten von Fernmetastasen korrelieren (Bradley 2010).

Im Jahr 2010 wurde dan auch zum Thema ein Kommuniqué von The American Society for Radiation Oncology (ASTRO) veröffentlicht (Buyyounouski 2010). Diese Art von Kommuniqués haben durchaus einen relativen Einfluss auf die Intensität von klinischer Forschung; bei positiven Aussagen nimmt deren Intensität zu und vice versa. In diesem Fall handelte es sich um eine affirmative, wenn auch zur Vorsicht mahnende, Botschaft. Infolge derer kam es zu einer Intensivierung der klinischen Forschung zur Rolle der stereotaktischen Techniken in der Behandlung von Patienten (w/m) mit nicht-kleinzelligen Lungenkarzinom im frühen Stadium. Diese Forschungsintensivierung hat den Stellenwert der stereotaktischen Radiochirurgie für das Lungenkarzinom deutlich gebessert (Ricardi 2015b, Tajima 2015, Takeshita 2015, Tariq 2015, Woody 2015, Ricardi 2015a).

Im Anschluss sind einige Übersichtsarbeiten und Post-hoc-Analysen entstanden, die die alltägliche Wirklichkeit der Klinik widerspiegeln; erstaunlicherweise, haben jedoch diese die Sachlage nicht allumfassend beeinflussen können (Louie 2015, Liu 2015, Lievens 2015, Kelley 2015, Hayashi 2015, He 2015).

Eines der Hauptprobleme, die wir in den vorangegangenen Absätzen mehrfach diskutiert haben, bleibt nämlich unverändert: die Patientenselektion. Die Auswahl der Patienten (w/m) findet meist als negative Selektion statt, indem Individuen wegen vorbestehenden ernsthaften Erkrankungen als inoperabel eingeschätzt und dann zur stereotaktischen Radiochirurgie (oder SBRT, SABR) bewiesen werden. Eine realistische Einschätzung der posttherapeutischen Lebenserwartung in dieser Gruppe von Patienten (w/m) wird deshalb umso schwieriger, da man nicht wissen kann, wie die Prognose ohne diese Einflüsse wäre (Palma 2012a, Palma 2012b, Palma 2013). Interessanterweise werden fortlaufend weitere Absichtserklärungen, neue Definitionen und neue Evaluationen publiziert, jedoch ohne das Hauptproblem zu nennen und die Grenzen monodisziplinärer Partikularinteressen zugunsten echter interdisziplinärer Kompromisse zu verschieben (Chang 2015a,

Tajima 2015, Takeshita 2015, Tariq 2015, Chehade 2015).

? Sind derzeit plausible und valide Daten auf einem „Evidenzlevel 3" mit spezifischer Berücksichtigung der Anwendung von stereotaktischer Radiochirurgie für Patienten (w/m) mit nicht-kleinzelligen Lungenkarzinom im frühen Stadium verfügbar?

✓ Ja, auf diesem Evidenzlevel gibt es ebenfalls Daten, die wir selektiv diskutieren.

Der Stellenwert und die klinische Bedeutung von „komparativer Effektivitätsforschung" ist eigentlich ausreichend im Rahmen der klinischen Onkologie ausgeleuchtet worden (Mehta 1997). Umso wichtiger ist die Bedeutung von pragmatischer „komparativer Effektivitätsforschung" in der Onkologie, vor allem wenn eine Randomisation im Sinne einer „randomisierten kontrollierten Studie" schwierig zu sein scheint (Luparia 2011, Sakanaka 2011, Sher 2011, Gupta 2012, Hodges 2012). Zugleich werden nach wie vor robuste Daten für die Behandlungsindikationen von Patienten (w/m) mit nicht-kleinzelligen Lungenkarzinom im frühen Stadium benötigt (Yu 2015, Varghese 2015, Smith 2015, Sher 2015a, Sher 2015b).

Crabtree und Kollegen haben im Jahr 2010 die Rolle der stereotaktischen Radiochirurgie (oder SBRT, SABR) in einem indirekten Vergleich zur konventionellen Chirurgie beurteilt (Crabtree 2010). In historischer Hinsicht war dieser Bericht der erste zum Vergleich zwischen stereotaktischer Radiochirurgie und konventioneller Chirurgie. Die Analyse fokussierte die kurzfristigen Ergebnisse beider Methoden. Der Vergleich war indirekt, indem zwei Kollektive mit verschiedenen Behandlungszeiträumen zueinander in Beziehung gesetzt wurden. Die Behandlung in der chirurgischen Gruppe fand zwischen 2000 und 2006 statt, die SRS-Gruppe unterzog sich zwischen 2004 und 2007 der Therapie. Das klinische Stadium T1 wurde durch PET-CT bestimmt. Das oben stärker diskutierte Problem der Relevanz bestehender Komorbidität wurde zwar methodisch nicht gelöst, diese wurde aber immerhin systematisch registriert. Ein Erfassungssystem der relevanten Begleiterkrankungen ist „The adult co-morbidity evaluation scoring system". Angeblich wurden die Krankenakten systematisch zu den Fragen lokale Kontrolle, krankheitsspezifisches Überleben und Gesamtüberleben gesichtet.

Eine andere Methode der Analyse nämlich die „propensity score matching analysis" wurde eingesetzt, um eben die Rolle der relevanten Kofaktoren wie Alter, Komorbidität und klinisches Stadium und deren Einfluss auf die Therapieergebnisse zu untersuchen. Insgesamt hat man 462 Fälle nach einer Operation des Lungenkarzinoms aus den Jahren 2000 bis 2006 mit 76 Fällen nach einer stereotaktische Radiochirurgie aus den Jahren 2004 bis 2007 miteinander verglichen. Allein das offensichtliche Ungleichgewicht der Patientenzahlen beider Gruppen macht natürlich die Ergebnisse der Studie bei all ihrer Akkuratheit kritikanfällig. Die Op-Gruppe war im Gesamtkollektiv jünger als die Vergleichsgruppe, der Altersunterschied war statistisch signifikant (p<0,001). Eine realistische Einschätzung der posttherapeutischen Lebenserwartung dieser Gruppe von Patienten (w/m) wird im Vergleich zu der SRS-Gruppe entsprechend schwieriger. Die Op-Gruppe hatte vergleichsweise weniger relevante Begleiterkrankungen, der Unterschied war hier statistisch signifikant (p<0,001) und zuletzt hatten die in diese Gruppe eingeschlossenen Studienteilnehmer bessere Lungenfunktionswerte wie bessere FEV_1 und CO_2-Diffusion, deren Unterschied im Vergleich zur SRS-Gruppe auch statistisch signifikant (p<0,001) war.

Auch in diesem konkreten Zusammenhang taucht das evidente Ungleichgewicht der Patientenselektion als zugrundeliegende Problematik neben der Krebserkrankung auf. Eine adäquate Analyse des Gesamtüberlebens wird schwierig wegen der ebenfalls das Gesamtüberleben beeinflussende Faktoren wie Patientenalter, ernsthafte Dysfunktionen der Lunge etc. In der Op-Gruppe präsentierten sich 62,6 % (291 von 462) und in der SRS-Gruppe 78,9 % (60 von 76) im Stadium T1a eines nicht-kleinzelligen Lungenkarzinoms. Nach der definitiven histopathologischen Klärung musste man bei 35 % der Fälle (161 von 462) des Op-Arms eine Höherschätzung des Stadiums („upstaging") vornehmen. Zur Beurteilung des Gesamtüberlebens, eigentlich ein eher ungeeigneter klinischer Endpunkt in diesem spezifischen Kontext, hat man eine separate Einschätzung und Kalkulation beider Gruppen vorgenommen. In

der Op-Gruppe schätzte man das aktuariale 5-Jahres-Überleben auf 55 %. In der SRS-Gruppe wurde eine Schätzung des 5-Jahres-Überlebens vorgenommen, das Ergebnis belief sich auf 32 %. Die Rationale für diese Bewertungen und die daraus resultierenden Konsequenzen hinsichtlich Grad und Güte der Therapiewirksamkeit bleibt unklar. Ein Vergleich zweier Gruppen, die zeitversetzt behandelt wurden, in der Grundkonstellation der relevanten funktionellen Einschränkungen verschieden ausgeprägt waren und unterschiedliche Nachsorgezeiten vorweisen, erscheint mir methodisch nicht legitim. Die Patienten (w/m) im Stadium T1a hatten nach drei Jahren jeweils eine lokale Kontrolle von 89 % (SRS-Gruppe) und 96 % (Gruppe der Operierten). Der Unterschied war statistisch signifikant (p=0,04). Bei den Patienten (w/m) im Stadium T1b gab es keine Unterschied zwischen den ungleich verteilten Therapiegruppen (p=0,89). So verhielt es sich mit dem krankheitsspezifischen Überleben im Stadium T1a (p=0,33) und Ib (p=0,69) zwischen den beiden Gruppen der Behandlung. Man wendete trotz der ungleichen Verteilung der Gruppen und allen anderen verzerrenden Kofaktoren eine „propensity analysis" auf zwei Subgruppen aus den beiden Patientenkollektiven an (57 sogenannte Hochrisikofälle aus der Op-Gruppe und 57 Fälle aus der SRS-Gruppe). Die methodische Legitimität des Verfahrens wird nicht bezweifelt, auch wenn es um zwei an sich unvergleichbare Gruppen geht. Und überraschenderweise fand man keinen statistisch signifikanten Unterschied zwischen den beiden Gruppen: Die lokale Kontrolle betrug nach drei Jahren in der SRS-Gruppe 88 % und in der Op-Gruppe 90 %, das krankheitsspezifische Überleben lag nach drei Jahren bei 77 % in der Op-Gruppe und 86 % in der SRS-Gruppe. Und schließlich war das Gesamtüberleben nach drei Jahren ebenfalls ungleich (54 vs. 38 %); der Unterschied war statistisch jedoch nicht signifikant.

Die Autoren schlussfolgerten, dass die Patienten (w/m) in der einer Operation zugeführten Gruppe gesünder waren und im Vergleich eine bessere lokale Kontrolle vorwiesen. Weiterhin schreiben die Autoren, dass eine sogenannte „propensity analysis" für das Lungenkarzinom im frühen Stadium (Stadium T1a und T1b) ähnliche Raten der lokalen Kontrolle und des krankheitsfreien Überlebens sowohl für die stereotaktische Radiochirurgie als auch für die Operation ergab (Crabtree 2010). Ein Vergleich von zwei Gruppen, die zeitversetzt behandelt wurden, in der Grundkonstellation der relevanten funktionellen Einschränkung verschieden ausgeprägt waren und verschiedene Nachsorgezeiten vorweisen, ist problematisch. Das Problem besteht darin, dass die eine Gruppe (hier die SRS-Gruppe) bereits prätherapeutisch ein höheres Risiko für Mortalität mit sich bringt und damit den Vergleich erschwert (Palma 2012a, Palma 2012b, Palma 2013).

Grills und Kollegen haben in ihrer Veröffentlichung die Ergebnisse der stereotaktischen Radiochirurgie und der Operation (sogenannter Keilresektion) für Patienten (w/m) mit einem nicht-kleinzelligen Lungenkarzinom im Stadium T1 erfasst und konsekutiv miteinander verglichen (Grills 2010). Die Studie schloss 124 Fällen mit einem Lungenkarzinom im Stadium T1–2cN0 ein. Davon unterzogen sich 58 Fälle einer stereotaktischen Radiochirurgie und 69 Fälle wurden operiert. Von SRS-Gruppe waren 95 % wegen funktioneller Einschränkungen als nicht operabel eingeschätzt worden, 5 % hatten eine Operation abgelehnt. Die Lungenfunktion war jedoch in beiden Gruppen ähnlich. Im Median war die FEV_1 in der SRS-Gruppe 1,31 l und 1,39 l in der Operationsgruppe. Die mediane CO_2-Diffusion war in der SRS-Gruppe 10,14 ml/min/mmHG und 12,0 ml/min/mmHG in der Op-Gruppe. Der Unterschied war statistisch nicht signifikant. Der mittlere Wert für den „Charlson comorbidity index" (Klassifikation für relevante Begleiterkrankung) betrug für die SRS-Gruppe 4 und für die Op-Gruppe 3; der Unterschied war statistisch signifikant (p<0,01). Das mediane Alter war in der SRS-Gruppe 78 Jahre und 74 Jahre in der Op-Gruppe. Der Unterschied war ebenfalls statistisch signifikant (p<0,04). Die stereotaktische Radiochirurgie wurde mit einer kumulativen Dosis von 48 Gy beim T1-Stadium und 60 Gy beim T2-Stadium in vier bis fünf Fraktionen appliziert. Die mediane Nachsorgezeit betrug 2,5 Jahre. Nach einer Studienzeit von 30 Monaten gab es keine statistische Signifikanz zwischen den beiden Gruppen. Dies galt sowohl für ein lokoregionales Rezidiv, regionales Rezidiv, als auch für Fernmetastasen (p=0,16). Zwar konnte die stereotaktische Radiochirurgie das Risiko für ein lokales Rezidiv in klinischer Hinsicht deutlich auf 4 % senken, während im Vergleich dazu das Risiko in der Op-Gruppe bei 20 % lag, jedoch

konnte keine statistische Signifikanz demonstriert werden (p=0,07). Das Gesamtüberleben war in der Op-Gruppe besser. Das krankheitsspezifische Überleben war in beiden Gruppen identisch. Wenn man bei dieser retrospektiven Studie einige Faktoren, wie synchrone Tumoren anderer Organe, fehlende bioptische Sicherung oder T4-Stadium (Satelliten-Läsion), die das Ergebnis deutlich beeinflussen würde, aus der Analyse herausnähme, dann gäbe es in der SRS-Gruppe weniger lokale Rezidive: nämlich 5 % (vs. 24 % in der Op-Gruppe). Dieser Unterschied war statistisch signifikant (p=0,05). Und obwohl die Rate der regionalen Rezidive in der SRS-Gruppe ebenfalls numerisch deutlich niedriger war (0 vs. 18 % für die Op-Gruppe), konnte dieser Effekt jedoch nicht als signifikant demonstriert werden (p=0,07).

Die Kommentare der Autoren waren entsprechend vorsichtig formuliert, auch vor dem Hintergrund der ungleich verteilten Faktoren. Sie schreiben, dass sowohl die stereotaktische Radiochirurgie als auch die Operation vernünftige Optionen zur Behandlung eines nicht-kleinzelligen Lungenkarzinoms im Stadium T1 darstellen. Beide Methoden ergeben ähnliche Rate des krankheitsfreien Überlebens (Grills 2010).

Eine der frühesten Gesamtbeurteilungen stammte in diesem Kontext von Timmerman und Kollegen (Timmerman 2010). Viele andere Evaluationen, Definitionen und Deklarationen folgten (Filippi 2014, Guckenberger 2014). Und es geht weiter (Chang 2015a, Tajima 2015, Takeshita 2015, Tariq 2015, Chehade 2015).

Zusammenfassung

Nicht-invasive bildgeführte stereotaktische Radiochirurgie zeigt sich als sichere und wirksame Methode in der Behandlung von Patienten (w/m) mit nicht-kleinzelligen Lungenkarzinom im frühen Stadium. Zwar gilt die Operation als Behandlungsstandard des frühen Lungenkarzinoms, doch auch die stereotaktische Radiochirurgie (SBRT, SABR, extrakranielle STx etc.) stellt eine gute Alternative dar. Ein direkter und unmittelbarer Vergleich im Sinne einer prospektiven radnominierten kontrollierten Studie gelang bisher nicht, aber die Ergebnisse der verschiedenen Evidenzniveaus zugunsten der stereotaktischen Radiochirurgie sind jedoch ermunternd. Obwohl die Selektion von Patienten (w/m) für die jeweilige

Behandlungsmethode sehr selten gleich verteilt und fair war, reichen die relevanten Endpunkte der stereotaktische Radiochirurgie an diejenigen der Chirurgie heran. In der Regel wurden in allen Studien Ergebnisse der stereotaktische Radiochirurgie mit identischen funktionellen pathologischen Begleitumständen zum Vergleich herangezogen. Wie wir zeigen konnten war die Lage in Relation zu den funktionellen pathologischen Begleitumständen fast immer zugunsten der Radiochirurgie. Und trotzdem lassen sich die Ergebnisse vorzeigen (Palma 2012a, Palma 2012b, Palma 2013). Die Bedeutung der systematischen komparativen Effektivitätsforschung zu stereotaktischer Radiochirurgie und operativer Resektion wird zunehmen, da es mit hoher Wahrscheinlichkeit nicht zu prospektiven randomisierten kontrollierten Studien kommen wird (Mehta 1997). Sie wird eine Notwendigkeit sein (Luparia 2011, Sakanaka 2011, Sher 2011, Gupta 2012, Hodges 2012), denn es werden bessere Ergebnisse benötigt (Yu 2015, Varghese 2015, Smith 2015, Sher 2015a, Sher 2015b).

6.2 Pulmonale Oligometastasen solider Tumoren

6.2.1 Hintergrund

Der aktuelle Status der Chirurgie für Läsionen der Lunge wurde komprimiert und detailliert am Anfang des Kapitels erörtert (Metzger 1981, Girard 1996, Presicci 2005). Die theoretischen Themen und praktischen Probleme der Chirurgie für Lungenläsionen sind im Grunde identisch für die nichtkleinzelligen Lungenkarzinome in frühem Stadium und Oligometastasen solider Tumoren in der Lunge wie das Mammakarzinom, kolorektale Karzinome, autochthone Lungenkarzinome der Magenkarzinome (Hou 2015). In den 1980–1990ern wurde bei der Indikationsstellung für thoraxchirurgische Eingriffe sehr selten zwischen kleinen Lungentumoren und Oligometastasen solider Tumoren unterschieden. Dies fand Widerhall in den Publikationen jener Zeit. Große und qualitativ sehr gute Register erfassten in den 1990ern erstmals transatlantische und später globale Unternehmen inklusive ostasiatischer Daten sowie die Behandlungsergebnisse bei malignen Lungenläsionen (Pastorino 1997). Aus meiner Sicht ist aber eher die Interpretation, und viel wichtiger, die Kontextualisierung der vorhandenen Informationen in einem konsistenten onkologischen Kontext (Pastorino 1997a, Pastorino 1997b) von Bedeutung. Man kann heute behaupten, dass in der Regel die meisten chirurgischen Prozeduren zur Entfernung maligner Lungenläsionen, vor allem der Metastasen, eher eine pragmatische, praktische und empirische Erfahrung darstellen als dass eine systematische Erforschung der vorhandenen Daten stattgefunden hätte und konzeptuelle Interpositionen derselben in ein kohärentes onkologisches (oder gar ontologisches) Konzept eingebunden worden wären (Aurello 2016, Treasure 2015d, Treasure 2015c, Mineo 2015, Gonzalez 2015, Giuliano 2015, Tonnies 2014, Renaud 2014, Gonzalez 2012, Corona-Cruz 2012, Venuta 2010, Van Raemdonck 2010, Primrose 2010). Eine überzeugende Zusammenfassung ist leider selbst den sehr prominenten und erfahrenen Lungenchirurgen nicht gelungen, weder lokal, regional noch global (Pastorino 1997c, Pastorino 1997a, Pastorino 1997b, Friedel 2002, Koong 1999, Friedel 1999). Treasure, ein aktiver und erfahrener Praktiker mit akademischer Tiefendimension, der jahrelang über die Thematik reflektiert sowie kritisch und selbstkritisch Konzepte präsentiert hat, vermochte es auch nicht (Treasure 2015c, Mineo 2015, Primrose 2010, Treasure 2015c, Treasure 2015a, Cardillo 2015, Treasure 2014, Jegatheeswaran 2013, Treasure 2007).

❓ Sind derzeit plausible und valide Daten auf einem „Evidenzlevel 1a" unter spezifischer Berücksichtigung der stereotaktischen Radiochirurgie für Patienten (w/m) mit pulmonalen Oligometastasen solider Tumoren verfügbar?

✓ Nein, derzeit gibt es keine Metaanalyse von randomisierten kontrollierten Studien explizit zum Thema.

❓ Sind derzeit plausible und valide Daten auf einem „Evidenzlevel 1b" unter spezifischer Berücksichtigung der stereotaktischen Radiochirurgie für Patienten (w/m) mit pulmonalen Oligometastasen solider Tumoren verfügbar?

✅ Nein, derzeit gibt es keine Metaanalyse von randomisierten kontrollierten Studien explizit zum Thema.

❓ Sind derzeit plausible und valide Daten auf einem „Evidenzlevel 2a" unter spezifischer Berücksichtigung der stereotaktischen Radiochirurgie für Patienten (w/m) mit pulmonalen Oligometastasen solider Tumoren verfügbar?

✅ Nein, derzeit gibt es keine Metaanalyse oder systematische Arbeit zu guten und validen Kohortenstudien explizit zum Thema.

❓ Sind derzeit plausible und valide Daten auf einem „Evidenzlevel 2b" unter spezifischer Berücksichtigung der stereotaktischen Radiochirurgie für Patienten (w/m) mit pulmonalen Oligometastasen solider Tumoren verfügbar?

✅ Ja, derzeit gibt es vollpublizierte Kohortenstudien zum Thema.

Die allererste Arbeit zum Thema berichtete über sechs Fälle, die wegen Lungenmetastasen solider Tumoren einer stereotaktischen Radiochirurgie unterzogen wurden. Die Autoren dieser im Jahr 1995 veröffentlichten Arbeit waren Morikawa und Kollegen (Morikawa 1995).

Die erste größere Studie einer Kohorte wurde im Jahr 1996 durch Okunieff und Kollegen veröffentlicht (Okunieff 2006). Die Studie erfasste die Daten von 50 Patienten (m/w) mit Oligometastasen solider Tumoren. Die Anzahl der Metastasen lag bei einer bis vier Läsionen, die Intention der Therapie war „kurativ". Die meisten Fälle erhielten eine kumulative Dosis von 50 Gy, die in 10 Fraktionen appliziert wurde. Die Zahl der Läsionen pro Fall lag median bei 2,6 (Spanne: 1–5). Der maximale Tumordurchmesser betrug median 2,1 cm (Spanne: 0,3–7,7 cm). Die mediane Nachsorgezeit lag bei 18,7 Monaten. Die lokale Kontrolle der Läsionen lag bei 83 % (42 von 49). Insgesamt wurde für die gesamte Kohorte eine krude lokale Kontrolle von 94 % erreicht. Die mediane Überlebenszeit für die Gruppe mit der kurativen Intention betrug 23,4 Monate. Zugleich wurde

die aktuariale progressionsfreie Zeit kalkuliert. Sie lag nach 12 Monaten bei 25 % und nach 24 Monaten bei 16 %. Dieser Endpunkt gibt gut über die gesamte Situation Auskunft. In Bezug auf Toxizität wurde festgestellt, dass 35 % der Kohorte an einer Toxizität Grad I litten und nur 6,1 % eine Grad-II- und 2 % eine Grad-III-Toxizität erlebten.

Die Schlussfolgerung der Autoren war dementsprechend wenig überraschend: sie konstatierten, dass die Rate der lokalen Kontrolle der stereotaktischen Radiochirurgie (hier SBRT) gut und mit einer geringgradigen Toxizität verbunden war. Die mediane Überlebenszeit und die progressionsfreie Zeit würden weit über dem Wert einer alleinigen Standardtherapie liegen, so die Autoren (Okunieff 2006).

Hof und Kollegen haben über ihre Erfahrung auf diesem Feld im Jahr 2007 reflektiert (Hof 2007). Insgesamt wurden 61 Patienten (w/m) in die Studie eingeschlossen. Die aktuariale progressionsfreie Zeit betrug nach 12 Monaten 88,6 %, nach 24 Monaten 73,3 % und schließlich nach 36 Monaten 63,1 %. Eine deutliche Mehrheit der Patienten (w/m) zeigte in der Bildgebung nach der Therapie im Verlauf morphologische Veränderungen im Thorax-CT. Bei 70,4 % der Fälle wurden morphologische Veränderung in der Thoraxbildgebung festgestellt, jedoch waren diese Veränderung in wenigsten Fällen mit einer klinischen Symptomatik assoziiert. Die Methode war, auch in dieser Studie, für Patienten (w/m) mit Oligometastasen solider Tumoren technisch machbar, sicher und wirksam, wie man es anhand der onkologischen Endpunkte sehen kann (Hof 2007).

Rusthoven und Kollegen haben zwei Jahre später in einer zentralisierten niederländischen Studie ihre Erfahrungen wiedergegeben (Rusthoven 2009). Die Studie umfasste Patienten (w/m) mit Oligometastasen solider Tumoren (weniger als vier) und einem kumulativen Läsionsdurchmesser <7 cm. Es handelte sich um eine multiinstitutionale Phase-1/2-Studie. Das Dosiskonzept beinhaltete die Applikation einer Gesamtdosis von 49–69 Gy der stereotaktischen Radiochirurgie (hier SBRT genannt), die in drei Fraktionen gegeben wurden. Phase 1 der Studie begann mit der niedrigeren Dosis von 48 Gy, die Dosis wurde graduell und risikoadaptiert erhöht. Nach dem Erreichen der 60-Gy-Schwelle wurde Phase 2 initiiert. Der primäre klinische Endpunkt war die lokale Kontrolle.

Alle Läsionen, die nach Ablauf eines vordefinierten Zeitraums (>6 Monaten) eine stabiles Erscheinen in der Bildgebung, hier Thorax-CT, aufwiesen, wurde als lokal kontrolliert interpretiert. Das Problem der reinen morphologischen Bildgebung ist natürlich bekannt. Die Konstanz eines Herdes in der Thorax-CT ist weder Beweis noch Gegenbeweis für die lokale Kontrolle. Dieses inhärente Problem der Bildgebung, das bedauerlicherweise bis heute in den meisten Institutionen weltweit, auch in der Bundesrepublik praktiziert wird, erscheint mir als Quelle und Ursache für Missinterpretation der Morphologie und Fehlinterpretationen der klinischen Verläufe. Die Thematik hat implizit einen Einfluss auf die Prognose der Erkrankung und ist damit eine iatrogen erzeugte Fehlerquelle. Der sekundäre Endpunkt waren das Gesamtüberleben und die Toxizität der Behandlung. Insgesamt wurden die Daten von 38 Fällen mit 63 metastatischen Läsionen für die Studie analysiert. Das bekannte Problem der Überlebenszeit bei einer sehr heterogenen Kohorte ist in diesem Kapitel erschöpfend diskutiert worden. Es ist aber nicht ausreichend, dies zu wiederholen, da sich das Problem für die Metastasen noch komplexer und komplizierter darstellt. Während es im ersten Teil des Kapitels um eine Entität – nicht-kleinzelliges Lungenkarzinom – und zwei Histologien – Adenokarzinome und Plattenpithelkarzinome – handelte, die mit einer relativ konstanten Prognose den Ablauf bestimmten, ist derlei mit Metastasen schwieriger. Diese stammen von vielen sich in ihrer Prognose grundsätzlich unterscheidenden Entitäten. Beispielsweise die Lungenmetastase eines triple-negativen Mammakarzinoms hat eine basal verschiedene Prognose als die metachron aufgefallene Metastase eines T1-G1-Rektumkarzinoms. In solchen Metastasenstudien wird meist nicht prospektiv nach der Tumorentität stratifiziert, was eine adäquate Analyse eher schwieriger macht. Es ist ratsam bei allen Studien dieser Qualität diese Sachlage zu berücksichtigen. Und bei der großen Mehrheit der bekannten Publikationen handelt es sich um diese Typologie. Drei Institutionen haben an der klinischen Studie teilgenommen. Zu den erhobenen Daten und daraus resultierenden Ergebnissen kam es erschwerend hinzu, dass 73 % der Patienten (w/m) mindestens einen Zyklus und 34 % mindestens zwei Zyklen irgendeiner Chemotherapie erhielten. Die Informationen über die Konstellation der Chemotherapeutika waren für diese Kohorte nicht erhoben und damit auch in allen Berechnungen der statistischen Größen wie das Gesamtüberleben nicht einkalkuliert worden. Im Verlauf kam es bei zwei Fällen zu einem lokalen Rezidiv. Beide Fälle hatten in der Anamnese eine thorakale Operation. Bei 8 % (3 von 38) kam es zum Auftreten einer Toxizität Grad III. Eine symptomatische Pneumonitis trat bei einem Fall auf. Radiotoxizität >Grad III trat in keinem Fall auf. Insgesamt konnte man für 50 metastatische Läsionen eine definitive Analyse durchführen. Die mediane Nachsorgezeit lag bei 15,4 Monaten (Spanne: 6–48 Monate). Das mediane Tumorvolumen lag bei 4,2 cm^3 (Spanne: 0,2–52,3 cm^3). Die Berechnung der aktuarialen lokalen Kontrolle war nach 12 Monaten bei 100 % und nach 24 Monaten bei 96 %. Die lokale Progression 13 Monate nach der Therapie wurde ein einem Fall festgestellt. Das mediane Überleben betrug 19 Monate. Die Studie stellte eine der ersten prospektiven, wenn auch nicht-randomisierten, Protokolle auf dem Feld der stereotaktischen Radiochirurgie für Oligometastasen in der Lunge dar. Die Durchführung von stereotaktischer Radiochirurgie konnte als sicher und wirksam angesehen werden (Rusthoven 2009).

Aktuellere Daten zum Thema stereotaktische Radiochirurgie bei Patienten (w/m) mit pulmonalen Oligometastasen solider Tumoren wurden durch Filippi veröffentlicht (Filippi 2014). Die Autoren berichteten über die Ergebnisse ihrer Studie bei Patienten (w/m) mit einer bis fünf pulmonalen Oligometastasen solider Tumoren, die in einem homogenen Protokoll mit einer sogenannten Einzeit-SRS (hier als SABR bezeichnet) behandelt wurden. Eingeschlossen wurden Tumoren mit einem Durchmesser <5 cm, einer kontrollierten extrathorakalen Krankheitsmanifestation, adäquater Lungenfunktion ohne vorherige Radiotherapie und einem guten Performanzindex von 0–1 nach ECOG-Kriterien. Die gesamte Kohorte hat pro Läsion eine einmalige Dosis von 26 Gy erhalten. Diese Dosis wurde an eine umschließende 80-%-Isodose verschrieben. Das reguläre Nachsorgevorgehen beinhaltete klinische Evaluationen und periodische CT-Untersuchungen. Die primären klinischen Endpunkte waren lokale Kontrolle, Toxizität und progressionsfreies Überleben nach der Behandlung. Sekundäre klinische Endpunkte waren krankheitsspezifisches und Gesamtüberleben. Insgesamt wurden in der Abteilung zwar 102 Fälle behandelt, für die definitive Analyse jedoch wurden lediglich 67 Patienten (w/m) mit 90 Läsionen ausgewertet. Genaue Selektionskriterien für den Einschluss in die Studie wurden nicht angegeben. Die soliden Tumoren, von den die pulmonalen Oligometastasen stammten, waren mehrheitlich kolorektale Karzinom (37,3 %) und Lungenkarzinome (43,3 %). Die mediane Nachsorgezeit belief sich auf 24 Monate. Regionale Kontrolle im Therapiegebiet war 11,1 % (10 Läsionen) und die aktuariale lokale Kontrolle nach 12 Monaten betrug 93,4 %. Der Wert der lokalen Kontrolle nach 24 Monaten lag bei 88,1 %. Bei 37 Fällen (55,2 %) entwickelte sich eine systemische Erkrankungsprogression nach einem medianen Intervall von acht Monaten nach der stereotaktischen Radiochirurgie (hier SABR genannt). Additiv wurde die progressionsfreie Zeit nach der Behandlung errechnet. Das sogenannte progressionsfreie Überleben (Kaplan-Meier-Methode) betrug nach 12 Monaten 72 % und nach 24 Monaten 55,4 %. Die krankheitsspezifische Überlebenszeit ergab folgende Werte: nach 12 Monaten war der Wert bei 90 % und nach 24 Monaten bei 76 %. Das Gesamtüberleben belief sich nach 12 Monaten auf 85,1 % und nach 24 Monaten auf 70,5 %. Die mediane Überlebenszeit betrug 40 Monate. Bei der multivariaten Analyse, in der unabhängig voneinander die die Prognose beeinflussenden Faktoren untersucht wurden, war das krankheitsfreie Intervall von >24 Monaten ein signifikanter Faktor im Sinne der prognostisch relevanten krankheitsspezifischen Überlebenszeit (HR 0,34; 95 % CI: 0,1–1,12, p=0,07).

Diesbezüglich ist es – wieder einmal – notwendig, die besonderen Belange der Überlebensberechnungen trotz fehlender Informationen zum Erkrankungsverlauf zu betonen. Wir wissen nicht, welche Verläufe die jeweiligen Individuen im Fortgang ihrer Erkrankung gehabt haben, da keine Informationen hierzu vorliegen. Weiterhin wissen wir nicht, welche systemischen Therapien die in die Untersuchung Eingeschlossenen erhalten haben und in welcher Frequenz. All dies fehlt und dennoch wird die Überlebenszeit angegeben. Der Mehrwert dieser Angabe im spezifischen Kontext dieses klinisch-onkologischen Szenarios ist nicht ersichtlich. Das Fehlen des Erkenntnismehrwerts ist jedoch nicht

nur ein relevantes wissenstheoretisches, sondern auch ein praktisches klinisches Problem. Denn die Angaben könnten richtig über- oder unterschätzt und falsch über- oder unterschätzt sein und damit keine adäquate Aussage über das benutzte therapeutische Verfahren erlauben. Die Erfassung der Toxizität erfolgte systematisch. Toxizität Grad I trat bei einem Fall auf, Toxizitätsgrade II–III wiesen 11,9 % der Fälle auf und sechs Patienten (w/m) erlebten einen lokalisierten Befund in der Thoraxwand. Davon waren zwei Fälle Rippenfrakturen, vier Fälle chronische Thoraxwandschmerzen. Zu den Vorteilen der Studie gehörte, dass eine einzelne hohe Dosis (26 Gy) einheitlich und konsistent appliziert wurde und damit zumindest das Thearpieansprechen und die Rate der lokalen Kontrolle einen eindeutigen Beleg für die Wirksamkeit der Methode in in diesem Dosisbereich lieferten. Die Rate der Toxizität war gering, das Verfahren ist also sicher. Die Autoren berichten über eine hohe Compliance der Patienten (w/m) und eine gut adaptierte Kompatibilität mit der jeweiligen systematischen Therapie. Sie schreiben außerdem, dass die stereotaktische Radiochirurgie mit einer einzelnen hohen Dosis „eine valide und akzeptable Alternative zur Chirurgie für Lungenmetastasen verschiedener solider Tumoren darstellt" (Filippi 2014).

Eine andere Studie kam zur einer identischen Schlussfolgerung, anmerkend, dass es sich um ein sicheres Verfahren im speziellen Fall von pulmonalen Oligometastasen kolorektaler Karzinome handelt (Filippi 2015). Im Jahr 2015 haben Siva und Kollegen eine kleine Studie über 17 Patienten (w/m) vorgestellt (Siva 2015). Die technischen Bedingungen für die Durchführung der Studie waren exzellent. Eine atemgetriggerte Technik mittels vierdimensionaler PET-CT kam zur Anwendung. Die applizierte Dosis lag bei einmal 26 Gy. Die mediane Nachsorgezeit betrug 16 Monate. Es gab keinen Fall der lokalen Progression (Siva 2015).

Eine relativ aktuelle Publikation von Wang und Kollegen berichtete über eine Kohorte von 95 Patienten (w/m) mit insgesamt 134 Läsionen. Die gesamte Kohorte wurde mittels einer stereotaktischen Radiochirurgie mit Cyber-Knife behandelt. Die Zahl der Läsionen variierte zwischen einer und vier. Eine einzelne Läsion wurde bei 63 Fällen (66,3 %) behandelt. Das „durchschnittliche" Tumorvolumen lag bei

$14,6\ cm^3$ und die applizierte Dosis variierte zwischen 30 und 60 Gy, die jeweils in einer bis fünf Fraktionen verabreicht wurde. Die Verschreibung der geplanten Dosis war auf 60- bis 80-%-Isodosen fixiert.

Der primäre klinische Endpunkt war die lokale Kontrolle, den sekundären Endpunkt stellten Toxizität und Überleben. Die mediane Nachsorgezeit betrug 17 Monate (Spanne: 4–46 Monate). Die Rate der lokalen Kontrolle lag nach 12 Monaten bei 97,6 %, nach 24 Monaten bei 90,6 % und schließlich nach 36 Monaten bei 87 %. Die mediane Überlebenszeit für die gesamte Kohorte belief sich auf 38 Monate. Das progressionsfreie Überleben (nach Kaplan-Meier-Methode) lag bei 14 Monaten. Die Rate für das progressionsfreie Überleben lag bei 29 % sowie für das Gesamtüberleben bei 61,3 %. Für den sekundären Endpunkt Toxizität waren die Angaben sehr allgemein formuliert. Eine Grad-IV-Toxizität trat nicht auf. Die Autoren fanden die stereotaktische Radiochirurgie mit Cyber-Knife sicher und wirksam für die Behandlung von Patienten (w/m) mit pulmonalen Oligometastasen (Wang 2015).

Eine andere Arbeit aus dem Jahr 2016, die Aoki und Kollegen veröffentlicht haben, berichtete über 66 Fälle, die 76 pulmonale Läsionen aufwiesen und einer stereotaktischen Radiochirurgien (hier SBRT genannt) unterzogen wurden (Aoki 2016). Die primären Tumorerkankungen, von denen die pulmonale metastatischen Läsionen stammten, waren: Lungenkarzinom (n=31), kolorektale Karzinome (n=13), Kopf-Hals-Tumoren (n=10), Ösophaguskarzinome (n=3), Uteruskarzinome (n=3) und andere Tumoren für den Rest der Kohorte. Die mediane Dosis war 50 Gy (Spanne: 45–60 Gy), die in durchschnittlich fünf Fraktionen appliziert wurde (Spanne: 5–9 Sitzungen). Die mediane Nachsorgezeit für die überlebenden Fälle lag bei 36,5 Monate. Die Rate für lokale Kontrolle nach drei Jahren lag bei 90,6 %. Die Rate des Gesamtüberlebens nach drei Jahren betrug 76 % und das krankheitsfreie Überleben lag bei 53,7 %. Es wurde eine multivariate Analyse durchgeführt. In dieser Testung wird die Rolle der unabhängig voneinander die Prognose beeinflussenden Faktoren untersucht. In der Kohorte schien das krankheitsfreie Intervall bis zur Applikation der stereotaktischen Radiochirurgie einen günstigen Einfluss auf die Prognose zu haben. Alle anderen, mit Ausnahme der Metastasen aus kolorektalen Karzinomen, schienen ebenfalls eine bessere Prognose vorhersagen zu können. Eine Erkrankungsprogression trat bei 31 Fällen auf. Die meisten fielen wegen des Neuauftretens einer anderen Metastase in einem anderen Organ auf. Insgesamt litten 87,5 % der Studienteilnehmer unter erneuter Lungenmetastasierung im Verlauf der Erkrankung (Aoki 2016).

Zusammenfassung

Die stereotaktischen Radiochirurgie (auch SBRT oder SABR) stellt eine gute Alternative zur Chirurgie hinsichtlich Wirksamkeit und Sicherheit der Therapie bei Patienten (w/m) mit einem nicht-kleinzelligen Lungenkarzinom in frühem Stadium dar. Bisher galt jedoch die Chirurgie als einziger „Standard". Als Zweitangebot bei operablen Patienten (w/m) mit einem nicht-kleinzelligen Lungenkarzinom im frühen Stadium wie auch bei pulmonalen Oligometastasen solider Tumoren wird die Bedeutung der stereotaktischen Radiochirurgie aber zunehmen. Zu Unrecht wird das Gesamtüberleben als Vergleichskriterium zur Operation herangezogen. Dabei wird konsequent ignoriert, dass in der Regel multimorbide ältere Patienten (w/m) mit schlechter Prognose zur stereotaktischen Radiochirurgie überwiesen werden, während man weniger kranke, jüngere Patienten (w/m) immer operiert. Die systematische komparative Effektivitätsforschung wird aber an Bedeutung gewinnen müssen, denn die klinische Onkologie muss Ergebnisse auf einer validen Grundlage liefern (Mehta 1997). Wenn sich die Durchführung prospektiver kontrollierter randomisierter Studien schwierig gestaltet, muss man alternative Methoden erörtern, die hinsichtlich methodischer Robustheit und konsekutiver Aussagefähigkeit vergleichbar sind (Luparia 2011, Sakanaka 2011, Sher 2011, Gupta 2012, Hodges 2012). Für das frühe Lungenkarzinom ist die Generierung von qualitativ guten Daten dringend notwendig (Yu 2015, Varghese 2015, Smith 2015, Sher 2015a, Sher 2015b). Wir haben kursorisch zu zeigen versucht, dass die stereotaktische Radiochirurgie zur Patientenversorgung effektiv genutzt werden kann, insofern sie in einem kohärenten, rationalen und empirisch reproduzierbaren Rahmen eines onkologischen Konzepts platziert wird (◼ Abb. 6.1, ◼ Abb. 6.2, ◼ Abb. 6.3, ◼ Abb. 6.4, ◼ Abb. 6.5, ◼ Abb. 6.6, ◼ Abb. 6.7).

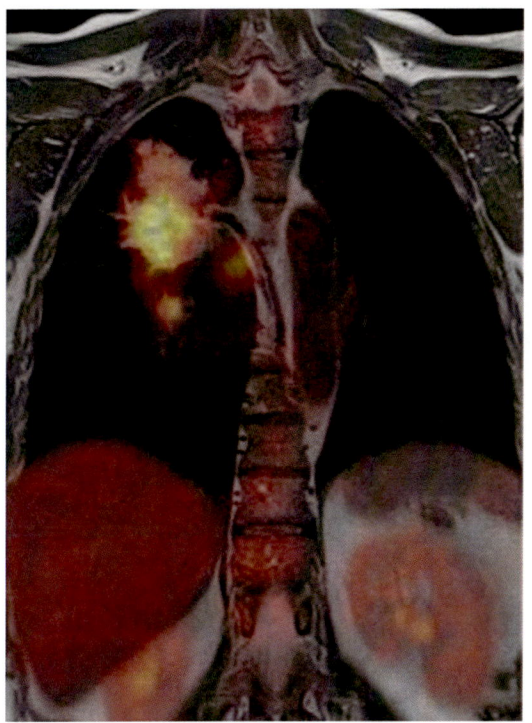

◘ **Abb. 6.1**   Singuläre pulmonale Läsion rechts im PET-CT (koronare Schnittführung) als Indikation zur stereotaktischen Radiochirurgie

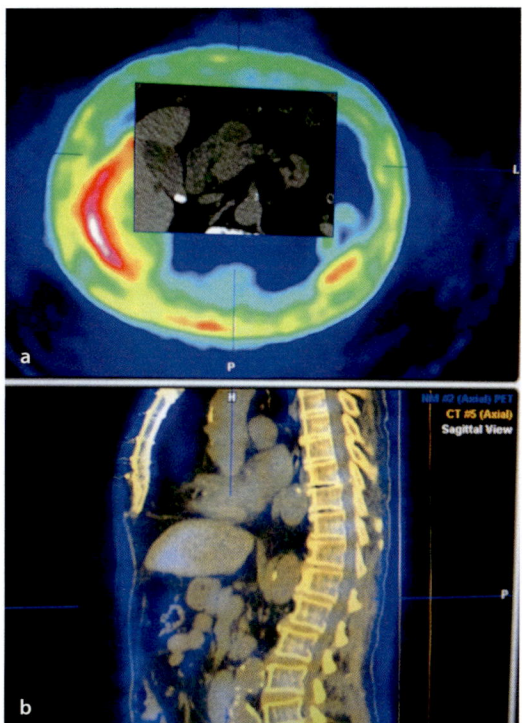

◘ **Abb. 6.2a, b**   Singuläre pulmonale Läsion im PET-CT. Detaildarstellung. **a** axiale, **b** sagittale Schnittführung

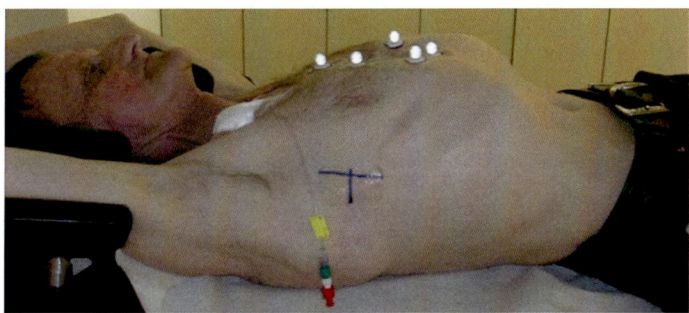

◘ **Abb. 6.3**   Therapeutisches Setting. Patientenlagerung und Markierungen

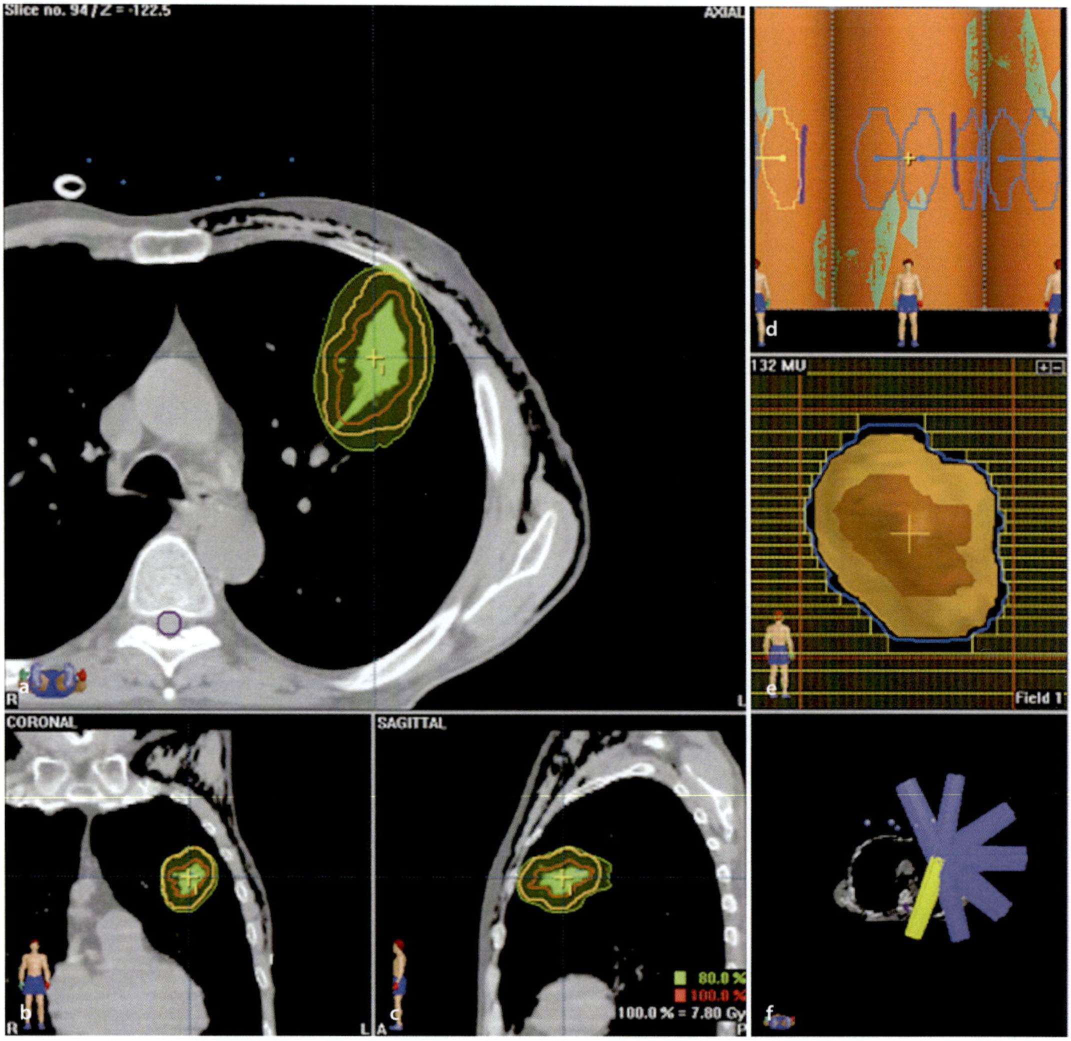

Abb. 6.4a–f Stereotaktische Radiochirurgie einer Lungenläsion links mit Kennzeichnung der Isodosislinien. CT-Übersichtsaufnahmen: **a** axiale, **b** koronare, **c** sagittale Schnittführung. Detailaufnahmen: **d, e** Detailaufnahmen. **f** Markierung der Bestrahlungswinkel im axialen CT-Bild

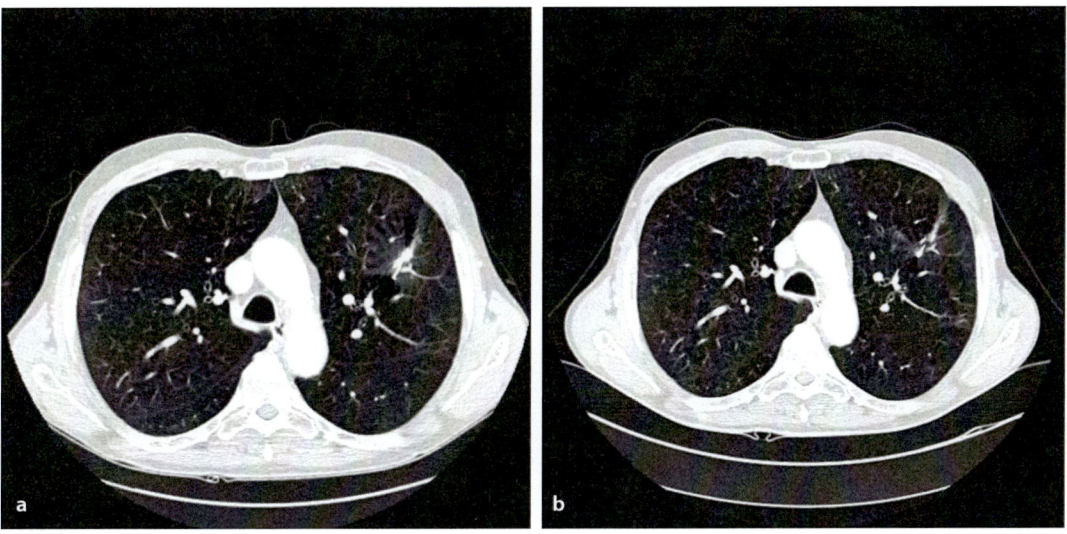

◘ Abb. 6.5a, b Nachsorgebefund im CT (axiale Schnittführung): **a** nach 3 Monaten, **b** nach 6 Monaten

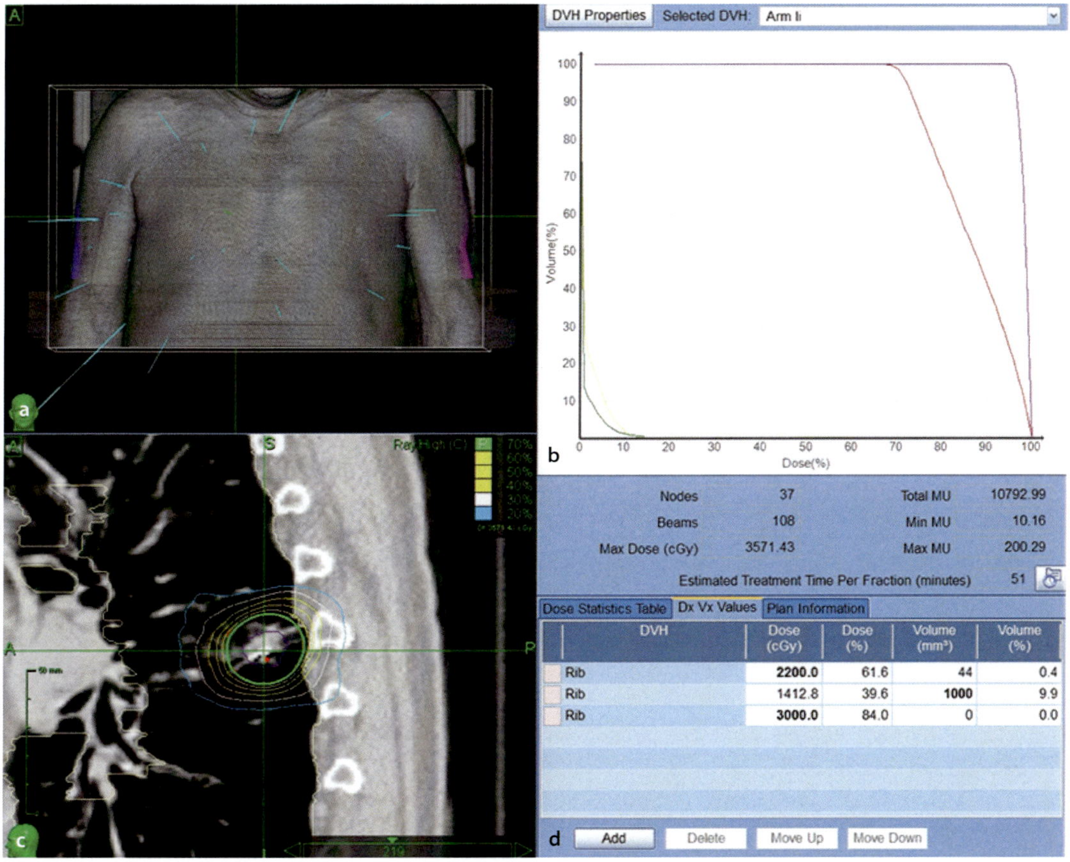

DVH Properties	Selected DVH:	Arm li

Nodes	37	Total MU	10792.99
Beams	108	Min MU	10.16
Max Dose (cGy)	3571.43	Max MU	200.29

Estimated Treatment Time Per Fraction (minutes)   51

Dose Statistics Table | Dx Vx Values | Plan Information

DVH	Dose (cGy)	Dose (%)	Volume (mm³)	Volume (%)
Rib	2200.0	61.6	44	0.4
Rib	1412.8	39.6	1000	9.9
Rib	3000.0	84.0	0	0.0

Add   Delete   Move Up   Move Down

◘ Abb. 6.6a–d Cyber-Knife-Technologie für Lungenläsionen. **a** Übersicht, **b** pulmonale Läsion links mit Kennzeichnung der Isodosislinien, **c** Dosis-Volumen-Histogramm, **d** Bestrahlungsparameter

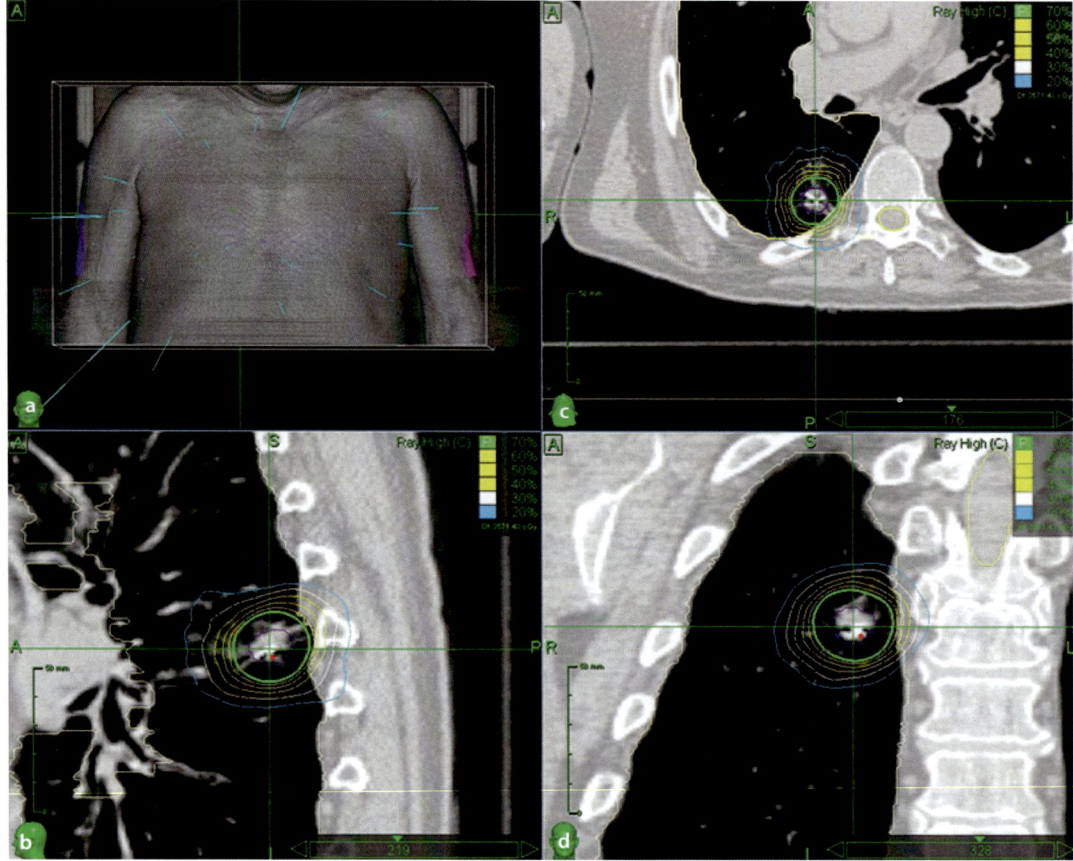

□ **Abb. 6.7a–d** Cyber-Knife-Technologie für Lungenläsionen. **a** Übersicht. Details mit Isodosislinien in sagittaler (**b**), axialer (**c**) und koronarer (**d**) Schnittführung

Literatur

Abreu CE, Ferreira PP, de Moraes FY, Neves WF Jr, Gadia R, Carvalho Hde A (2015) Stereotactic body radiotherapy in lung cancer: an update. Jornal brasileiro de pneumologia: publicacao oficial da Sociedade Brasileira de Pneumologia e Tisilogia 41(4):376–387

Altorki NK (2010) Stereotactic body radiation therapy versus wedge resection for medically inoperable stage I lung cancer: tailored therapy or one size fits all? Journal of clinical oncology: official journal of the American Society of Clinical Oncology 28(6):905–907

Aoki M, Hatayama Y, Kawaguchi H, Hirose K, Sato M, Akimoto H et al (2015) Stereotactic body radiotherapy for lung metastases as oligo-recurrence: a single institutional study. Journal of radiation research

Aoki M, Hatayama Y, Kawaguchi H, Hirose K, Sato M, Akimoto H et al (2016) Stereotactic body radiotherapy for lung metastases as oligo-recurrence: a single institutional study. Journal of radiation research 57(1):55–61

Aragon J, Perez I, Gonzalez-Rivas D (2015) Video-assisted thoracoscopic lobectomy versus stereotactic radiotherapy for stage I lung cancer. Journal of thoracic disease 7(7):1074–1075

Aurello P, Petrucciani N, Giulitti D, Campanella L, D'Angelo F, Ramacciato G (2016) Pulmonary metastases from gastric cancer: Is there any indication for lung metastasectomy? A systematic review. Medical oncology 33(1):9

Badakhshi H (2016) On cancer. A biopic. Part 1. ed. Berlin: HB++, p. 25 minutes

Baschnagel AM, Mangona VS, Robertson JM, Welsh RJ, Kestin LL, Grills IS (2013) Lung metastases treated with image-guided stereotactic body radiation therapy. Clinical oncology 25(4):236–241

Bertolaccini L, Rocco G, Viti A, Terzi A (2013) Geometrical characteristics of uniportal VATS. Journal of thoracic disease 5 Suppl 3:214–216

Bilge N (1996) History of radiotherapy in Turkey. International journal of radiation oncology, biology, physics 35(5):1069–1072

Bradley JD, El Naqa I, Drzymala RE, Trovo M, Jones G, Denning MD (2010) Stereotactic body radiation therapy for early-stage non-small-cell lung cancer: the pattern of failure is distant. International journal of radiation oncology, biology, physics 77(4):1146–1150

Brooks P (2015) Robotic-sssisted thoracic surgery for early-stage lung cancer: a review. AORN journal 102(1):40–49

Buyyounouski MK, Balter P, Lewis B, D'Ambrosio DJ, Dilling TJ, Miller RC et al (2010) Stereotactic body radiotherapy for early-stage non-small-cell lung cancer: report of the ASTRO Emerging Technology Committee. International journal of radiation oncology, biology, physics 78(1):3–10

Cai YX, Fu XN, Xu QZ, Sun W, Zhang N (2013) Thoracoscopic lobectomy versus open lobectomy in stage I non-small cell lung cancer: a meta-analysis. PloS one 8(12):e82366

Cardillo G, Mokhles S, Williams N, Macbeth F, Russell C, Treasure T (2015) Comment on: 'KRAS and BRAF mutations are prognostic biomarkers in patients undergoing lung metastasectomy of colorectal cancer.' Variation in survival associated with proto-oncongenes is not evidence for effectiveness of lung metastasectomy. British journal of cancer 113(11):1636

Chang JY, Bezjak A, Mornex F (2015a) Stereotactic ablative radiotherapy for centrally located early stage non-small-cell lung cancer: what we have learned. Journal of thoracic oncology: official publication of the International Association for the Study of Lung Cancer 10(4):577–585

Chang JY, Senan S, Paul MA, Mehran RJ, Louie AV, Balter P et al (2015b) Stereotactic ablative radiotherapy versus lobectomy for operable stage I non-small-cell lung cancer: a pooled analysis of two randomised trials. The Lancet Oncology 16(6):630–637

Chehade S, Palma DA (2015) Stereotactic radiotherapy for early lung cancer: Evidence-based approach and future directions. Reports of practical oncology and radiotherapy: journal of Greatpoland Cancer Center in Poznan and Polish Society of Radiation Oncology 20(6):403–410

Chen FF, Zhang D, Wang YL, Xiong B (2013) Video-assisted thoracoscopic surgery lobectomy versus open lobectomy in patients with clinical stage non-small cell lung cancer: a meta-analysis. European journal of surgical oncology: the journal of the European Society of Surgical Oncology and the British Association of Surgical Oncology 39(9):957–963

Chi A, Liao Z, Nguyen NP, Xu J, Stea B, Komaki R (2010) Systemic review of the patterns of failure following stereotactic body radiation therapy in early-stage non-small-cell lung cancer: clinical implications. Radiotherapy and oncology: journal of the European Society for Therapeutic Radiology and Oncology 94(1):1–11

Churchill ED, Sweet RH, Soutter L, Scannell JG (1950) The surgical management of carcinoma of the lung; a study of the cases treated at the Massachusetts General Hospital from 1930 to 1950. The Journal of thoracic surgery 20(3):349–365

Corona-Cruz JF, Dominguez-Parra LM, Saavedra-Perez D, Jimenez-Fuentes E, Villarreal-Garza C, Green-Schneeweis L et al (2012) Lung metastasectomy: long-term outcomes in an 18-year cohort from a single center. Surgical oncology 21(3):237–244

Crabtree TD, Denlinger CE, Meyers BF, El Naqa I, Zoole J, Krupnick AS et al (2010) Stereotactic body radiation therapy versus surgical resection for stage I non-small cell lung cancer. The Journal of thoracic and cardiovascular surgery 140(2):377–386

Dahele M, Palma D, Lagerwaard F, Slotman B, Senan S (2011a) Radiological changes after stereotactic radiotherapy for stage I lung cancer. Journal of thoracic oncology: official publication of the International Association for the Study of Lung Cancer 6(7):1221–1228

Dahele M, Senan S (2011b) The role of stereotactic ablative radiotherapy for early-stage and oligometastatic non-small cell lung cancer: evidence for changing paradigms. Cancer research and treatment: official journal of Korean Cancer Association 43(2):75–82

Filippi AR, Badellino S, Ceccarelli M, Guarneri A, Franco P, Monagheddu C et al (2015) Stereotactic ablative radiation therapy as first local therapy for lung oligometastases from colorectal cancer: a single-institution cohort study. International journal of radiation oncology, biology, physics 91(3):524–529

Filippi AR, Badellino S, Guarneri A, Levis M, Botticella A, Mantovani C et al (2014) Outcomes of single fraction stereotactic ablative radiotherapy for lung metastases. Technology in cancer research & treatment 13(1):37–45

Filippi AR, Franco P, Ricardi U (2014) Is stereotactic ablative radiotherapy an alternative to surgery in operable stage I non-small cell lung cancer? Reports of practical oncology and radiotherapy: journal of Greatpoland Cancer Center in Poznan and Polish Society of Radiation Oncology 19(4):275–279

Fletcher GH (1988) Regaud lecture perspectives on the history of radiotherapy. Radiotherapy and oncology: journal of the European Society for Therapeutic Radiology and Oncology 12 (4):III–V, 253–271

Friedel G, Pastorino U, Buyse M, Ginsberg RJ, Girard P, Goldstraw P et al (1999) Resection of lung metastases: long-term results and prognostic analysis based on 5206 cases – the International Registry of Lung Metastases]. Zentralblatt fur Chirurgie 124(2):96–103

Friedel G, Pastorino U, Ginsberg RJ, Goldstraw P, Johnston M, Pass H et al (2002) Results of lung metastasectomy from breast cancer: prognostic criteria on the basis of 467 cases of the International Registry of Lung Metastases. European journal of cardio-thoracic surgery: official journal of the European Association for Cardio-thoracic Surgery 22(3):335–344

Fritz P, Kraus HJ, Muhlnickel W, Hammer U, Dolken W, Engel-Riedel W et al (2006) Stereotactic, single-dose irradiation of stage I non-small cell lung cancer and lung metastases. Radiation oncology 1:30

Gauss CJ (1956) History of Gynecological radiotherapy; unscientific recollections of its beginning and development. Strahlentherapie 100(4):633–648

Girard P, Ducreux M, Baldeyrou P, Rougier P, Le Chevalier T, Bougaran J et al (1996) Surgery for lung metastases from colorectal cancer: analysis of prognostic factors. Journal of clinical oncology: official journal of the American Society of Clinical Oncology 14(7):2047–2053

Giuliano K, Sachs T, Montgomery E, Guzzetta A, Brock M, Pawlik TM et al (2015) Survival Following Lung Metastasectomy in Soft Tissue Sarcomas. The Thoracic and cardiovascular surgeon 64(2):150–158

Gonzalez M, Gervaz P (2015) Risk factors for survival after lung metastasectomy in colorectal cancer patients: systematic review and meta-analysis. Future oncology 11(2 Suppl):31–33

Gonzalez M, Robert JH, Halkic N, Mentha G, Roth A, Perneger T et al (2012) Survival after lung metastasectomy in colorectal cancer patients with previously resected liver metastases. World journal of surgery 36(2):386–391

Gonzalez-Rivas D (2012) VATS lobectomy: surgical evolution from conventional VATS to uniportal approach. TheScientificWorldJournal 2012:780842

Gonzalez-Rivas D, Delgado M, Fieira E, Mendez L, Fernandez R, de la Torre M (2013) Uniportal video-assisted thoracoscopic pneumonectomy. Journal of thoracic disease 5 Suppl 3:S246–252

Gonzalez-Rivas D, Delgado M, Fieira E, Pato O (2014a) Left lower sleeve lobectomy by uniportal video-assisted thoracoscopic approach. Interactive cardiovascular and thoracic surgery 18(2):237–239

Gonzalez-Rivas D, Fieira E, de la Torre M, Delgado M (2014b) Bronchovascular right upper lobe reconstruction by uniportal video-assisted thoracoscopic surgery. Journal of thoracic disease 6(6):861–863

Gonzalez-Rivas D, Fieira E, Delgado M, de la Torre M, Mendez L, Fernandez R (2014c) Uniportal video-assisted thoracoscopic sleeve lobectomy and other complex resections. Journal of thoracic disease 6(Suppl 6):674–681

Gonzalez-Rivas D, Fieira E, Delgado M, Mendez L, Fernandez R, de la Torre M (2014d) Is uniportal thoracoscopic surgery a feasible approach for advanced stages of non-small cell lung cancer? Journal of thoracic disease 6(6):641–648

Green A, Hauge J, Iachina M, Jakobsen E (2016) The mortality after surgery in primary lung cancer: results from the Danish Lung Cancer Registrydagger. European journal of cardio-thoracic surgery: official journal of the European Association for Cardio-thoracic Surgery 49(2):589–594

Grills IS, Mangona VS, Welsh R, Chmielewski G, McInerney E, Martin S et al (2010) Outcomes after stereotactic lung radiotherapy or wedge resection for stage I non-small-cell lung cancer. Journal of clinical oncology: official journal of the American Society of Clinical Oncology 28(6):928–935

Guckenberger M, Andratschke N, Alheit H, Holy R, Moustakis C, Nestle U et al (2014) Definition of stereotactic body radiotherapy: principles and practice for the treatment of stage I non-small cell lung cancer. Strahlentherapie und Onkologie: Organ der Deutschen Rontgengesellschaft [et al] 190(1):26–33

Gupta M, Babaiah M, Dinesh Kumar M, Hirapara PH, Patidar AK, Walke RV (2012) Comparative dosimetric evaluation of three-dimensional conformal and stereotactic radiotherapy for treatment of intracranial tumors. Journal of the Egyptian National Cancer Institute 24(4):169–173

Hannoun-Levi JM, Peiffert D (2013) Brachytherapy in France: past, present and what future?. Cancer radiotherapie: journal de la Societe francaise de radiotherapie oncologique 17(2):73–75

Hayashi S, Tanaka H, Hoshi H (2015) Imaging characteristics of local recurrences after stereotactic body radiation therapy for stage I non-small cell lung cancer: Evaluation of mass-like fibrosis. Thoracic cancer 6(2):186–193

He J, Huang Y, Shi S, Hu Y, Zeng Z (2015) Comparison of Effects Between Central and Peripheral Stage I Lung Cancer Using Image-Guided Stereotactic Body Radiotherapy via Helical Tomotherapy. Technology in cancer research & treatment 14(6):701–707

Henk JM (1996). A brief history of British radiotherapy. International journal of radiation oncology, biology, physics 36(1):213–218

Hof H, Hoess A, Oetzel D, Debus J, Herfarth K (2007) Stereotactic single-dose radiotherapy of lung metastases. Strahlentherapie und Onkologie: Organ der Deutschen Rontgengesellschaft [et al] 183(12):673–678

Hodges JC, Lotan Y, Boike TP, Benton R, Barrier A, Timmerman RD (2012) Cost-effectiveness analysis of stereotactic body radiation therapy versus intensity-modulated radiation therapy: an emerging initial radiation treatment option for organ-confined prostate cancer. Journal of oncology practice / American Society of Clinical Oncology 8(3 Suppl): e31s–37s

Holm HH (1997) The history of interstitial brachytherapy of prostatic cancer. Seminars in surgical oncology 13(6):431–437

Hou Z, Zhang H, Gui L, Wang W, Zhao S (2015) Video-assisted thoracoscopic surgery versus open resection of lung metastases from colorectal cancer. International journal of clinical and experimental medicine 8(8):13571–13757

Hurkmans CW, van Lieshout M, Schuring D, van Heumen MJ, Cuijpers JP, Lagerwaard FJ et al (2011) Quality assurance of 4D-CT scan techniques in multicenter phase III trial of surgery versus stereotactic radiotherapy (radiosurgery or surgery for operable early stage (stage 1A) non-small-cell lung cancer [ROSEL] study). International journal of radiation oncology, biology, physics 80(3):918–927

Ismail M, Helmig M, Swierzy M, Neudecker J, Badakhshi H, Gonzalez-Rivas D et al (2014) Uniportal VATS: the first German experience. Journal of thoracic disease 6(Suppl 6):S650–655

Jegatheeswaran S, Satyadas T, Sheen AJ, Treasure T, Siriwardena AK (2013) Thoracic surgical management of colorectal lung metastases: a questionnaire survey of members of the Society for Cardiothoracic Surgery in Great Britain and Ireland. Annals of the Royal College of Surgeons of England 95(2):140–143

Jutley RS, Khalil MW, Rocco G (2005) Uniportal vs standard three-port VATS technique for spontaneous pneumothorax: comparison of post-operative pain and residual paraesthesia. European journal of cardio-thoracic surgery: official journal of the European Association for Cardio-thoracic Surgery 28(1):43–46

Kelley KD, Benninghoff DL, Stein JS, Li JZ, Byrnes RT, Potters L et al (2015) Medically inoperable peripheral lung cancer treated with stereotactic body radiation therapy. Radiation oncology 10:120

Kirby TJ, Mack MJ, Landreneau RJ, Rice TW (1995) Lobectomy – video-assisted thoracic surgery versus muscle-sparing thoracotomy. A randomized trial. The Journal of thoracic and cardiovascular surgery 109(5):997–1001; discussion 1002

Koong HN, Pastorino U, Ginsberg RJ (1999) Is there a role for pneumonectomy in pulmonary metastases? International Registry of Lung Metastases. The Annals of thoracic surgery 68(6):2039–2043

Lagerwaard FJ, Aaronson NK, Gundy CM, Haasbeek CJ, Slotman BJ, Senan S (2012a) Patient-reported quality of life after stereotactic ablative radiotherapy for early-stage lung cancer. Journal of thoracic oncology: official publication of the International Association for the Study of Lung Cancer 7(7):1148–1154

Lagerwaard FJ, Haasbeek CJ, Smit EF, Slotman BJ, Senan S (2008) Outcomes of risk-adapted fractionated stereotactic radiotherapy for stage I non-small-cell lung cancer. International journal of radiation oncology, biology, physics 70(3):685–692

Lagerwaard FJ, Verstegen NE, Haasbeek CJ, Slotman BJ, Paul MA, Smit EF et al (2012b) Outcomes of stereotactic ablative radiotherapy in patients with potentially operable stage I non-small cell lung cancer. International journal of radiation oncology, biology, physics 83(1):348–353

Lasak JM, Gorecki JP (2009) The history of stereotactic radiosurgery and radiotherapy. Otolaryngologic clinics of North America 42(4):593–599

Lederman M (1975) Panel discussion: the historical development of laryngectomy. VI. History of radiotherapy in the treatment of cancer of the larynx, 1896–1939. The Laryngoscope 85(2):333–353

Lederman M (1981) The early history of radiotherapy: 1895–1939. International journal of radiation oncology, biology, physics 7(5):639–648

Lederman M, Wybar K, Busby E (1984) Malignant epibulbar melanoma: natural history and treatment by radiotherapy. The British journal of ophthalmology 68(9):605–617

Levendag PC, Vermey J, Senan S (1996) The history of radiotherapy in The Netherlands. International journal of radiation oncology, biology, physics 35(3):615–622

Lewis RJ, Caccavale RJ, Sisler GE, Mackenzie JW (1992) Video-assisted thoracic surgical resection of malignant lung tumors. The Journal of thoracic and cardiovascular surgery 104(6):1679–1685; discussion 1685–1687

Lievens Y, Obyn C, Mertens AS, VanHalewyck D, Hulstaert F (2015) Stereotactic body radiotherapy for lung cancer: how much does it really cost? Journal of thoracic oncology: official publication of the International Association for the Study of Lung Cancer 10(3):454–461

Liu HW, Gabos Z, Ghosh S, Roberts B, Lau H, Kerba M (2015) Outcomes in stage I non-small cell lung cancer following the introduction of stereotactic body radiotherapy in Alberta – A population-based study. Radiotherapy and oncology: journal of the European Society for Therapeutic Radiology and Oncology 117(1):71–76

Louie AV, Palma DA, Dahele M, Rodrigues GB, Senan S (2015) Management of early-stage non-small cell lung cancer using stereotactic ablative radiotherapy: controversies, insights, and changing horizons. Radiotherapy and oncology: journal of the European Society for Therapeutic Radiology and Oncology 114(2):138–147

Luparia A, Durando M, Campanino P, Regini E, Lucarelli D, Talenti A et al (2011) Efficacy and cost-effectiveness of stereotactic vacuum-assisted core biopsy of nonpalpable breast lesions: analysis of 602 biopsies performed over 5 years. La Radiologia medica 116(3):477–488

Mattonen SA, Palma DA, Haasbeek CJ, Senan S, Ward AD (2013) Distinguishing radiation fibrosis from tumour recurrence after stereotactic ablative radiotherapy (SABR) for lung cancer: a quantitative analysis of CT density changes. Acta oncologica 52(5):910–918

Mehta M, Noyes W, Craig B, Lamond J, Auchter R, French M et al (1997) A cost-effectiveness and cost-utility analysis of radiosurgery vs. resection for single-brain metastases. International journal of radiation oncology, biology, physics 39(2):445–454

Metzger U, Uhlschmid G, Largiader F (1981) Current state of surgery in the treatment of lung metastases. Schweizerische medizinische Wochenschrift 111(36):1303–1306

Mineo TC, Ambrogi V (2015) Lung metastasectomy: an experience-based therapeutic option. Annals of translational medicine 3(14):194

Morikawa T, Takeuchi K, Fujino H, Fukumura M, Kimura M, Furuie H et al (1995) Stereotactic radiosurgery with the gamma knife for brain metastases in patients with lung cancer. Nihon Kyobu Shikkan Gakkai zasshi 33(1):44–50

Murray L, Ramasamy S, Lilley J, Snee M, Clarke K, Musunuru HB et al (2016) Stereotactic Ablative Radiotherapy (SABR) in Patients with Medically Inoperable Peripheral Early Stage Lung Cancer: Outcomes for the First UK SABR Cohort. Clinical oncology 28(1):4–12

Naef AP (2003a) The mid-century revolution in thoracic and cardiovascular surgery: part 1. Interactive cardiovascular and thoracic surgery 2(3):219–226

Naef AP (2003b) The mid-century revolution in thoracic and cardiovascular surgery: part 2: Prelude to 20th century cardio-thoracic surgery. Interactive cardiovascular and thoracic surgery 2(4):431–449

Ng CS, Gonzalez-Rivas D, D'Amico TA, Rocco G (2015) Uniportal VATS-a new era in lung cancer surgery. Journal of thoracic disease 7(8):1489–1491

Ng CS, Rocco G, Wong RH, Lau RW, Yu SC, Yim AP (2014) Uniportal and single-incision video-assisted thoracic surgery: the state of the art. Interactive cardiovascular and thoracic surgery 19(4):661–666

Novak D (1982) The early history of radiotherapy. Histoire des sciences medicales 17(Spec 2):262–264

Okawa T (1989) The history of radiotherapy of breast cancer. Rinsho hoshasen Clinical radiography 34(4):455–461

Okawa T (1999a) Development of radiotherapy – history and future prospects. Gan to kagaku ryoho Cancer & chemotherapy 26(9):1269–1274

Okawa T (1999b) History of radiotherapy for cancer. Gan to kagaku ryoho Cancer & chemotherapy 26 Suppl 1:15–22

Okunieff P, Petersen AL, Philip A, Milano MT, Katz AW, Boros L et al (2006) Stereotactic Body Radiation Therapy (SBRT) for lung metastases. Acta oncologica 45(7):808–817

Onishi H, Kuriyama K, Komiyama T, Tanaka S, Sano N, Marino K et al (2004) Clinical outcomes of stereotactic radiotherapy for stage I non-small cell lung cancer using a novel irradiation technique: patient self-controlled breath-hold and beam switching using a combination of linear accelerator and CT scanner. Lung cancer 45(1):45–55

Onishi H, Shirato H, Nagata Y, Hiraoka M, Fujino M, Gomi K et al (2007) Hypofractionated stereotactic radiotherapy (HypoFXSRT) for stage I non-small cell lung cancer: updated results of 257 patients in a Japanese multi-institutional study. Journal of thoracic oncology: official publication of the International Association for the Study of Lung Cancer 2(7 Suppl 3):S94–100

Ottolenghi F (1954) History of radiotherapy of dermatoses. Rassegna di dermatologia e di sifilografia 7(6):371–394

Paine CH, Ash DV (1991) Interstitial brachytherapy: past-present-future. International journal of radiation oncology, biology, physics 21(6):1479–1483

Palma D, Lagerwaard F, Rodrigues G, Haasbeek C, Senan S (2012a) Curative treatment of Stage I non-small-cell lung cancer in patients with severe COPD: stereotactic radiotherapy outcomes and systematic review. International journal of radiation oncology, biology, physics 82(3):1149–1156

Palma DA, Senan S (2011) Stereotactic radiation therapy: changing treatment paradigms for stage I nonsmall cell lung cancer. Current opinion in oncology 23(2):133–139

Palma DA, Senan S (2013) Improving outcomes for high-risk patients with early-stage non–small-cell lung cancer: insights from population-based data and the role of stereotactic ablative radiotherapy. Clinical lung cancer 14(1):1–5

Palma DA, Senan S (2012b) Early-stage non-small cell lung cancer in elderly patients: should stereotactic radiation therapy be the standard of care? International journal of radiation oncology, biology, physics 84(5):1058–1059

Park BJ, Melfi F, Mussi A, Maisonneuve P, Spaggiari L, Da Silva RK et al (2012) Robotic lobectomy for non-small cell lung cancer (NSCLC): long-term oncologic results. The Journal of thoracic and cardiovascular surgery 143(2):383–389

Pastorino U (1997a) Lung metastasectomy for colorectal cancer. Tumori 83(1 Suppl):S28–30

Pastorino U (1997b) Lung metastasectomy: why, when, how. Critical reviews in oncology/hematology 26(3):137–145

Pastorino U, Buyse M, Friedel G, Ginsberg RJ, Girard P, Goldstraw P et al (1997c) Long-term results of lung metastasectomy: prognostic analyses based on 5206 cases.

The Journal of thoracic and cardiovascular surgery 113(1):37–49

Piemonte M (1989) History of radiotherapy in Italy. La Radiologia medica 78(5):417–429

Presicci PF, Veronesi G, D'Aiuto M, Spaggiari L (2005) Long-term survival after salvage surgery for colorectal lung metastases. The Annals of thoracic surgery 79(1):325–326

Primrose J, Treasure T, Fiorentino F (2010) Lung metastasectomy in colorectal cancer: is this surgery effective in prolonging life? Respirology 15(5):742–746

Renaud S, Falcoz PE, Alifano M, Olland A, Magdeleinat P, Pages O et al (2014) Systematic lymph node dissection in lung metastasectomy of renal cell carcinoma: an 18 years of experience. Journal of surgical oncology 109(8):823–829

Ricardi U, Badellino S, Filippi AR (2015a) Stereotactic body radiotherapy for early stage lung cancer: History and updated role. Lung cancer 90(3):388–396

Ricardi U, Badellino S, Filippi AR (2015b) Stereotactic radiotherapy for early stage non-small cell lung cancer. Radiation oncology journal 33(2):57–65

Rocco G (2005a) Endoscopic VATS sympathectomy: the uniportal technique. Multimedia manual of cardiothoracic surgery: MMCTS / European Association for Cardio-Thoracic Surgery. 2005;2005(104):MMCTS 2004 000323

Rocco G (2013a) History and indications of uniportal pulmonary wedge resections. Journal of thoracic disease 5 Suppl 3:S212–213

Rocco G (2013b) VATS and Uniportal VATS: a glimpse into the future. Journal of thoracic disease 5 Suppl 3:S174

Rocco G (2005b) VATS lung biopsy: the uniportal technique. Multimedia manual of cardiothoracic surgery: MMCTS/ European Association for Cardio-Thoracic Surgery (121):mmcts 2004 000356

Rocco G, Khalil M, Jutley R (2005c) Uniportal video-assisted thoracoscopic surgery wedge lung biopsy in the diagnosis of interstitial lung diseases. The Journal of thoracic and cardiovascular surgery 129(4):947–948

Rocco G, Martin-Ucar A, Passera E (2004) Uniportal VATS wedge pulmonary resections. The Annals of thoracic surgery 77(2):726–728

Rocco G, Martucci N, Setola S, Franco R (2012) Uniportal video-assisted thoracic resection of a solitary fibrous tumor of the pleura. The Annals of thoracic surgery 94(2):661–662

Rockwell S (1998) Experimental radiotherapy: a brief history. Radiation research 150(5 Suppl):157–169

Rusthoven KE, Kavanagh BD, Burri SH, Chen C, Cardenes H, Chidel MA et al (2009) Multi-institutional phase I/II trial of stereotactic body radiation therapy for lung metastases. Journal of clinical oncology: official journal of the American Society of Clinical Oncology 27(10):1579–1584

Sakanaka K, Mizowaki T, Arakawa Y, Araki N, Oya N, Takahashi JA et al (2011) Hypofractionated stereotactic radiotherapy for acoustic neuromas: safety and effectiveness over 8 years of experience. International journal of clinical oncology 16(1):27–32

Senan S (2013a) Surgery versus stereotactic radiotherapy for patients with early-stage non-small cell lung cancer: more data from observational studies and growing clinical equipoise. Cancer 119(15):2668–2670

Senan S, Lagerwaard F (2010) Stereotactic radiotherapy for stage I lung cancer: current results and new developments. Cancer radiotherapie: journal de la Societe francaise de radiotherapie oncologique 14(2):115–118

Senan S, Paul MA, Lagerwaard FJ (2013b) Treatment of early-stage lung cancer detected by screening: surgery or stereotactic ablative radiotherapy? The Lancet Oncology 14(7):e270–274

Senthi S (2014) Use of stereotactic body radiation therapy with salvage surgery to improve outcomes for early stage non-small cell lung cancer. The Journal of thoracic and cardiovascular surgery 148(4):1760

Senthi S, Dahele M, van de Ven PM, Slotman BJ, Senan S (2013) Late radiologic changes after stereotactic ablative radiotherapy for early stage lung cancer: a comparison of fixed-beam versus arc delivery techniques. Radiotherapy and oncology: journal of the European Society for Therapeutic Radiology and Oncology 109(1):77–81

Senthi S, Lagerwaard FJ, Haasbeek CJ, Slotman BJ, Senan S (2012) Patterns of disease recurrence after stereotactic ablative radiotherapy for early stage non-small-cell lung cancer: a retrospective analysis. The Lancet Oncology 13(8):802–809

Sher DJ, Fidler MJ, Liptay MJ, Koshy M (2015a) Comparative effectiveness of neoadjuvant chemoradiotherapy versus chemotherapy alone followed by surgery for patients with stage IIIA non-small cell lung cancer. Lung cancer 88(3):267–274

Sher DJ, Fidler MJ, Seder CW, Liptay MJ, Koshy M (2015b) Relationship between radiation therapy dose and outcome in patients treated with neoadjuvant chemoradiation therapy and surgery for stage IIIA non-small cell lung cancer: a population-based, comparative effectiveness analysis. International journal of radiation oncology, biology, physics 92(2):307–316

Sher DJ, Wee JO, Punglia RS (2011) Cost-effectiveness analysis of stereotactic body radiotherapy and radiofrequency ablation for medically inoperable, early-stage non-small cell lung cancer. International journal of radiation oncology, biology, physics 81(5):e767–774

Siva S, Senan S, Ball D (2015) Ablative therapies for lung metastases: a need to acknowledge the efficacy and toxicity of stereotactic ablative body radiotherapy. Annals of oncology: official journal of the European Society for Medical Oncology/ESMO 26(10):2196

Siva S, Callahan JW, Kron T, Chesson B, Barnett SA, Macmanus MP et al (2015) Respiratory-gated (4D) FDG-PET detects tumour and normal lung response after stereotactic radiotherapy for pulmonary metastases. Acta oncologica 54(8):1105–1112

Smith BD, Jiang J, Chang JY, Welsh J, Likhacheva A, Buchholz TA et al (2015) Cost-effectiveness of stereotactic radiation, sublobar resection, and lobectomy for early non-small cell lung cancers in older adults. Journal of geriatric oncology 6(4):324–331

Sugi K, Kaneda Y, Esato K (2000) Video-assisted thoracoscopic lobectomy reduces cytokine production more than conventional open lobectomy. The Japanese journal of thoracic and cardiovascular surgery: official publication of the Japanese Association for Thoracic Surgery=Nihon Kyobu Geka Gakkai zasshi 48(3):161–165

Taioli E, Lee DS, Lesser M, Flores R (2013) Long-term survival in video-assisted thoracoscopic lobectomy vs open lobectomy in lung-cancer patients: a meta-analysis. European journal of cardio-thoracic surgery: official journal of the European Association for Cardio-thoracic Surgery 44(4):591–597

Tajima Y, Nakayama H, Itonaga T, Shiraishi S, Okubo M, Mikami R et al (2015) Dosimetric evaluation of compensator intensity modulation-based stereotactic body radiotherapy for Stage I non-small-cell lung cancer. The British journal of radiology 88(1052): 20150122

Takeshita J, Masago K, Kato R, Otsuka K, Okuda C, Hata A et al (2015) A new strategy for metachronous primary lung cancer: stereotactic body radiation therapy with concurrent chemotherapy. Anticancer research 35(5):3103–3107

Tariq I, Humbert-Vidan L, Chen T, South CP, Ezhil V, Kirkby NF et al (2015) Mathematical modelling of tumour volume dynamics in response to stereotactic ablative radiotherapy for non-small cell lung cancer. Physics in medicine and biology 60(9):3695–3713

Thibault M (1973) History of radiotherapy at the Hotel-Dieu de Quebec. La Vie medicale au Canada francais 2(10):955–956

Thomadsen BR, Williamson JF, Rivard MJ, Meigooni AS (2008) Anniversary paper: past and current issues, and trends in brachytherapy physics. Medical physics 35(10):4708–4723

Timmerman R, Galvin J, Michalski J, Straube W, Ibbott G, Martin E et al (2006a) Accreditation and quality assurance for Radiation Therapy Oncology Group: Multicenter clinical trials using Stereotactic Body Radiation Therapy in lung cancer. Acta oncologica 45(7):779–786

Timmerman RD (2010) Surgery versus stereotactic body radiation therapy for early-stage lung cancer: who's down for the count? Journal of clinical oncology: official journal of the American Society of Clinical Oncology 28(6):907–909

Timmerman R, McGarry R, Yiannoutsos C, Papiez L, Tudor K, DeLuca J et al (2006b) Excessive toxicity when treating central tumors in a phase II study of stereotactic body radiation therapy for medically inoperable early-stage lung cancer. Journal of clinical oncology: official journal of the American Society of Clinical Oncology 24(30):4833–4839

Timmerman R, Papiez L, McGarry R, Likes L, DesRosiers C, Frost S et al (2003) Extracranial stereotactic radioablation: results of a phase I study in medically inoperable stage I non-small cell lung cancer. Chest 124(5):1946–1955

Tonnies M, Pfannschmidt J, Bauer TT, Kollmeier J, Tonnies S, Kaiser D (2014) Metastasectomy for synchronous solitary non-small cell lung cancer metastases. The Annals of thoracic surgery 98(1):249–256

Torre LA, Siegel RL, Jemal A (2016) Lung Cancer Statistics. Advances in experimental medicine and biology 893:1–19

Treasure T (2007) Surgery for lung metastases from colorectal cancer: the practice examined. Expert review of respiratory medicine 1(3):335–341

Treasure T (2015a) Lung metastasectomy paradoxes in practice: reflections on the Catania conference. Future oncology 11(2 Suppl):1–3

Treasure T, Brew-Graves C, Fallowfield L, Farewell V, Golesworthy T, Leonard P et al (2014) The need to determine whether lung metastasectomy improves survival in advanced colorectal cancer. Bmj 348:g4085

Treasure T, Macbeth F (2015b) Doubt about effectiveness of lung metastasectomy for sarcoma. The Journal of thoracic and cardiovascular surgery 149(1):93–94

Treasure T, Macbeth F (2015c) The GILDA trial finds no survival benefit from intensified screening after primary resection of colorectal cancer: the PulMiCC trial tests the survival benefit of pulmonary metastasectomy for detected asymptomatic lung metastases. Annals of oncology: official journal of the European Society for Medical Oncology/ESMO 27(4):745

Treasure T, Mineo T, Ambrogi V, Fiorentino F (2015d) Survival is higher after repeat lung metastasectomy than after a first metastasectomy: Too good to be true? The Journal of thoracic and cardiovascular surgery 149(5):1249–1252

Umegaki Y (1987) History of radiotherapy. Gan no rinsho Japan journal of cancer clinics Spec No:1–8

Van Raemdonck D, Friedel G (2010) The European Society of Thoracic Surgeons lung metastasectomy project. Journal of thoracic oncology: official publication of the International Association for the Study of Lung Cancer 5(6 Suppl 2) S:127–129

Varghese TK (2015) Comparative effectiveness issues in lung cancer. Cancer treatment and research 164:101–119

Venuta F, Rolle A, Anile M, Martucci N, Bis B, Rocco G (2010) Techniques used in lung metastasectomy. Journal of thoracic oncology: official publication of the International Association for the Study of Lung Cancer 5(6 Suppl 2):S145–150

Veronesi G (2015) Robotic lobectomy and segmentectomy for lung cancer: results and operating technique. Journal of thoracic disease 7(Suppl 2):S122–130

Veronesi G, Agoglia BG, Melfi F, Maisonneuve P, Bertolotti R, Bianchi PP et al (2011) Experience with robotic lobectomy for lung cancer. Innovations 6(6):355–360

Veronesi G, Galetta D, Maisonneuve P, Melfi F, Schmid RA, Borri A et al (2010) Four-arm robotic lobectomy for the treatment of early-stage lung cancer. The Journal of thoracic and cardiovascular surgery 140(1):19–25

Wang Z, Kong QT, Li J, Wu XH, Li B, Shen ZT et al (2015) Clinical outcomes of cyberknife stereotactic radiosurgery for lung metastases. Journal of thoracic disease 7(3):407–412

Woody NM, Stephans KL, Marwaha G, Djemil T, Videtic GM (2015) Stereotactic body radiation therapy for non-small cell lung cancer tumors greater than 5 cm: safety and efficacy. International journal of radiation oncology, biology, physics 92(2):325–331

Wulf J, Haedinger U, Oppitz U, Thiele W, Mueller G, Flentje M (2004) Stereotactic radiotherapy for primary lung cancer and pulmonary metastases: a noninvasive treatment approach in medically inoperable patients. International journal of radiation oncology, biology, physics 60(1):186–196

Ye X, Xie L, Chen G, Tang JM, Ben XS (2015) Robotic thoracic surgery versus video-assisted thoracic surgery for lung cancer: a meta-analysis. Interactive cardiovascular and thoracic surgery 21(4):409–414

Yoshitake T, Nakamura K, Shioyama Y, Sasaki T, Ohga S, Shinoto M et al (2015) Stereotactic body radiation therapy for primary lung cancers clinically diagnosed without pathological confirmation: a single-institution experience. International journal of clinical oncology 20(1):53–58

Yu JB, Soulos PR, Cramer LD, Decker RH, Kim AW, Gross CP (2015) Comparative effectiveness of surgery and radiosurgery for stage I non-small cell lung cancer. Cancer 121(14):2341–2349

Zhang Z, Zhang Y, Feng H, Yao Z, Teng J, Wei D et al (2013) Is video-assisted thoracic surgery lobectomy better than thoracotomy for early-stage non-small-cell lung cancer? A systematic review and meta-analysis. European journal of cardio-thoracic surgery: official journal of the European Association for Cardio-thoracic Surgery 44(3):407–414

Zwitter M (2012) Dutch statistics on lung cancer: sobering experience for a new approach. Journal of thoracic oncology: official publication of the International Association for the Study of Lung Cancer 7(2):269–271

Spinale Läsionen

© Springer-Verlag GmbH Deutschland 2017
H. Badakhshi, *Bildgeführte stereotaktische Radiochirurgie*,
https://doi.org/10.1007/978-3-662-54724-3_7

7.1   Hintergrund

Spinale Metastasen solider Tumoren treten häufig bei Patienten (w/m) mit Krebs auf. Dies hat auch mit dem spezifischen und molekular kodierten Organotropismus des Primärtumors zu tun. Insgesamt ist die Wirbelsäule die dritthäufigste Lokalisation für Metastasierung nach der Lunge und Leber. In einigen Fällen kann die durchgehende Infiltration der Wirbelsäule und infolge die mögliche Kompression des Rückenmarks stellen eine der akuten klinischen Szenarien dar. Die Morbidität dieses Szenarios ist relativ hoch (Rades 2016).

Die epidemiologische Informationen ergeben eine Zahl von 3–5 % von Patienten (w/m) mit Krebs, die im Verlauf der Erkrankung eine spinale Metastasierung erleiden (Barragan-Campos 2015). Ist einmal die spinale Metastase eines soliden Tumors festgestellt, stellt sie in vielerlei Hinsicht eine klinische Herausforderung dar. Die erste Herausforderung ist die Frage adäquater interdisziplinärer diagnostischer Klärung der Situation, sodass therapeutische Intervention welcher Natur auch immer rasch und zeitnah in dieser kritischen Situation unternommen werden können. Ein klares eindeutiges Schema gibt es nicht und kann es nicht geben. Das Minimum des klinischen Managements ist die Gewährleistung eines erfahrenen Teams an Ärzten (w/m) zur effizienten Abklärung der zeitkritischen Angelegenheit. Die Frage wann genau (zeitkritisch) und wer genau (Fachdisziplin) in einer Rettungsstelle, in der der Patient (w/m) sich vorstellt, gerufen wird, ist eine höchstwichtige Frage der klinischen Effizienz. Angesichts meiner Erfahrungen aus 17 Jahren gelingt sehr oft der wünschenswert effiziente Ablauf nicht.

Die Pathophysiologie der ossären Metastasierung ist bisher nicht gut verstanden. Wie wissen nicht, welche spezifischen Mediatoren die Bilanz des Abbaus und Aufbaus von Wirbelkörpern nach einem metastatischen Ereignis beeinflussen. Die aus der Blutbahn emigrierten Tumorzellen im Knochenmark verstören die Balance zwischen Formation und „Remodeling" des Knochens in einer definierten Zeit der ersten auftauchenden Tumorzellen. Die zu einer lytischen Destruktion von Knochengewebe führenden Prozesse scheinen, nach jetzigem Stand des Wissens, am Ende der pathophysiologischen Ereignisse zu stehen, deren inhärente Mechanismen bisher nicht genau bekannt sind. Die Aktivierung von Osteoklasten als schrittgebender Prozess wird als trabekuläre Destruktion in der Bildgebung sichtbar. Ein anderes Phänomen ist die Aktivierung von Osteoblasten infolge von knöcherner Destruktion und damit ein entgegengesetzter Prozess nämlich der plastischen Formation. Beide Phänomene haben jeweils ein anderes symptomatisches Bild (Barragan-Campos 2015). Einer von 10 Fällen zeigt sich symptomatisch und annähernd 96 % präsentieren eine epidurale und/oder vertebrale Involvierung (Ejima 2015, Joaquim 2015).

Die metastatische Streuung ausgehend von Primärtumoren wie Lungen-, Prostata- oder Mammakarzinom ist in der Regel eine hämatogene Dissemination. Es gibt aber auch ebenfalls Fälle kontinuierlicher Expansion und Infiltration der Brustwirbelsäule beim Lungenkarzinom. Eine weiterhin in den Spinalkanal infiltrierende Metastasierung zeigt einen Volumeneffekt mit rasch auftretenden neurologischen Symptomen. Eine epidurale Infiltration verursacht eine Distorsion der Medulla spinalis (Rückenmark) mit anschließender Demyelinisierung und axonaler Destruktion. In den Situationen, in denen es zu einer vaskulären Beteiligung kommt, entstehen nachfolgend Ödeme mit progredienter klinischer Symptomatik. Eine arterielle Beteiligung kann in einigen Fällen auch zu Blutungen führen (Joaquim 2015, Joaquim 2013). In annähernd 70 % der Fälle kommt es zur einer Metastasierung der Brustwirbelsäule. Die spinalen Läsion treten in den Segmenten Th 4 bis Th 7 am häufigsten auf. Bei 20 % der Betroffenen treten Metastasen in der lumbalen Wirbelsäule auf, die zervikale Wirbelsäule ist lediglich bei etwa 10 % der Fälle befallen.

Bei etwa 50 % der Fälle kommt es zu einer Involvierung mehrerer Wirbelsäulensegmente; Lungenoder Mammakarzinom sind gute Beispiele hierfür. Das Befallsmuster der Wirbelsäule ist bei 10–38 % der Fälle diskontinuierlich. Intramedulläre Läsionen sind seltener als vertebrale und/oder epidurale Metastasen. Betrachtet man den einzelnen Wirbelkörper, treten die meisten Läsionen (60 %) in dessen vorderen Anteil auf. Bei etwa 30 % der Fälle kommt es zur Infiltration von Pedikeln. Seltener kommt es zur Infiltration sowohl des vorderen als auch des hinteren Anteils der Wirbelsäule.

Die Affinität der primären soliden Tumoren zu einer Metastasierung in die Wirbelsäule ist sehr unterschiedlich ausgeprägt. Die determinierenden Faktoren für den Grad der biologischen Affinität bestimmter Primärtumoren zur Wirbelsäule im Sinne eines Organotropismus sind bisher nicht gut verstanden. Die bisherigen Betrachtungen hierzu haben noch den labilen Status einer Hypothese. Bei 31 % der Fälle werden Metastasen eines Lungenkarzinoms vorgefunden, bei 24 % rühren sie von einem Mammakarzinom her, 9 % der spinalen Metastasen haben als Ursache gastrointestinale Tumoren, bei 8 % Prostatakarzinome und bei 4 % Melanome (Joaquim 2015, Joaquim 2013).

Klinisch ist die mit einer oder mehreren Metastasen befallene Wirbelsäule ein ernstes Problem. Patienten (w/m) beispielsweise mit einem Mamma- oder Lungenkarzinom, die eine spinale Metastasierung zeigen, haben ein hohes Risiko für Paresen und Inkontinenz hinsichtlich Miktion und/oder Defäkation angesichts einer kontinuierlichen Infiltration in den Spinalkanal (Chen 2015a, Switlyk 2015). Die Inkontinenzprobleme sind für die gesundheitsbezogene Lebensqualität ein genauso relevantes Problem wie eine partielle oder komplette Parese. Bedauerlicherweise wird die Rückenmarkkompression als eine präterminale Situation interpretiert und nicht als eine große interdisziplinäre Herausforderung für die Behandler, die sich bewerkstelligen ließe, handelte man zeitnah, effizient und multidisziplinär (Rades 2016, Tang 2015). Computertomografie (CT), Magnetresonanztomografie (MRT) sowie konventionelle Szintigrafie sind Bestandteile der diagnostischen Klärung einer spinalen Läsion.

Im Hinblick auf die therapeutischen Optionen sind mehrere Faktoren zu berücksichtigen. Es geht dabei, wie immer in der klinischen Medizin, darum, nicht das generell Machbare anzustrengen, sondern lediglich das Notwendige. Hier sind zum einen die Patientenvariablen zu beachten:
- aktueller Allgemeinzustand
- Lebensqualität
- relevante und die Therapieentscheidung beeinflussende Begleiterkrankungen
- Alter
- bisherige Therapien und deren klinisches Endresultat

Anderseits sind die Erkrankungsvariablen abstrahiert zu berücksichtigen:
- Erkrankungsstadium bei der Diagnosestellung und aktuell
- aktuelle klinische Symptome
- Tumorbiologie (Differenzierungsgrad, Proliferationsmarker Ki67-Antigen, Wachstumsfraktion)
- metastatisch befallene Regionen und Organe neben der Wirbelsäule
- Vorliegen einer singulären Metastase respektive eines oligo- oder poylmetastasierten Befallsmusters etc.

Sehr oft kommen invasive chirurgische Maßnahmen in diesem Szenario zum Einsatz (Dong 2015, Kitagawa 2015). Rolle und Stellenwert nicht-invasiver Interventionen sind nicht klar und eindeutig geklärt (Rades 2007). Die Kombination beider Herangehensweisen, die oft klinische Realität ist, müsste am besten jedes Mal vorab geklärt sein (Ejima 2015).

Betrachtet man explizit die Radiotherapie im Fokus der hiesigen Analyse, kann man konstatieren, dass eine sehr große Anzahl relevanter prospektiver randomisierter kontrollierter Studien zur Radiotherapie vorliegen. Sie ist sehr gründlich und aus verschiedenen Perspektiven untersucht worden.

Neue Techniken der Radiotherapie wie die intensitätsmodulierte Radiotherapie (IMRT) mit konventionellen Linearbeschleunigern oder mit Tomotherapiegeräten wurden gleichermaßen hinsichtlich technischer Machbarkeit, therapeutischer Wirksamkeit und Sicherheit überprüft. Das Ziel aller eingesetzten Radiotherapieverfahren ist einheitlich definiert: maximale Dosis in der Läsion zu applizieren und zugleich das umgebende Gewebe maximal zu schonen. Es ist von hoher klinischer Relevanz, orientierend prognostische Aussagen treffen (Chen 2015a, Chen 2015b) und zugleich in fortgeschrittenen Infiltrationsstadien die Stabilität der Wirbelsäule beurteilen zu können (Versteeg 2016, Schlampp 2015), wenn es um die Wahl der Radiotherapiemethode geht (Ejima 2015, Chen 2015a, Chen 2015b, Schlampp 2015). Aus allen genannten Gründenden ist das interdisziplinäre Management entscheidend (Rades 2016, Barragan-Campos 2015).

7.2   Aktuelle Behandlungskonzepte

Für mehr als drei Dekaden waren die maximal- und die minimal-invasive Chirurgie die Standardtherapie in der Behandlung von Patienten (w/m) mit spinalen Metastasen solider Tumoren. Ein kohärentes Konzept mit prädefinierten Kriterien der Indikationsstellung lag jedoch nicht vor. Wann immer dennoch eine andere, nicht immer gezwungenermaßen neuere, Methode sich anschickte, mit dem „Standard" zu konkurrieren, muss sie sich klar und eindeutig auf dem Feld von Patientensicherheit und klinischer Wirksamkeit beweisen. Die stereotaktische Radiochirurgie muss sich der Chirurgie als Mitbewerber stellen, sie muss sich aber auch der konventionellen Radiotherapie – konventionell in Technik und Dosisverschreibung – kompetitiv gegenüberstellen. Der zweifache Vergleich muss sowohl für die Patientensicherheit als auch für klinische Wirksamkeit angestrengt werden. Wir fokussieren hier explizit die Rolle der stereotaktischen Radiochirurgie in der Behandlung von Patienten (w/m) mit spinalen Oligometastasen solider Tumoren.

7.3   Verfügbarkeit valider und qualitativ guter wissenschaftlicher Evidenz

Eine ausreichende Zahl von Studien erbringen den Wirksamkeitsnachweis der stereotaktischen Radiochirurgie. Wobei jedoch die Qualität der bestverfügbaren Daten sehr heterogen zu sein scheint. Die Studien könnten, wenn wir sie hier wiedergeben und hinsichtlich ihrer methodischen Robustheit (oder Schwächen) und ihrer klinischen Aussage interpretieren, als Grundlage einer fairen, zeitgemäßen und adäquaten Aufklärung der Patienten (w/m) dienlich sein, wenn sich im Behandlungsteam progressive Ärzte befinden. Sonst bleibt es so wie es aktuell ist. In den folgenden Absätzen werden die Daten hinsichtlich ihres Grades an Qualität und Validität evaluiert und in verschiedenen klinischen Szenarien überprüft.

? Sind derzeit plausible und valide Daten auf einem „Evidenzlevel 1b" unter spezifischer Berücksichtigung der stereotaktischen Radiochirurgie für Patienten (w/m) mit spinalen Oligometastasen solider Tumoren verfügbar?

✓ Nein, derzeit gibt es keine Metaanalyse von randomisierten kontrollierten Studien explizit zum Thema.

? Sind derzeit plausible und valide Daten auf einem „Evidenzlevel 1b" unter spezifischer Berücksichtigung der stereotaktischen Radiochirurgie für Patienten (w/m) mit spinalen Oligometastasen solider Tumoren verfügbar?

✓ Nein, derzeit gibt es keine prospektive randomisierte kontrollierte Studien explizit zum Thema.

? Sind derzeit plausible und valide Daten auf einem „Evidenzlevel 2a" unter spezifischer Berücksichtigung der stereotaktischen Radiochirurgie für Patienten (w/m) mit spinalen Oligometastasen solider Tumoren verfügbar?

✓ Nein, derzeit existiert keine Metaanalyse oder systematische Arbeit zu guten und validen Kohortenstudien explizit zum Thema.

? Sind derzeit plausible und valide Daten auf einem „Evidenzlevel 2a" unter spezifischer Berücksichtigung der stereotaktischen Radiochirurgie für Patienten (w/m) mit spinalen Oligometastasen solider Tumoren verfügbar?

✓ Ja, es gibt eine Publikation zum Thema, die im Jahr 2014 durch Bydon und Kollegen mit Fokus auf valide Studien zur stereotaktischen Radiochirurgie veröffentlicht wurde (Bydon 2014).

Methodisch widerspiegelt die Publikation nicht die strengen Kriterien eines klassischen systematischen Überblicks, da sie aber immerhin die relevanten Arbeiten zusammenfasst, wird sie hier referiert. In ▱ Tab. 7.1 fassen wir die entsprechende Literatur zum Thema postoperative Anwendung neuerer Techniken zusammen.

? Sind derzeit plausible und valide Daten auf einem „Evidenzlevel 2b" unter spezifischer Berücksichtigung der stereotaktischen Radiochirurgie für Patienten (w/m) mit spinalen Oligometastasen solider Tumoren verfügbar?

✓ Ja, es gibt Daten auf diesem Evidenzniveau, welche die Indikation zur stereotaktischen Radiochirurgie bei metastatischen spinalen Läsionen unterstützen.

Chang und Kollegen haben im Jahr 2004 über eine Studie der Phase I berichtet (Chang 2004). Das Ziel dieser Studie waren die Machbarkeitsüberprüfung und die Beurteilung der Sicherheit hinsichtlich der Patientenlagerung und ähnlicher Themen, die für die Radiotherapie von Wichtigkeit sind. Für die Studie wurden 15 Fälle untersucht und überprüft. Die Gesamtdosis der Therapie lag bei 30 Gy, die jeweils in fünf Fraktionen appliziert wurde. Die Dosisverschreibung galt dem Isozentrum des Tumors. Eine wichtige Limitation galt der Dosisverteilung von maximal 10 Gy für das Myelon, die nicht überschritten werden durfte. Die Nebenwirkungen der Therapie wurden gemäß CTC („common toxicity criteria") gemessen und beurteilt. Additiv wurde ein „Late effects of normal tissue scoring system" zur Klassifikation von Spätfolgen und ein Tool zur Evaluation der neurologischen Symptome eingesetzt. Die Nachsorge war gut reglementiert und wurde in folgendem Rhythmus realisiert: vier Wochen, zwei, drei, sechs, neun und 12 Monate nach der Therapie. Anschließend wurde, wenn es notwendig war und es Überlebende gab, die Nachsorge in alle sechs Monate wiederholt. In Bezug auf das Kriterium „technische Machbarkeit" konnte gezeigt werden, dass es keine Unterbrechungen oder andere fehlerhafte Prozesse gab. Hinsichtlich der Radiotoxizität war anzumerken, dass keine ernsthafte neurologischen Morbidität festzustellen waren. Die mediane Nachsorgezeit betrug neun Monate (Spanne: 6–16 Monate). Die eingesetzten Tools zeigten keine ernsthafte Abweichungen, die obere Limitation von Clopper-Person-Test zur Überprüfung der Wahrscheinlichkeit einer Paralyse blieb in Rahmen der erlaubten Werte. Die gemessene Abweichungen der Patientenlagerung,

mit einem Spielraum von ≤ 1 mm, wurde ebenfalls nicht überschritten. Diese Phase-I-Studie erfüllte ihre Kriterien im Sinne von technischer Machbarkeit, Sicherheit bei der Lagerung und niedrigzuhaltender Radiotoxizität von Patienten (w/m) mit spinalen Oligometastasen solider Tumoren (Chang 2004).

Die Ergebnisse wurden zum Anlass für die Initiierung einer Phase-II-Studie, deren Ergebnisse im Jahr 2007 veröffentlicht wurde (Chang 2007). Eine Gruppe von 36 Fällen wurde im Rahmen dieser Untersuchung zur Beurteilung von Effektivität und Sicherheit der Therapie herangezogen. Eine spinale MRT wurde vor der Therapie sowie in der Nachsorgezeit regelmäßig zur Beurteilung des Status quo durchgeführt. Zur Beurteilung der Therapienebeneffekte wurde die „The National Cancer Institute common toxicity criteria 2.0" eingesetzt. Es handelte sich um insgesamt 74 spinale Läsionen, das mediane Volumen der Läsionen betrug 37,4 cm^3 (Spanne: 1,6–358 cm^3). Die mediane Nachsorgezeit lag bei 21,3 Monaten (Spanne: 0,9–49,6 Monate). Bei dieser medianen Nachsorgezeit wurde keine ernsthafte neurologische Toxizität festgestellt. Die Rate der progressionsfreien Zeit belief sich auf 84 %. Es wurde zusätzlich eine Analyse der Rezidivmuster durchgeführt, die zu folgenden Ergebnissen gelangt ist: Rezidive in den unmittelbar benachbarten ossären Strukturen neben der Läsion und im epiduralen Raum war die häufigtsen Ereignisse.

Es traten keine Nebenwirkungen >Grad III. Dabei kam es zur Nausea (Grad III), Erbrechen (Grad III), Diarrhoe (Grad III) und ein Fall von Dysphagie (Grad III). Der Gesamteindruck der kleinen Studie war eher positiv, die Frage der Sicherheit für Patienten (w/m) konnte positiv beantwortet werden. Die Autoren kamen zu dem Schluss, dass man das Zielvolumen nicht zu eng fassen sollte, insbesondere bei der Behandlung posterior gelegener Anteile und Pedikeln sollte die Sicherheitssäume großzügiger gestaltet werden (Chang 2007).

Gerszten und Kollegen haben im Jahr 2005 eine andere Studie zum Thema publiziert (Gerszten 2005). Insgesamt wurden 48 Patienten (w/m) untersucht. In dieser Kohorte wurden 60 metastatische Läsionen eines Nierenzellkarzinoms (sechs zervikal, 26 thorakal, 18 lumbal und 10 sakral) mittels stereotaktischer Radiochirurgie behandelt. Alle Patienten konnten die Therapie beenden. Die mediane Nachsorgezeit betrug 37 Monate (Spanne: 14–48 Monate). Das mediane Volumen des Tumors war 61,9 cm^3 (Spanne: 17,5–203 cm^3). Die applizierte Dosis betrug im median 20 Gy (Spanne: 17,5–25 Gy). Die Dosis für das Rückenmark war speziell berechnet worden. Sie betrug >8 Gy nur in 0,64 cm^3 Volumen im Median (Spanne: 0,01–3 cm^3). Für den Spinalkanal wurde ebenfalls die Dosis explizit berechnet. Sie betrug >8 Gy nur in 0,65 cm^3 Volumen im Median (Spanne: 0,01–2,2 cm^3). Während der Nachsorgezeit wurde keine ernsthafte radiogen induzierte Toxizität festgestellt. In einigen Fällen kam es zur Besserung der vor der Therapie bestehenden Symptome. In 89 % der Fälle kam es zu einem Rückgang der axialen und radikulären Schmerzen, die wegen Schmerzen zur Therapie vorgestellt wurden. Lokale Kontrolle wurde in sieben von acht Fällen, die wegen Progression in der Bildgebung therapiert wurden, festgestellt. In der gesamten Nachsorgezeit musste bei sechs Patienten (w/m) eine erneute Therapie wegen einer Befundprogression nach Radiochirurgie durchgeführt werden.

Die Autoren zogen das Fazit, dass die „spinale Radiochirurgie eine erfolgreiche Methode zur Applikation von hohen Einzeldosierung darstellt" (Gerszten 2005).

Der Stand der Dinge die Wirksamkeit der stereotaktischen Radiochirurgie bei spinalen Oligometastasen solider Tumoren betreffend wurde zwischenzeitlich in einer Publikation von Sheehan und Kollegen evaluiert (Sheehan 2008). Die Autoren schrieben, dass die „Behandlung von paraspinalen und spinalen Metastasen mittels spinaler Radiochirurgie eine natürliche Erweiterung der Prinzipien der intrakraniellen Radiochirurgie repräsentiert. Jedoch ist die spinale Radiochirurgie ein komplizierterer Prozess als die intrakranielle. Größere Behandlungsvolumina, mehrere Risikoorgane und die Unmöglichkeit einer rigiden rahmenbasierten Ruhigstellung des Patienten während der Bestrahlung tragen zu diesem komplizierteren Procedere der spinalen Radiochirurgie bei. Jenseits des Komforts der kürzeren Behandlungszeit für die Patienten (w/m) bietet die spinale Radiochirurgie eine größere biologisch äquivalente Dosis für die metastatische Läsion im Vergleich zur konventionellen radiotherapeutischen Fraktionierung. Dem wurde mit einer hohen Rate der lokalen Kontrolle und einem schnellen Schmerzrückgang Rechnung getragen" (Sheehan 2008).

Sahgal und Kollegen haben im Jahr 2009 eine Studie über die Optionen einer erneuten Behandlung bei wieder aufgetretenen Metastasen veröffentlicht (Sahgal 2009). Insgesamt wurden 39 Patienten (w/m) für die Studie rekrutiert, die anschließend mittels einer stereotaktischen Radiochirurgie (hier SBRT genannt) behandelt wurden. In der Gruppe wurden 37 Läsionen bereits wiederholt mit einer Radiotherapie behandelt, 23 wurden erstmals einer Radiotherapie zugeführt. In der Gruppe mit radiotherapeutischer Vorbehandlung war bei 31 Befunden die Intention einer sogenannten Salvage-Therapie wegen einer Krankheitsprogression formuliert. Die verschriebene Gesamtdosis für den Tumor war 24 Gy. Dieses Dosis wurde in drei Fraktionen appliziert. Sie war einer 67-%-Isodose verschrieben, insofern keine radiotherapeutische Vorbehandlung bekannt war, und einer 60-%-Isodose, wenn die Patienten (w/m) bereits vorbestrahlt waren. Die mediane Nachsorgezeit betrug für Gruppe mit radiotherapeutischer Vorbehandlung sieben Monate (Spanne: 1–48 Monate) und für die Gruppe ohne radiotherapeutische Vorbehandlung neun Monate (Spanne: 1–26 Monate). Nach der letzten Nachsorge waren 19 Patienten (w/m) verstorben. Bei acht von 60 Läsionen wurde eine Progression dokumentiert. Die Dauer des Überlebens war im Median 19 Monate (95 % CI: 8–27 Monate). Die Überlebensrate betrug 45 %. Die progressionsfreie Zeit war nach einem Jahr 85 % und nach zwei Jahren 69 %. In der sogenannten Salvagegruppe war die implizite progressionsfreie Zeit nach einem Jahr 96 %. Interessanterweise wurde kein signifikanter Unterschied im Gesamtüberleben und im progressionsfreien Überleben zwischen den beiden Gruppen der Patienten (w/m) ohne radiotherapeutische Vorbehandlung und mit radiotherapeutischer Vorbehandlung (p=0,08 und p=0,31 jeweils). Bei sechs von acht progredienten Fällen konnte beobachtet werden, dass die minimale Distanz der Läsion zum Durasack <1 mm betrug. In der Nachsorgezeit wurden weiterhin folgende Beobachtungen gemacht: 39 von 60 Befunden hatten eine Nachsorge >6 Monate im Median und es trat in der Zeit keine radiogene Toxizität im Sinne von Meylopathie oder Radikulopathie auf.

Die Autoren haben geschlussfolgert, dass die Durchführung einer stereotaktischen Radiochirurgie „eine präliminäre Wirksamkeit und Sicherheit im besonderen auch bei Patienten mit radiotherapeutischer Vorbehandlung gezeigt hat" (Sahgal 2009).

Ahmed und Kollegen berichteten über ihre Erfahrungen über spinale Stereotaxie im Jahr 2012 (Ahmed 2012). Insgesamt wurden 66 Fälle einer stereotaktischen Radiochirurgie (hier SBRT genannt) wegen spinaler Oligometastasen unterzogen. Hierbei wurden 22 Läsionen (25,8 %) in einer Rezidivsituation wiederholt mit einer Radiotherapie behandelt. Das mediane Alter der Patienten (w/m) war 56,8 Jahre (±13,4 Jahre). Die mediane applizierte Dosis betrug 24 Gy (Spanne: 10–40 Gy), die in drei Fraktionen (Spanne: 1–5) appliziert wurde. Die spinalen Läsionen waren verschieden lokalisiert, 48 Befunde lagen thorakal, 22 Befunde lumbal, 12 zervikal und zuletzt drei sakral gelegene Befunde. Die mittlere Überlebensrate nach einem Jahr lag bei 52,2 %. Die Angabe der allgemeinen Überlebenszeit war in diesem Bericht ohne eine Angaben der onkologisch relevanten Begleitumstände wie die Kontrolle der primären Tumorerkrankung, die Anzahl der Läsionen in der Wirbelsäule und in anderen Organen, die bisher und nachher verabreichte medikamentöse oder chirurgische Therapie. Das Fehlen dieser Informationen verzerrt natürlich die Interpretationsmöglichkeiten zur Effektivität der spinal applizierten Radiochirurgie hinsichtlich Wirksamkeit und Einfluss auf das Überleben. Das Fehlen dieser Angaben ist nicht hilfreich, um in einem kohärenten Kontext die präzisen Methodeneffekte beurteilen zu können. In der Kohorte ereigneten sich sieben Fälle von lokalen und randständigen Rezidiven, davon war ein Fall mit einem nur lokalen und ein Fall mit einem nur randständigen Rezidiv. Die aktuariale Rate der lokalen Kontrolle betrug nach einem Jahr 83,3 % bei den Läsionen mit vorheriger Bestrahlung und 91,2 % bei den Befunden ohne eine vorherige Bestrahlung.

Die Autoren zogen das Fazit, dass diese Methode „eine effektive Maßnahme zur Erreichung der lokalen Kontrolle darstellt. Toxizität war selten; dies galt auch für die Gruppe mit vorheriger Bestrahlung" (Ahmed 2012).

Im Jahr 2012 veröffentlichten Balagamwala und Kollegen eine Studie zur stereotaktischen Radiochirurgie (Balagamwala 2012). Die Forscher haben sich Daten und Ergebnisse zur Effektivität der stereotaktischen Radiochirurgie (hier SBRT genannt) analysiert und interpretiert. Bei der untersuchten Kohorte handelte es sich um Patienten (w/m) mit Oligometastasen von Nierenzellkarzinomen. Insgesamt wurden 57 Fälle mit 88 Läsionen für die Studie beobachtet. Die mediane Nachsorgezeit war 5,4 Monate (Spanne: 0,3–38 Monate). Das mediane Überleben betrug 8,3 Monate (Spanne: 1,5–38 Monate). Die mediane Zeit bis zum ersten Rezidiv betrug 26,5 Monate. Die mediane Zeit bis zur symptomatischen Progression lag bei 26 Monaten. Da es sich in der Regel bei den symptomatischen Fällen um Schmerzen handelte, wurden die schmerzassoziierten Verläufe analysiert. Die mediane Zeit bis zum „schmerzfreien" Zustand nach der Therapie belief sich auf 0,9 Monate (Spanne: 0,1–4,4 Monate). Die mediane Dauer des durch die Therapie erreichten „schmerzfreien" Zustands betrug 5,4 Monate (Spanne: 0,1–37,4 Monate). Eine multivariate Analyse wurde durchgeführt. Bei der Analyse wird die Rolle verschiedener Faktoren auf eine vorab definierte Größe wie Überleben oder lokale Kontrolle untersucht und die Wirkung des jeweiligen Faktors auf die diese Größe unabhängig voneinander berechnet. Die Präexistenz eines multilokulären Befalls in der Wirbelsäule war ein unabhängiger Faktor der Prognose (HR=3,5; p=0,02) sowie die Infiltration der Foramina intervertebralia (HR=3,4, p=0,02). Beide Faktoren korrelierten mit einem Rezidiv in der Bildgebung. Die Präexistenz eines multilokulären Befalls in der Wirbelsäule war genauso ein unabhängiger Faktor der Symptomprogression (HR=2,3; p=0,056) wie die Faktur des Wirbelkörpers (HR=2,4: p=0,046). In einem Fall kam es zu Nausea und Erbrechen Grad III, keine weitere ernsthafte Toxizität wurden verzeichnet. Bei 12 Fällen war der Situs wegen vertebralen Frakturen kompliziert.

Die Autoren schlussfolgerten, dass die Methode einen raschen Schmerzrückgang bei geringer Toxizität ermöglicht und sie „optimal für die Behandlung von singulären oder vereinzelten spinalen Metastasen ist" (Balagamwala 2012).

Garg und Kollegen haben über eine Studie der Phase I/II im Jahr 2012 berichtet (Garg 2012). Alle in die Studie eingeschlossenen Patienten (w/m) wurden in einem multidisziplinären Team selektiert. Die stereotaktische Radiochirurgie (hier SBRT genannt) wurde mit einer Randdosis von 16–24 Gy appliziert. Der limitierende Faktor war die Dosis am Rückenmark. Für den Primärtumor Nierenzellkarzinom wurde eine höhere Dosis gegeben. Insgesamt wurden 61 Patienten (w/m) mit 63 Läsionen in der gesamten Wirbelsäule, mit Ausnahme der zervikalen Wirbelsäule, rekrutiert. Die mittlere Nachsorgezeit war 20 Monate. Die aktuariale lokale Kontrolle lag nach 18 Monaten bei 88 %. Das mediane Überleben betrug 30 Monate. Das aktuariale Überleben nach 18 Monaten belief sich auf 64 %. In Bezug auf Histologie des Primärtumors gab es keinen statistisch signifikanten Unterschied. Dies galt auch für die Dosis. In zwei Fällen trat eine ernsthafte Toxizität von ≥Grad III, die unmittelbar mit der Radiotherapie in Verbindung gebracht wurden. Die aktuariale Rate der Freiheit von neurologischen Symptomverschlechterungen jeglicher Genese lag nach 18 Monaten bei 82 %.

Die Schlussfolgerung des Autorenteams lautete, dass eine größere Zahl prospektiver Studien erforderlich sind, um die Bedeutung von prädiktiven Faktoren für die Toxizität untersuchen. Das Ziel wäre hier die Untersuchung der Inzidenz seltener Komplikationen (Garg 2012).

Im selben Jahr haben Wang und Kollegen eine Phase-I/II-Studie vorgestellt (Wang 2012). Die Studie rekrutierte 149 Patienten (w/m) mit 166 spinalen Läsionen, die mechanisch stabil waren und keine Hinweise auf Rückenmarkkompression zeigten. Die stereotaktische Radiochirurgie (hier SBRT genannt) wurde in allen Fällen appliziert. Die Kohorte erhielt eine kumulative Dosis von 27–30 Gy, die in drei Fraktionen eingeteilt wurde. Die Symptome wurden vor und nach der Therapie alle sechs Monate registriert. Die mediane Nachsorgezeit war 15,9 Monate (Interquartile Spanne: 9,5–30,3 Monate). Es kam zu einem deutlichen Rückgang der Schmerzsymptomatik. Die Zahl der Fälle, die sich über wenige oder kaum Schmerzen beklagten, stieg von 39 von 149 Patienten (26 %). Innerhalb von 6 Monaten nach der Therapie belief sich ihr Anteil auf 55 von 102 Patienten (54 %). Der Unterschied im Anstieg der Schmerzfreiheit war statistisch signifikant (p<0,0001). Weiterhin kam es zur relevanten Veränderung im Bereich der Schmerzmessungen. Es wurde eine eindeutige Reduktion von Schmerzen nach den Kriterien von BPI („brief pain inventory") berichtet. Eine Reduktion der Schmerzen verglichen mit dem Ausgangspunkt war schon vier Wochen nach der Therapie festzustellen. Auch

hier war Unterschied in der Reduktion der Schmerzsymptomatik statistisch signifikant (p<0,00076). Die Verbesserung der Schmerzen ging, logischerweise, mit einer Senkung des Opioideinnahme einher. Die deutliche Senkung der Einnahme der Analgetika wurde bereits 6 Monaten nach der Therapie registriert. Insgesamt hatten 43 von 149 Patienten (28,9 %) einen hohen Verbrauch vor der Therapie, dieser verringerte sich auf 20 von 100 Fälle (20 %) in den ersten sechs Monaten nach der Therapie. Der Unterschied in der Reduktion der Analgetikaeinnahme war statistisch signifikant (p<0,011). Andere analytische Testverfahren wurden ebenfalls eingesetzt. Das „ordinal regression modeling" ergab einen Senkung der Schmerzskala (p=0,00003) sowie damit einhergehend eine Verbesserung der Korrelationswerte der Symptome mit den alltäglichen Verrichtungen (p=0,0066). In diesem Zusammenhang wurden wenige nicht-neurologische Probleme als therapieassoziierte Toxizität Grad III erwähnt. Nausea, Erbrechen, Diarrhoe, Fatigue, Dysphagie wurde jeweils in einem einzigen Fall berichtet. In zwei Fällen wurden Schmerzen, Zungenödem und Trismus festgestellt. Thoraxschmerzen wurden in drei Fällen diagnostiziert. Es gab keinen Fall der Toxizität Grad IV. Die progressionsfreie Zeit betrug nach einem Jahr 80,5 % (95 % CI: 72,9–86,1 %) und nach zwei Jahren 72,4 % (95 % CI: 63,1–79,7 %). Die Autoren kamen zu dem Schluss, dass diese Methode „eine effektive primäre oder sekundäre Methode für mechanisch stabile spinale Metastasen darstellt" (Wang 2012).

Eine weitere Studie zur Evaluation der Langzeiteffekte einer stereotaktischen Technik wurde im Jahr 2014 durch Mantel und Kollegen veröffentlicht (Mantel 2014). Insgesamt wurden 32 Fälle in die Studie eingeschlossen. Das mediane Alter war 55 Jahre. Die mediane Behandlungsdosis betrug 60 Gy (Spanne: 48,5–65 Gy). Bei fast allen Patienten (w/m) wurde ein Rückgang der Schmerzen festgestellt, die vor der Therapie über Schmerzen geklagt haben. Nach einer medianen Nachsorgezeit von 20,3 Monaten kam es bei 61 % der Fälle zu einem kompletten Rückgang der Schmerzen und bei 25 % gab es nach der Intervention nur noch geringgradige Schmerzen. Akute Toxizität Grad I wurde bei 11 Fällen festgestellt. Eine Myelopathie trat in keinem Fall auf. Das Monitoring fand mittels Bildgebung und klinischen Untersuchungen statt. Nach einem Jahr

Nachsorgezeit wurde bei 92 % der Fälle eine lokale Kontrolle erreicht, nach 24 Monaten lag der Wert bei 84 %. Das mediane Überleben, wie mehrfach zuvor diskutiert ein ungeeigneter klinischer Endpunkt, lag bei 19,6 Monaten.

Die Interpretation der Autoren suggeriert ein langfristiges Überleben und deutet darauf hin, dass „trotz metastasierender Erkrankung, die fraktionierte Stereotaxie bei spinalen Metastase eine sicher ist und eine langfristige lokale Kontrolle und Schmerzpalliation erreichen kann" (Mantel 2014).

Im Jahr 2014 haben Ryu und Kollegen die Daten einer großen multizentrischen Studie der USA-basierten Radiation Therapy Oncology Group (RTOG) vorgestellt (Ryu 2014). Diese Studie hatte zum Ziel, die technische und medizinische Machbarkeit sowie Sicherheit der bildgeführten stereotaktischen Radiochirurgie für spinale Oligometastasen zu beurteilen. Die Patienten (w/m) erhielten eine Einzeldosis von 16 Gy. Der primäre Endpunkt der Studie waren die technische und medizinische Machbarkeit, die sich eine restriktive technische Grenze für die Prozeduren der Bildführung („image guidance") setzte. Die Definition des Zielvolumens war unter dem Gesichtspunkt der Präzision <2 mm angesetzt, die Abdeckung des Zielvolumens sollte >90 % sein. Die Vorgaben für die Dosisbelastung für die sogenannten Risikoorgane war wie folgt: 10 Gy für ≤10 % des Rückenmarks, für eine Befundausdehnung 5–6 mm über bis 5–6 mm unter das Zielvolumen. Methodologisch wurde ebenfalls die Limitationen streng definiert. Bei Erreichen von <70 % des Studienziels sollte das Projekt nicht in die nächste Phase gehen. Für die Testungen wurden beispielsweise 41 Fälle benötigt, um einen „one-sample exact binomial test" mit einem α von 0,10 („one-sided") zu erfüllen. Die akute Toxizität wurde gemäß den Kriterien von „National Cancer Institute common toxicity criteria for adverse events 3.0" erfasst. Insgesamt konnten 46 Fälle für die klinische Studie rekrutiert werden können. Von dieser Gruppe waren 44 Fälle auswertbar. Metastatische Läsionen wurden in vier Fällen in der zervikalen Wirbelsäule, bei 21 Fällen in der thorakalen und schließlich 19 in der lumbalen Wirbelsäule festgestellt. Zur Erfassung der Symptome wurde eine numerische Schmerzbeurteilung angewendet. Der mediane Wert der gesamten Kohorte lag vor dem Beginn der Therapie bei 7. Bei der finalen

Beurteilung der Klinik konnte bei 100 % der Fälle eine Besserung der Schmerzsymptome festgestellt werden. Die Präzision der technischen Ausführung der stereotaktischen Radiochirurgie konnte bei 95 % der Fälle als protokollkonform evaluiert werden. Die Abdeckung des Zielvolumens konnte mit 100 % richtig festgestellt werden. Die Dosisverteilung für die sogenannten Risikoorgane war bei 97 % der Fälle protokollkonform. Bei der Beurteilung der Gesamtbelastung der gesunden Strukturen und Organe wurde eine Compliance von 74 % festgestellt. Die Toxizität belief sich auf ≤Grad III.

Die Autoren schlussfolgerten, dass die Ergebnisse dieser Phase-II-Studie die „technische Machbarkeit und die Präzision der Anwendung von bildgeführter stereotaktischer Radiochirurgie für die Behandlung spinaler Läsionen belegten" (Ryu 2014).

Eine andere aktuelle Untersuchung widmete sich der Bedeutung von Einzeldosen verglichen mit einer fraktionierten Dosisapplikation in der Stereotaxie. Hierbei wurden insbesondere spinale Oligometastasen des Nierenzellkarzinoms untersucht. Ghia und Kollegen haben die Arbeit im Jahr 2016 veröffentlicht (Ghia 2016). Es handelte sich um eine klinische Phase-I/II-Studie. Die stereotaktische Radiochirurgie wurde bei 47 metastatischen Läsionen bei 43 Patienten (w/m) verabreicht. Die Einzeitdosis betrug 24 Gy, die bei 21 Fällen appliziert wurde. In anderen Fällen (n=20) wurden 27 Gy in drei Fraktionen oder 30 Gy in fünf Fraktionen (n=6) verabreicht. Das mediane Alter war 62 Jahre (Spanne: 38–75 Jahre). Bei einem Teil der Fälle war der Bestrahlung eine chirurgische Sanierung vorausgegangen; u. a. wurde eine Laminektomie bei 10 Fällen durchgeführt. Die mediane lokale Kontrolle für die gesamte Kohorte war 80,6 Monate. Die aktuariale lokale Kontrolle belief sich nach einem Jahr auf 82 % und nach zwei Jahren auf 68 %. Stereotaxie als Einzeittherapie führte zu einer aktuarialen lokalen Kontrolle nach einem Jahr von 95 % und die fraktionierte Stereotaxie erreichte im selben Zeitraum einen Wert von 71 %. Stereotaxie als Einzeittherapie führte zu einer aktuarialen lokalen Kontrolle nach zwei Jahren von 86 % und die fraktionierte Stereotaxie erreichte im selben Zeitraum einen Wert von 55 %. Die Unterschiede waren jeweils statistisch signifikant (p=0,009). Weitere statistische Testungen wurden durchgeführt. In einer sogenannten „competing risk analysis" hatte die Stereotaxie in einer Einzeldosis im Gegensatz zur fraktionierten Stereotaxie eine bessere lokale Kontrolle zeigen können (HR 6,57; p=0,014). Eine multivariate Analyse zeigte denselben Trend. Die unabhängigen Faktoren wie Tumorvolumen (p=0,272), die Anzahl der behandelten Wirbelkörper (p=0,819), die dosisbezogene Abdeckung des makroskopisch behandelten Volumens („great tumor volume", GTV; p=0,225) und die minimale Punktdosis für das GTV (p=0,97) zeigten allesamt Nachteile für die lokale Kontrolle beim Einsatz der Stereotaxie in mehreren Fraktionen.

Die Schlussfolgerung der Autoren war, dass die stereotaktische Radiochirurgie eine „dauerhafte lokale Kontrolle für spinale Metastasen des Nierenzellkarzinoms anbietet" und die Stereotaxie als Einzeittherapie im Vergleich zur Mehrfraktionen-Stereotaxie mit „einer besseren lokalen Kontrolle für die vorher nicht behandelten spinalen Metastasen assoziiert ist" (Ghia 2016).

7.4   Prognostische Faktoren

Tang und Kollegen untersuchten ihre Daten und die daraus resultierenden Ergebnisse unter der Fragestellung, ob bestimmte Indices daraus herzuleiten wären (Tang 2015). Die Basis ihrer Grundannahme war die Ungenauigkeit allgemeiner prognostischer Aussagen für Patienten (w/m) mit spinalen Metastasen solider Tumoren, daher sahen sei einen Bedarf an eindeutigen Indices. Ihre Hypothese zielte auf die Ausarbeitung von prognostischen Skalen, die eine genauere Überlebensprognose der Patienten (w/m) ermöglichen würden. Die analysierte Kohorte gehörte zwei vormals statt gefundenen klinischen prospektiven Studien an, die über eine minimale Nachsorgezeit von drei Jahren verfügten. Die mediane Nachsorgezeit betrug 70 Monate, zum Studienzeitpunkt wurden 206 Patienten (w/m) nachuntersucht.

Mehrere Faktoren wurde in Rahmen dieser Testung möglicher Kovariaten für einen prognostischen Index erforscht. Nach der primären Analyse der Daten wurden patienten- und tumorseitige Faktoren herausgelöst und weiter untersucht. Die zur endgültigen Analyse verwendeten Faktoren waren:
- weibliches Geschlecht (HR 0,7; p=0,02)
- Karnofsky-Index (HR 0,8; p=0,008)

- vorangegangene Operation an selber Stelle (HR 0,7; p=0,02)
- vorangegangene Radiotherapie an selber Stelle (HR 1,8; p=0,001)
- Anzahl anderer befallener Organe außerhalb der Wirbelsäule (HR 1,4; p=0,001)
- Intervall zwischen der primären Krebsdiagnose und der spinalen Metastasierung (HR 0,5; p=0,001)

Die mediane Überlebenszeit für die gesamte Kohorte betrug 25,5 Monate und war im Kontext statistisch signifikant. Für die erste Gruppe mit der guten Prognose war die mediane Zeit noch nicht erreicht, für die zweite Gruppe lag der Wert bei 32,4 Monaten, für die dritte Gruppe ging es um 22,2 Monate und für die vierte Gruppe lag der Wert schließlich bei 9,1 Monaten. Der Unterschied zwischen den vier Gruppen wurde als statistisch signifikant angeben (p=0,001). Die Schlussfolgerung der Autoren lautete, dass die Angabe eines "prognostischen Index bei spinalen Metastasen modellhaft möglich wäre, und ein neues Modell den Unterschied zwischen schlechter und guter Prognose ermöglichen würde" (Tang 2015).

Eine andere Forschergruppe befasste sich mit ähnlichen Themen wie bereits berichtet. Ihre Erfahrungen haben die Autoren im Jahr 2015 veröffentlicht (Puvanesarajah 2015). Die Grundhypothese des Forscherteams bestand darin, dass die Zahl der Patienten (w/m) mit spinalen Metastasen rasch zunehmen würde und es etwa bei 30 % der Fälle nach (metachron) oder schon während (synchron) der Diagnose einer malignen Tumorerkrankung zur Entwicklung spinaler Metastasen käme. Diese Läsionen senken die gesundheitsbezogene Lebensqualität der Patienten (w/m) und machen oft eine onkologische Therapie notwendig (Puvanesarajah 2015). Die weitere Hypothese des Forscherteams war, dass die Möglichkeit der Definition prognostischer Faktoren zur besseren Vorhersagbarkeit der Schmerzpalliation besteht. Damit wäre die Angabe des klinischen Nutzens nach stereotaktischer hochpräziser Behandlung von spinalen Oligometastasen solider Tumoren sehr wohl möglich. Die Sammlung der klinisch relevanten Daten im Rahmen dieser Studie erfolgte natürlich vor der Initiierung und posttherapeutisch nach einem, drei, sechs, neun und 12 Monaten. Die gemessenen Parameter schlossen den Karnofsky-Index, den objektivierten Schmerzstatus, die Präsentation von neurologischen Symptomen sowie die vorangegangenen Therapien, vor allem eine vorangegangene Radiotherapie, ein. Alle Details der Planung der Radiotherapie wurden gesammelt und interpretiert. Dies schloss die Dosis und Fraktionierung ein sowie den Grad der Abdeckung des Zielvolumens mit der verschriebenen Dosis. Es wurden 99 Fälle für die Studie berücksichtigt. Die mediane Überlebenszeit lag bei 9,1 Monaten (95 % CI 6,9–17,2 Monate). Deutliche Änderungen bei der Proportion von Patienten (w/m), bei denen es zu einem Rückgang der Schmerzen nach der applizierten Therapie kam, wurden festgestellt. Die mediane Nachsorgezeit lag bei 6,1 Monaten (Spanne: 1–56,6 Monate). Nach drei Monaten kam es zu einem klinisch und statistisch signifikanten Rückgang der Schmerzen (p<0,0001), auch nach sechs (p=0,0002) und 12 Monaten war der Rückgang der Symptome nach wie vor signifikant (p=0,0019) feststellbar.

Zwei weitere statistische Testungen wurden vorgenommen. Eine univariate Analyse zur Testung der Prognosefaktoren zeigte folgende Faktoren als entscheidend hinsichtlich der Wahrscheinlichkeit einer lokalen Schmerzpersistenz:

- initialer Grad der Rückenmarkkompression, klassifiziert nach Bilsky (Referenzgröße Bilsky-Grad Ic; p=0,0058)
- prätherapeutischer Wert der „American Spinal Injury Association" mit der Referenzgröße D (p=0,011)
- Karnofsky-Index 80 als Referenzgröße (p=0,002)
- mehrfache Läsionen auf verschiedenen Höhen der Wirbelsäule (p=0,044)
- stattgehabte Radiotherapie derselben Region (p<0,0001)

Eine multivariate Analyse der verschiedenen Faktoren, die ein Indikator für persistierende Schmerzen sind, ergab, dass nur die stattgehabte Radiotherapie derselben Region aussagefähig sei (p=0,0038). Der initiale Grad der Rückenmarkkompression klassifiziert nach Bilsky (Bilsky-Grad Ic) war, obwohl klinisch immer relevant, in der Statistik nur tendenziell relevant (p=0,073). Für die Wirksamkeit der stereotaktischen Radiochirurgie wurde ebenfalls die biologisch effektive Dosis in der behandelten

Region berücksichtigt. Die Dosisschwelle, von der aus eine deutliche klinische Besserung der Schmerzen messbar war, lag bei 66,7 Gy.

Die Konklusion der Autoren bestand darin, dass eine Schmerzreduktion am deutlichsten bei denjenigen Patienten (w/m) festzustellen war, bei denen „es infolge von epiduraler Infiltration zu einer Deformation des Wirbelkörpers kam und bei denjenigen mit stattgehabter Radiotherapie derselben Region" (Puvanesarajah 2015).

Zusammenfassung

In der vergangenen Dekade kam es zu einer deutlichen Verbesserung der technologischen Optionen in der non-invasiven Behandlung der metastatischen Wirbelsäulenläsionen. Die Optimierung der stereotaktischen Radiochirurgie als technologisches Prinzip und neues Konzept hat ihren Stellenwert im konkreten Kontext gefunden. Für den Fall, dass man die in diesem Kapitel vorgestellte und interpretierte wissenschaftliche Evidenz ernst nimmt, sind Wirksamkeit und Sicherheit der Methode gut dokumentiert und kontextualisiert. Die bildgeführte stereotaktische Radiochirurgie kann man in einem kohärenten, rationalen und empirisch reproduzierbaren onkologischen Konzept betrachten: im Konzept „Krebs mit Oligometastasen", das im Jahr 1995 von Samuel Hellmann thematisiert und anschließend in den vergangen fünf Jahren extensiv diskutiert worden ist. In diesem Kontext kann die Technologie der stereotaktischen Radiochirurgie zur Versorgung metastatischer Wirbelsäulenläsionen dienen (◘ Abb. 7.1).

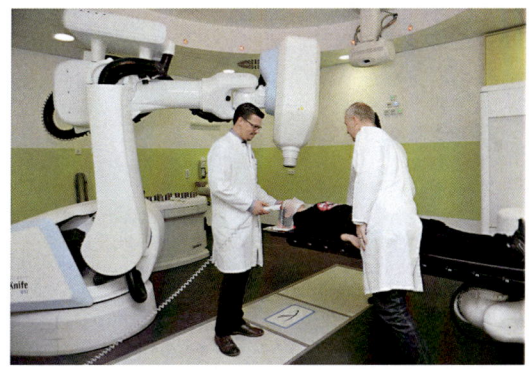

◘ **Abb. 7.1**   Therapievorbereitungen

◨ **Tab. 7.1** Postoperative stereotaktische Radiotherapie für spinale Läsionen

Studie	n	Dosis (Gy)	Fraktion	Lokale Kontrolle (%)	Primärbefund
Mahadevan 2011	81	24–30	3–5	93	Lunge, Brust, Niere, Melanom
Garg 2011	63	27–30	3–5	76	Niere, Schilddrüse, Sarkom, Brust
Damast 2011	97	20–30	5	61	Niere, Lunge, Prostata, Sarkom
Choi 2010	51	10–30	1–5	73	Brust, Lunge, Speicheldrüse, kolorektaler Tumor
Chang 2007	54	27	3	88	Niere, Brust, Sarkom, Lunge
Gerszten 2007	347	12,5–25	1	88	Niere, Brust, Sarkom, Lunge, Colon

Literatur

Ahmed KA, Stauder MC, Miller RC, Bauer HJ, Rose PS, Olivier KR et al (2012) Stereotactic body radiation therapy in spinal metastases. International journal of radiation oncology, biology, physics 82(5):e803–809

Balagamwala EH, Angelov L, Koyfman SA, Suh JH, Reddy CA, Djemil T et al (2012) Single-fraction stereotactic body radiotherapy for spinal metastases from renal cell carcinoma. Journal of neurosurgery Spine 17(6):556–564

Barragan-Campos HM, Jimenez-Zarazua O, Mondragon JD (2015) Diagnosis and Treatment Options of Spinal Metastases. Revista de investigacion clinica; organo del Hospital de Enfermedades de la Nutricion 67(3):140–157

Bydon M, De la Garza-Ramos R, Bettagowda C, Gokaslan ZL, Sciubba DM (2014) The use of stereotactic radiosurgery for the treatment of spinal axis tumors: a review. Clinical neurology and neurosurgery 125:166–172

Chang EL, Shiu AS, Lii MF, Rhines LD, Mendel E, Mahajan A et al (2004) Phase I clinical evaluation of near-simultaneous computed tomographic image-guided stereotactic body radiotherapy for spinal metastases. International journal of radiation oncology, biology, physics 59(5):1288–1294

Chang EL, Shiu AS, Mendel E, Mathews LA, Mahajan A, Allen PK et al (2007) Phase I/II study of stereotactic body radiotherapy for spinal metastasis and its pattern of failure. Journal of neurosurgery Spine 7(2):151–160

Chen YJ, Chen HT, Hsu HC (2015a) Preoperative palsy score has no significant association with survival in non-small-cell lung cancer patients with spinal metastases who undergo spinal surgery. Journal of orthopaedic surgery and research 10:149

Chen H, Winey BA, Daartz J, Oh KS, Shin JH, Gierga DP (2015b) Efficiency gains for spinal radiosurgery using multicriteria optimization intensity modulated radiation therapy guided volumetric modulated arc therapy planning. Practical radiation oncology 5(1):49–55

Choi CY, Adler JR, Gibbs IC, Chang SD, Jackson PS, Minn AY et al (2010) Stereotactic radiosurgery for treatment of spinal metastases recurring in close proximity to previously irradiated spinal cord. International journal of radiation oncology, biology, physics 78(2):499–506

Dong L, Tan M, Wu D, Yi P, Yang F, Tang X et al (2015) Palliative surgery for spinal metastases using posterior decompression and fixation combined with intra-operative vertebroplasty. Journal of spinal disorders & techniques PMID 26742091. DOI:10.1097/BSD.0000000000000253

Ejima Y, Matsuo Y, Sasaki R (2015) The current status and future of radiotherapy for spinal bone metastases. Journal of orthopaedic science: official journal of the Japanese Orthopaedic Association 20(4):585–592

Garg AK, Shiu AS, Yang J, Wang XS, Allen P, Brown BW et al (2012) Phase 1/2 trial of single-session stereotactic body radiotherapy for previously unirradiated spinal metastases. Cancer 118(20):5069–5077

Garg AK, Wang XS, Shiu AS, Allen P, Yang J, McAleer MF et al (2011) Prospective evaluation of spinal reirradiation by using stereotactic body radiation therapy: The University of Texas MD Anderson Cancer Center experience. Cancer 117(15):3509–3516

Gerszten PC, Burton SA, Ozhasoglu C, Vogel WJ, Welch WC, Baar J et al (2005) Stereotactic radiosurgery for spinal metastases from renal cell carcinoma. Journal of neurosurgery Spine 3(4):288–295

Gerszten PC, Burton SA, Ozhasoglu C, Welch WC (2007) Radiosurgery for spinal metastases: clinical experience in 500 cases from a single institution. Spine 32(2): 193–199

Ghia AJ, Chang EL, Bishop AJ, Pan HY, Boehling NS, Amini B et al (2016) Single-fraction versus multifraction spinal stereotactic radiosurgery for spinal metastases from renal cell carcinoma: secondary analysis of Phase I/II trials. Journal of neurosurgery Spine 1–8

Joaquim AF, Ghizoni E, Tedeschi H, Pereira EB, Giacomini LA (2013) Stereotactic radiosurgery for spinal metastases: a literature review. Einstein 11(2):247–255

Joaquim AF, Powers A, Laufer I, Bilsky MH (2015) An update in the management of spinal metastases. Arquivos de neuro-psiquiatria 73(9):795–802

Kitagawa R, Murakami H, Kato S, Nakada M, Demura S, Tsuchiya H (2015) En bloc resection and reconstruction using a frozen tumor-bearing bone for metastases of the spine and cranium from retroperitoneal paraganglioma. World neurosurgery 90:698.e1–5

Mantel F, Glatz S, Toussaint A, Flentje M, Guckenberger M (2014) Long-term safety and efficacy of fractionated stereotactic body radiation therapy for spinal metastases. Strahlentherapie und Onkologie: Organ der Deutschen Rontgengesellschaft [et al] 190(12):1141–1148

Puvanesarajah V, Lo SL, Aygun N, Liauw JA, Jusue-Torres I, Lina IA et al (2015) Prognostic factors associated with pain palliation after spine stereotactic body radiation therapy. Journal of neurosurgery Spine:1–10

Rades D, Segedin B, Conde-Moreno AJ, Garcia R, Perpar A, Metz M et al (2016) Radiotherapy with 4 Gy × 5 vs. 3 Gy × 10 for metastatic epidural spinal cord compression: final results of the SCORE-2 trial (ARO 2009/01). Journal of clinical oncology: official journal of the American Society of Clinical Oncology 34(6):597–602

Rades D, Veninga T, Stalpers LJ, Basic H, Rudat V, Karstens JH et al (2007) Outcome after radiotherapy alone for metastatic spinal cord compression in patients with oligometastases. Journal of clinical oncology: official journal of the American Society of Clinical Oncology 25(1):50–56

Ryu S, Pugh SL, Gerszten PC, Yin FF, Timmerman RD, Hitchcock YJ et al (2014) RTOG 0631 phase 2/3 study of image guided stereotactic radiosurgery for localized (1–3) spine metastases: phase 2 results. Practical radiation oncology 4(2):76–81

Sahgal A, Ames C, Chou D, Ma L, Huang K, Xu W et al (2009) Stereotactic body radiotherapy is effective salvage therapy for patients with prior radiation of spinal metastases.

International journal of radiation oncology, biology, physics 74(3):723–731

Schlampp I, Lang H, Forster R, Wolf R, Bostel T, Bruckner T et al (2015) Stability of spinal bone metastases and survival analysis in renal cancer after radiotherapy. Tumori 101(6):614–620

Sheehan JP, Jagannathan J (2008) Review of spinal radiosurgery: a minimally invasive approach for the treatment of spinal and paraspinal metastases. Neurosurgical focus 25(2):E18

Switlyk MD, Kongsgaard U, Skjeldal S, Hald JK, Hole KH, Knutstad K et al (2015) Prognostic factors in patients with symptomatic spinal metastases and normal neurological function. Clinical oncology 27(4):213–221

Tang C, Hess K, Bishop AJ, Pan HY, Christensen EN, Yang JN et al (2015) Creation of a prognostic index for spine metastasis to stratify survival in patients treated with spinal stereotactic radiosurgery: secondary analysis of mature prospective trials. International journal of radiation oncology, biology, physics 93(1):118–125

Versteeg AL, van der Velden JM, Verkooijen HM, van Vulpen M, Oner FC, Fisher CG et al (2016) The Effect of Introducing the Spinal Instability Neoplastic Score in Routine Clinical Practice for Patients With Spinal Metastases. The oncologist 21(1):95–101

Wang XS, Rhines LD, Shiu AS, Yang JN, Selek U, Gning I et al (2012) Stereotactic body radiation therapy for management of spinal metastases in patients without spinal cord compression: a phase 1-2 trial. The Lancet Oncology 13(4):395–402

Läsionen der Leber

© Springer-Verlag GmbH Deutschland 2017
H. Badakhshi, *Bildgeführte stereotaktische Radiochirurgie*,
https://doi.org/10.1007/978-3-662-54724-3_8

8.1   Lebermetastasen

8.1.1   Hintergrund

Die Leber stellt eine primäre Lokalisation der Metastasierung für maligne solide Tumoren dar, da sie die Funktion einer Filteranlage in der portalen Blutzirkulation hat und damit eine hohe Blutdurchflussrate aufweist. Dies ist insbesondere für die gastrointestinalen Tumoren gültig. Zudem kommen andere Malignome ebenfalls mit häufiger Metastasierung in die Leber in Frage, die eine biologisch embryonale Trajektion mit dem Leberparenchym teilen und dadurch eine höhere Affinität für die Einnistung in diesem Organ demonstrieren. Primäre Tumoren von Leber, Gallenblase und Gallengängen sind verhältnismäßig selten. Obwohl die Chirurgie in der Behandlung von Lebermetastasen anderer solider Tumoren und von primären hepatobiliären Tumoren den „Standard" dargestellt hat und darstellt, ist das Aufkommen der bildgeführten stereotaktischen Radiochirurgie als eine nicht-invasive und hochpräzise Therapiemethode eine Alternative, deren Machbarkeit, Wirksamkeit und Sicherheit wir in diesem Kapitel untersuchen und konklusiv interpretieren.

- **Historischer Kontext**
Seit den 1980er Jahren hat die Arbeit verschiedener Forschergruppen auf diesem Feld die Besserung der klinischen Ergebnisse für Patienten (w/m) mit hepatischen Oligometastasen solider Tumoren zeigen können. Wissenschaftliche Bemühungen in der Behandlung von hepatischen Oligometastasen solider Tumoren hatten im Zeitraum von 1980 bis zum Jahr 2000 eher einen experimentellen Charakter, insofern sie jenseits der konventionellen Chemotherapie realisiert wurden. Der experimentelle Charakter dieser Versuche der lokalen Therapie wurde in einen pragmatischen Kontext eingebettet und auch entsprechend so perzipiert. Aus den primären experimentell und eher anekdotisch durchgeführten Aktivitäten entstand die Idee der systematischen Ausarbeitung der Resultate und die Auslotung neuer therapeutischer Optionen. Das Ziel aller Forscher war explizit die Besserung der therapeutischen Ratio.

Neben den jeweils innovativen Ansätzen der lokoregionalen Therapie gab es in diesem spezifischen Kontext eine Konstante, nämlich die technologischen Transformationen auf dem Gebiet der digitalen Bildgebung. Während die Etablierung der Computertomografie (CT) in der klinischen Routine eine Dekade in Anspruch nahm, ging es mit der Magnetresonanztomografie (MRT) und deren routinemäßiger Etablierung schneller. Die beiden digitalen Technologien zur Bilderzeugung übten einen starken Einfluss auf die Möglichkeiten und Chancen der onkologischen Therapie aus. Dies ist insbesondere für nicht-invasive Methoden wie die stereotaktische Radiochirurgie gültig. Zudem kam es zur grundlegenden Entwicklung auf dem Bereich der Ultraschalltechnik, die für das Organ Leber von großer Bedeutung war. Die rasche Dynamik in der Bilderzeugung wie CT, MRT und Sonografie innerhalb einer Dekade haben für die Erkrankungen der Leber eine nachvollziehbare Spur an diagnostischen Innovationen hinterlassen. Dies ging, logischerweise, auch mit einer unerwarteten Progression der therapeutischen Möglichkeiten einher. Die Therapiefortschritte für Leberläsionen wurden vor allem im Bereich der operativen Medizin realisiert. Zeitversetzt zeigten sich die Vorteile auch für nicht-invasive Maßnahmen. Hierbei wurden in den vergangenen Jahren die sogenannten interventionellen Prozeduren der Radiologie explizit weiterentwickelt und in ein hochdifferenziertes Arsenal zur Krebsbekämpfung überführt.

In historischer Perspektive waren die inzwischen als konventionell geltenden und zu der Zeit noch als Pionierarbeit betrachtete Arbeiten zur Resektion von hepatischen Metastasen solider Tumoren die erste effektive therapeutische Prozedur im Kontext der metastasierten Krebserkrankung. Verschiedene Techniken wurden erprobt. Darunter die Hemihepatektomie und erweiterte Hemihepatektomie, sowohl rechtsseitig als auch linksseitig. Später verfeinerte sich die Technik im Sinne reduzierter zu resezierender Volumina. Die Frucht der relativ geringeren Reduktionsvolumina war die Segmentektomie und später die sogenannte „wedge resection" (muldenförmige Ausschälung). In den frühen 1980er Jahren haben sich vor allem Wagner und Mitarbeiter in diesem Bereich hervorgetan und sich mit einer überraschenden Systematik der Sache der oligometastasierten Krebserkrankung, vor allem von Kolon- und Rektumkarzinom, angenommen (Wagner 1984).

So entstand allmählich ein neuer „Standard", der zu keiner Zeit so genannt oder klassifiziert worden ist. Die Autoren haben in ihren Projekten zeigen können, dass man mittels einer Resektion eine Gesamtüberlebensrate von 25 % bei lebermetastasierten Kolon- und Rektumkarzinomen erreichen kann. Sie schrieben, dass die endgültige Beurteilung der Situation nicht immer leicht sei. Die Resektion würde in palliativer Hinsicht hilfreich sein, aber bei etwa 50 % der Fälle wäre sie nicht effektiv. Das klinische Problem einer realen Prognoseabschätzung von dieser Fallkohorte bestand natürlich zu dieser Zeit in den eingeschränkten Diagnostikmöglichkeiten. Dies blieb auch bis zum Ende der 1980er eine ernsthaftes klinisches Problem. Denn die CT war außerhalb der universitären Zentren noch nicht weit verbreitet, Sonografie in (aus heutiger Sicht) reduzierter Qualität und konventionelle Röntgenuntersuchungen waren die einzigen diagnostischen Mittel. Eine exakte Stadieneinteilung der Erkrankung war eigentlich gar nicht möglich, betrachtet man das Szenario aus heutiger Sicht. Als Alternative blieb einzig das Studium von Obduktionsergebnissen bei Krebspatienten, die infolge einer Kolon- und Rektumkarzinomerkrankung verstorben waren. Eine Analyse von 252 Fällen von unresezierten lebermetastasierten Kolon- und Rektumkarzinomen konnte allgemeine Hinweise geben. Doch auch eine solche Analyse war angesichts der Heterogenität der stattgehabten nicht-operativen Therapien erschwert.

Die abschließenden Studien an 141 Fällen zeigte, dass die Faktoren Metastasenvolumen, weibliches Geschlecht und die Abwesenheit nicht-hepatischer Läsionen einen positiven Einfluss auf die Prognose zu haben schienen (Wagner 1984). Zu dieser Zeit war das Konzept von Wagner und Kollegen im Kontext der onkologischen Forschung eine Pionierarbeit (Adson 1984). Denn allein die Struktur der longitudinalen Studie, die mehr als drei Dekaden umfasste und Fälle aus den Jahren zwischen 1948 und 1982 einschloss, war überzeugend und bildete

eine Avantgarde. Die Autoren konstatierten, dass die „Überlebensrate nach fünf Jahren bei 25 % und damit deutlich höher als die der historischen Kontrollgruppe mit potenziell resektablen, aber dennoch nicht entfernten Lebermetastasen lag". Weiterhin schrieben die Autoren, dass „Größe und Charakter der eingeschlossenen Fälle die Identifikation einiger Determinanten einer günstigen Prognose erlauben würden: das lokale Stadium des Primärtumors nach Duke, Abwesenheit von extrahepatischen Metastasen und das weibliche Geschlecht. Im Gegensatz zu unseren vergangenen Beobachtungen, kann man anhand der Ergebnisse dieser Studie die Entfernung von mehreren Lebermetastasen rechtfertigen" (Adson 1984). Interessanterweise wurde in dieser Publikation der Begriff „mehrere" (Metastasen) nicht näher erläutert. Zu dieser Zeit wurde noch die nicht-operativ versorgten Läsionen als Standardsituation in der Behandlung von hepatischen Metastasen solider Tumoren betrachtet; hat die Operation deutliche bessere Ergebnisse geliefert, wurde sie zum Standard erklärt (Wagner 1984, Adson 1984). In den 1990ern wurde die Resektion von hepatischen Oligometastasen zum neuen Standard der Behandlung (Fong 1996).

Bekannt wurde vor allem die Studie von Fong und Kollegen. Sie wertete 1001 Befunde aus und ist richtungsweisend für die Etablierung des neuen Standards (Fong 1999). Was benötigt wird, sind klar definierte und reproduzierbare klinische Kriterien zur Patientenauswahl, die von einer Resektion profitieren würden. Diese Kriterien sind für den Einschluss von Patienten (w/m) in klinische Studien in der Metastasenforschung dringend nötig. Fong und Kollegen evaluierten die klinischen und pathologischen Variablen und Ergebnisse von Patienten (w/m) mit hepatischen Oligometastasen solider Tumoren nach einer Resektion zwischen 1985 und 1998. Die Kohorte bestand aus 237 Trisegmentektomien, 394 Lobektomien, und 370 Resektionen von weniger als einem Lappen. Die Mortalität betrug 2,8 % und war damit sehr niedrig. Die Überlebensrate nach fünf Jahren lag bei 37 % und nach 10 Jahren bei 22 %. Diese Daten waren insoweit singulär und unerwartet, da die Vergleichsergebnisse anderer Kohorten vor dieser neuen Ära deutlich niedriger waren. In der Studie wurde der Einfluss verschiedener Faktoren in Relation zu deren unabhängigen Wirkung auf die Prognose untersucht. Diese multivariate Analyse ergab für folgende sieben Variablen einen negativen prognostischen Wert:

- positiver Resektionsrand (p=0,004)
- extrahepatische Läsionen (p=0,003)
- Primärtumor mit Lymphknotenbefall (p=0,02)
- krankheitsfreies Intervall <12 Monaten seit der Erstdiagnose (p=0,03)
- mehr als eine hepatische Läsion (p=0,004)
- Durchmesser der hepatischen Läsion >5 cm (p=0,01)
- hohes Level des „carcinoembryonic antigene" (CEA) >200 ng/ml (p=0,01)

Nicht nur die konkrete Dimension der jeweiligen Variablen hatte einen direkten unabhängigen Einfluss auf die Prognose der Patienten (w/m), sondern deren Konstellation zueinander ermöglichte ebenfalls eine Vorhersage der klinischen Ergebnisse. In diesem Zusammenhang konnte gezeigt werden, dass bei Erfassung der Variablen mittels eines Score-Systems, in dem jedem Faktor ein Punktwert 1 zugeordnet wurde, kein Patient (w/m) langfristig überlebte, der ≥fünf von möglichen sieben Punkten erreichte.

Die Resektion von hepatischen Oligometastasen von Kolon- und Rektumkarzinomen konnte also ein deutlich längeres Überleben ermöglichen und damit als eine kurativ intendierte Therapie empfohlen werden. Die langfristigen Ergebnisse in Bezug auf das Überleben ließen sich sogar anhand der oben diskutierten prognostischen Faktoren vorhersagen (Fong 1999).

Für die vergangenen zwei Dekaden entwickelte sich die Resektion in diesem spezifischen onkologischen Szenario zum bewährten Standard. Schon früh wurden prognostisch Faktoren errechnet und anschließend in ihrer Validität bestätigt, welche die Selektion von Patienten (w/m) für dieses Vorgehen ermöglicht hätten. Dennoch hat sich bisher kein Datensatz von Prognosefaktoren in dieser Situation durchsetzen können, der systematisch zur Anwendung käme. Die Entscheidungsfindung kommt bis heute unverändert eher intuitiv zustande, und nicht etwa analytisch oder gar systematisch. Meine eigene Erfahrung in multidisziplinären Teams zeugt davon. Die technische Reichweite der

Chirurgie wurde im klinischen Szenario als Folge von Pragmatismus, auch Positivismus erweitert, ein grundlegendes epistemisches Konzept zum Thema wurde von der Seite der Chirurgie bis heute nicht formuliert.

Sechzehn Jahre später wurde in einer aktuellen Metaanalyse der, eher retrospektiven, Studien durch Petrelli und Kollegen die Rolle der eben diskutierten Prognosefaktoren interpretiert (Petrelli 2016). Das Ziel der Metaanalyse waren die Bestimmung und Abklärung jener Risikofaktoren hinsichtlich der Mortalität für Patienten (w/m) mit hepatischen Oligometastasen von Kolon- und Rektumkarzinomen. Vierundzwanzig Publikationen mit einer Gesamtsumme von 4855 Befunden wurden gesichtet. In einer multivariaten Analyse der erhobenen Daten zeigten sich folgende Faktoren als determinierend für das höhere Mortalitätsrisiko nach einer hepatischen Metastasektomie (Petrelli 2016):

- krankheitsfreies Intervall <12 Monaten (HR 1,47, p=0,0002)
- Durchmesser der größten hepatischen Metastase (HR 1,56, p<0,0001)
- Gesamtzahl der Metastasen (HR 1,73, p<0,00001)
- Primärtumor mit Lymphknotenbefall (HR 1,56, p=0,002)
- Primärtumor Rektumkarzinom (HR 1,48, p<0,00001)
- hoher CEA-Wert (HR 1,49, p=0,02)
- hoher Erkrankungsgrad (HR 2,42, p<0,00001)
- extrahepatische Läsionen (HR 2,03, p<0,00001)

8.1.2   Aktuelle Behandlungskonzepte

In den vergangenen zwei Dekaden war die operative Entfernung von hepatischen Oligometastasen solider Tumoren der Standard. Ungeachtet fehlender Konzeptualisierung mittels theoretischer Fundierung aus den Grundlagenwissenschaften wurde(n) pragmatisch gehandelt und reale Probleme gelöst. Die Lösung realer Probleme ging mit einer klaren Besserung der klinischen Ergebnisse einher und der neue Standard etablierte sich seit Mitte 1990er Jahren allmählich. Ist zu einer gegebenen Zeit eine Alternative in Sicht, dann müsste sich diese Alternative auf allen relevanten Feldern einem Vergleich mit dem etablierten Standard stellen. Die relevanten Bereiche wären:

— Sicherheit
— Wirksamkeit
— Qualitätssicherung
— Wirtschaftlichkeit

Wir fokussieren hierbei vorerst auf die Aspekte von Wirksamkeit und Sicherheit der nicht-invasiven bildgeführten stereotaktischen Radiochirurgie für Läsion der Leber. Die erste Publikation über die Anwendung der Radiotherapie erschien im Jahr 1954 von Phillips und Kollegen (Phillips 1954). Diese Etappe ist in keiner Weise mit der heutige Radiotherapie vergleichbar und wird als deren archaische Periode angesehen. Die erste Publikation in kontemporären Kontext einer neuer Technologie und korrespondierender Strategie erschien im Jahr 2000 durch Herfarth und Kollegen der Heidelberger Universitätsklinik (Herfarth 2000). Dieses gut durchdachte Protokoll kennzeichnet den Beginn einer längeren konstitutiven Periode der Radiochirurgie für Leberläsionen. Beide wichtige Themen wurden adressiert: Sicherheit und Wirksamkeit. Die Fragen von Lagerungsgenauigkeit und Beweglichkeitsreduktion von Zielvolumen und Patienten (w/m) wurden akkurat diskutiert. Bei jedem der Studienteilnehmer wurde explizit auf die Lagerungsinformationen und deren Reproduzierbarkeit Wert gelegt sowie diese repetitiv gemessen. Die Behandler applizierten eine hohe Einzeldosis. In der Kohorte wurden 24 Fälle untersucht, die sich nach der Adaptation eines eigens von den Forschern entwickelten Rahmens einer stereotaktischen Radiochirurgie unterzogen. Die Beweglichkeit der Leber versuchte man mittels einer apparativen abdominellen Pressur entgegenzuwirken. Eine CT wurde in der Vorbereitung, zur Bestrahlungsplanung und direkt vor der Therapie durchgeführt. Repräsentative Markierungen wurden selektiert und die entsprechenden Koordinaten kalkuliert. Die Veränderungen des Zielvolumens sind nach der Therapie quantitativ gemessen worden. Folgende Werte wurden im Rahmen der Qualitätssicherung erfasst: Die Bewegungen des Zwerchfells konnten mittels apparativer abdomineller Pressur um 7 mm (Spanne: 3–13 mm) reduziert werden. Die endgültige Positionierung des Körpers auf dem Behandlungstisch wurde um

1,8 mm (Spanne: 0,3–5 mm) in laterolateralen Richtung und um 2 mm (Spanne: 0,8–3,8 mm) in anterior-posteriorer Richtungen gemessen. Abweichungen des Körpers in kraniokaudaler Richtung waren insgesamt dünner als die CT-Schichtung (<5 mm). Eine Neulagerung war in 16 Fällen notwendig. Die finale Änderung des Zielvolumens betrug median 1,6 mm^3 (Spanne: 0,2–7 mm^3) in laterolateralen Richtung und 2,3 mm (0–6,3 mm) in anterior-posteriorer Richtungen. In kraniokaudaler Richtung belief sich die mediane Änderung auf 4,4 mm (Spanne: 0–10 mm).

Die Autoren haben in dieser bedeutenden Pionierarbeit konstatiert, dass „bei Lebermetastasen eine hohe Präzision der Körperlagerung und des Zielvolumens erreicht werden kann. Diese erlaubt eine hochdosierte fokale Radiotherapie dieser Läsionen. Eine erneute CT zur Beurteilung der Lagerungsgenauigkeit und eventuell notwendiger Anpassung der Lagerung sollte jedoch durchgeführt werden" (Herfarth 2000). Eine aktualisierte Version der Studie wurde vier Jahre später veröffentlicht (Herfarth 2004).

8.1.3 Verfügbarkeit valider und qualitativ guter wissenschaftlicher Evidenz

Eine ausreichende Zahl von Studien erbringt den Wirksamkeitsnachweis der stereotaktischen Radiochirurgie in diesem spezifischen klinischen Szenario. Wobei jedoch die Qualität der bestverfügbaren Daten ausgesprochen heterogen zu sein scheint und berücksichtigt werden muss. Diese Heterogenität ist kein rationaler und methodisch rechtfertigbarer Grund, die relative Validität der Daten angesichts der Prognose dieser Kohorte unter Zuhilfenahme der bisherigen Behandlungsmethoden ist anzuzweifeln. Die Studien könnten, wenn wir sie hier wiedergeben und hinsichtlich ihrer methodischen Robustheit (oder Schwächen) und ihrer klinischen Aussage interpretieren, als Grundlage einer fairen, zeitgemäßen und adäquaten Aufklärung der Patienten (w/m) dienlich sein, wenn es sich im Behandlungsteam um progressive Ärzte handelt. „Progressiver Arzt" ist ein Begriff, der implizit auf diejenigen zutrifft, die das Primat der bestverfügbaren wissenschaftlichen Evidenz vor die eigenen Meinungen und Hypothesen stellen und damit eine patientenzentrierte Medizin und Onkologie favorisieren. In folgenden Absätzen werden die Daten hinsichtlich des Grades ihrer Qualität und Validität evaluiert und in verschiedenen klinischen Szenarien überprüft.

❓ Sind derzeit plausible und valide Daten auf einem „Evidenzlevel 1b" unter spezifischer Berücksichtigung der stereotaktischen Radiochirurgie für Patienten (w/m) mit hepatischen Oligometastasen solider Tumoren verfügbar?

✅ Nein, derzeit gibt es keine Metaanalyse von randomisierten kontrollierten Studien explizit zum Thema.

❓ Sind derzeit plausible und valide Daten auf einem „Evidenzlevel 1b" unter spezifischer Berücksichtigung der stereotaktischen Radiochirurgie für Patienten (w/m) mit hepatischen Oligometastasen solider Tumoren verfügbar?

✅ Nein, derzeit gibt es keine prospektive randomisierte kontrollierte Studien explizit zum Thema.

❓ Sind derzeit plausible und valide Daten auf einem „Evidenzlevel 2a" unter spezifischer Berücksichtigung der stereotaktischen Radiochirurgie für Patienten (w/m) mit hepatischen Oligometastasen solider Tumoren verfügbar?

✅ Ja, wir verfügen auf diesem Evidenzlevel 2a über einige gute Hinweise anhand von Daten zu Sicherheit und Wirksamkeit der Radiochirurgie bei hepatischen Läsionen.

Chang und Kollegen haben im Jahr 2011 eine systematische Übersichtsarbeit („systematic review") über meisten prospektiven Studien veröffentlicht. Patienten (w/m) mit einer hepatischen Oligometastasierung bei bekannten Kolon- und Rektumkarzinomen, die ein bis vier hepatische Läsionen aufwiesen, wurden untersucht (Chang 2011). Sie haben in der Regel eine bis sechs Fraktion(en) einer stereotaktischen Radiochirurgie erhalten und bei allen Teilnehmern der Studien wurde mindestens eine Bildgebung drei Monate nach der Therapie durchgeführt. In den Kohorten wurden die Informationen über 65 Patienten (w/m) mit 102 Läsionen interpretiert. Dabei wurde ein TCP(„tumor control probability")-Modell zugrundegelegt, das die Wahrscheinlichkeit von 90-%iger lokaler Kontrolle bei einem Drei-Fraktionen-Regime. Ein Teil der Fälle hatten bereits ein oder zwei Chemotherapiezyklen erhalten, dieser Anteil lag insgesamt bei 72 % der Fälle. Bei 42 % wurde mehr als zwei Zyklen Chemotherapie appliziert. Die mediane Nachsorgezeit betrug 1,2 Jahre (Spanne: 0,3–5,2 Jahre). Die mediane Dosis der Radiotherapie war 42 Gy (Spanne: 22–60 Gy). Es wurde eine multivariate Analyse durchgeführt. Die Analyse ergab, dass die Gesamtdosis ($p=0,0015$) genau so einen unabhängigen Einfluss auf die Prognose haben kann, wie auch die Einzel- ($p=0,003$) und die biologisch äquivalente Dosis ($p=0,004$). Der Einfluss der o. g. Faktoren galt vor der lokalen Kontrolle. Die extrahepatische Metastasierung korrelierte zwar mit der lokalen Kontrolle nicht ($p=0,06$), die unabhängige Korrelation mit dem Überleben aber war eindeutig ($p=0,046$). Die applizierte physikalische Dosis korrelierte eindeutig mit der Rate der lokalen Kontrolle nach einem Jahr, wenn sie biologisch äquivalent zwischen 46–52 Gy lag, die in drei Fraktionen verabreicht wurde. Die Rate der lokalen Kontrolle nach einem Jahr betrug dann >90 %. Das Dosiskonzept war sicher und wurde von Patienten (w/m) mit hepatischen Oligometastasen bei Kolon- und Rektumkarzinom gut toleriert (Chang 2011).

Scorsetti und Kollegen haben ihre Erfahrungen im Jahr 2014 veröffentlicht (Scorsetti 2014). Ihre Hypothese lautete, dass „70–90 % der Lebermetastasen nicht resektabel seien und deswegen wirksame und sichere Alternativen in der Therapie gefragt sind". Das Fazit der Arbeit war, dass die stereotaktische Radiochirurgie eine effektive Alternative darstellt; ein Grund hierfür ist die Möglichkeit der fokalen gezielten Applikation einer hohen Dosis für die Zielläsion unter Einhaltung der Dosisgrenzen für die gesunden benachbarten Strukturen (Scorsetti 2014). Diese Daten wurden von ähnlichen Studien in ihrer Hauptaussage bestätigt (Aitken 2015).

Die deutsche Gesellschaft für Radioonkologie (DEGRO) fasste im Jahr 2014 die bis dato vorliegenden Informationen zusammen, um einen klinischen Behandlungspfad für die Praxis zu entwickeln (Sterzing 2014). Empfehlungen wurden ausgesprochen für die Parameter:

- Patientenselektion
- Bildgebung zur Bestrahlungsplanung
- Therapieplanung
- Therapieausführung

Das Thema der technischen Ausführung wurde ebenfalls detailliert erörtert; dies schloss die Handhabung der Beweglichkeit von Objekt und Zielvolumen genauso ein wie die Frage der standardisierten Dosisangabe sowie Nachsorgemodalitäten. Die Autoren schlussfolgerten, dass die bildgeführte stereotaktische Radiochirurgie (im Kontext als SBRT bezeichnet) eine „etablierte Behandlungsmethode für die primären und sekundären Läsionen der Leber darstellt, die mit geringer Morbidität verbunden ist" (Sterzing 2014).

❓ Sind derzeit plausible und valide Daten auf einem „Evidenzlevel 2b" unter spezifischer Berücksichtigung der stereotaktischen Radiochirurgie für Patienten (w/m) mit hepatischen Oligometastasen solider Tumoren verfügbar?

✅ Ja, wir verfügen auf diesem Evidenzlevel 2b über einige gute Hinweise aus Daten zu Sicherheit und Wirksamkeit der Radiochirurgie bei hepatischen Läsionen.

Eine der ersten sogenannten Phase-1-Studien wurde im Jahr 2005 durch Schefter und Kollegen kommuniziert (Schefter 2005). Dieses Studienformat erlaubt die Testung einer neuen Methode hinsichtlich der technischen Machbarkeit genauso wie der medizinischen Zweckmäßigkeit. Im konkreten Kontext wurde die Machbarkeit der stereotaktischen Radiochirurgie untersucht. In der Studie ging es um die nicht-invasive Behandlung von hepatischen Oligometastasen [eine bis drei Läsion(en)], die im Durchmesser nicht >6 cm waren bei guter Leberfunktion. Die erste Kohorte erhielt 36 Gy am Zielvolumen, die in drei Fraktionen unterteilt wurden. Eine zeitlich später behandelte zweite Gruppe applizierte man 60 Gy ebenfalls in drei Fraktionen. Bei den gesunden Anteilen des Organs sollte die Dosis bei 700 cm^3 15 Gy nicht überschreiten. Eine Toxizität ≥Grad III wurde als limitierend betrachtet. Eine Therapieunterbrechung, die in einer Phase-1-Studie immer mit eingeplant werden muss, sollte umgesetzt werden, wenn zwei von sechs Patienten (w/m) einer dosisdifferenzierten Kohorte an einer Toxizität ≥Grad III leiden würde. Für die Studie wurden die Daten von 18 Patienten (w/m) mit einem medianen Alter von 55 Jahren (Spanne: 26–83 Jahre) interpretiert. Die meisten Fälle (n=6) hatten als Primärtumor ein Kolon- oder Rektumkarzinom. Das mediane aggregierte Volumen der Läsion war 18 cm^3 (Spanne: 3–98 cm^3). Es gab vier Fälle mit mehreren Primärtumoren und keinen Fall einer dosislimitierenden Toxizität; die Eskalation der Dosis ≤60 Gy über drei Fraktionen konnte problemlos realisiert werde.

Die Autoren konstatierten, dass die biologisch effektive Dosis bei Patienten (w/m) mit hepatischen Oligometastasen der Kolon- und Rektumkarzinome gut toleriert wird (Schefter 2005).

Die Arbeitsgruppe von Wolf und Kollegen haben ihre Erfahrungen im Jahr 2006 reflektiert (Wulf 2006). Eine Patientenkohorte mit insgesamt 51 hepatischen Oligometastasen wurde einer therapeutischen Stereotaxie unterzogen. Von dieser Kohorte wurde 28 Fälle mit einer stereotaktischen Radiochirurgie mit 30 Gy behandelt, die in drei Fraktion appliziert wurde. Ein Fall erhielt 4×7 Gy. Die Dosisverschreibung schloss die 65 %-Isodosenlinie ein. Die andere Gruppe erhielt 3×12 Gy (n=19). Hier wurde ebenfalls die Dosis innerhalb der 65 %-Isodosenlinie verschrieben. Eine dritte Gruppe (n=9) erhielt eine einzelne Fraktion von 26 Gy. Die Dosisverschreibung schloss die 80 %-Isodosenlinie ein. Die mediane Nachsorgezeit betrug 15 Monate. Unter den 51 Metastasen wurde in der Nachsorgezeit neun lokale Rezidive festgestellt. Die Zeitspanne des Auftretens der lokalen Rezidive variierte zwischen drei und 19 Monate. Die aktuarial kalkulierte lokale Kontrolle für die gesamte Kohorte betrug hiermit nach 12 Monaten 92 % und nach mehr als 24 Monaten 66 %. Das Verhältnis zwischen applizierter Dosis und dem therapeutischen Effekt war statistisch nicht signifikant. Betrachtet man die verschiedenen Dosisgruppen, so ergibt sich ein anderes Bild: die Gruppe mit 3×10 Gy hatte eine aktuariale lokale Kontrolle nach 12 Monaten von 86 % und nach 24 Monaten von 58 %. Bei der Gruppe mit der höheren Dosierung belief sich die aktuariale lokale Kontrolle nach 12 Monaten auf 100 % und nach 24 Monaten auf 82 %. Der Unterschied zwischen den beiden Dosierungsgruppen war eindeutig. Es wurde eine multivariate Analyse durchgeführt. Bei der Analyse wurde festgestellt, dass die Abweichung zwischen den Dosierungsgruppen der einzige statistisch signifikante Unterschied war (p=0,0089).

Die Schlussfolgerung der Autoren war, dass die „Patientenselektion wichtig ist, da jene mit einem niedrigen Risiko für systemische Progression von dieser Methode profitieren würden" (Wulf 2006).

In einer anderen Studie wurde die Resultate von 69 Fällen mit insgesamt 174 hepatischen Läsionen kontextualisiert. Die hepatischen Läsionen stammten von Kolon- und Rektumtumoren in 20 Fällen, von Mammakarzinomen in 16 Fällen, von Pankreaskarzinomen in neun Fällen und von Lungenkarzinomen in fünf Fällen. Die mediane Anzahl der behandelten hepatischen Läsionen war 2,5 (Spanne: 1–6). Der mediane Durchmesser der hepatischen Läsionen betrug 2,7 cm (Spanne: 0,6–12,2 cm). Die mediane Dosis belief sich auf 48 Gy (Spanne: 30–55 Gy). Die mediane Nachsorgezeit war 14,5 Monate. Insgesamt waren die Informationen von 60 Patienten (w/m) zur finalen Beurteilung verfügbar. Diese Informationen beruhten meist auf Bildgebung mittels abdomineller CT, die etwa drei Monate nach Beendigung der Therapie durchgeführt worden war. Die aktuariale lokale Kontrolle in situ war nach 10 Monaten 76 % und nach 20 Monaten 57 %. Die progressionsfreie Zeit betrug nach 6 Monaten 46 % und nach 12 Monaten 24 %. Angaben zum Überleben waren ebenfalls verfügbar. Die mediane Überlebenszeit war 14,5 Monate (Katz 2007). Die abstrakte Angabe der generellen Überlebenszeiten ist zwar ein „Standard", hilft im konkreten klinischen Kontext wenig. Die Angabe versäumt in der Regel, Details der präexistenten relevanten Begleiterkrankungen, die eine eigene Mortalitätsursache darstellen könnten, sowie detaillierte Angaben der in diesem Zeitraum davor und danach stattgehabten Therapiemethoden, die eindeutig Einfluss auf die klinischen Verläufe haben, zu nennen. Das Fehlen dieser Angaben macht nicht nur den Nachvollzug der realen Therapieeffekte schwierig, es erschwert erst recht die Interpretation der Daten und Ergebnisse.

Bildgeführte stereotaktische Radiochirurgie mittels Cyber-Knife-Technologie wurde zwar, chronologisch gesehen, deutlich später eingeführt und studiert, dennoch sind allmählich mehr und mehr Daten zu dieser speziellen Technologie verfügbar. Ambrosino und Kollegen haben im Jahr 2009 ihre Erfahrungen über die Anwendung von Cyber-Knife-Radiochirurgie bei Patienten (w/m) mit hepatischen Oligometastasen von Kolon- und Rektumkarzinomen und anderen Malignomen kommuniziert (Ambrosino 2009). Für diese Studie, die eine der ersten zum Thema Cyber-Knife-Technologie gewesen ist, wurden nur 27 Fälle rekrutiert. Das mediane Alter war 62 Jahre (Spanne: 47–80 Jahre). Bei 11 Fällen stammten die hepatischen Läsionen von Kolon- und Rektumkarzinomen. Der Rest rührte von anderen unterschiedlichen Malignomen her. Die Therapie wurde mit einer medianen Dosis von 36 Gy (Spanne: 25–60 Gy) realisiert, die in drei Fraktionen appliziert wurden. Die verschriebene maximale Dosis sollte mindestens die 80-%-Isodose umfassen. In der Kohorte betrug das mittlere Tumorvolumen 81,6 cm^3 (±35,9 cm^3). Nach der Therapie konnte eine deutliche Verkleinerung der Läsion bei 20 Fällen (74 %) dokumentiert werden, darunter handelte es sich in sieben Fällen um eine komplette und in 13 Fällen um eine partielle Remission. Nach der Therapie wurde median ein Tumorvolumen von 24 cm^3 (Spanne: 0–54 cm^3) gemessen, insofern die Patienten (w/m) auf die Therapie ansprachen. Bei vier Fällen kam es zu einer Tumorprogression. Zwei von diesen Patienten starben infolge von Leberversagen bei sehr rascher Progression der Krankheit. Milde oder moderate Dysfunktion in der Leber trat bei neun Fällen auf, fünf Patienten (w/m) hatten eine geringfügige Komplikation infolge der Therapie.

Als Schlussfolgerung konstatierten die Autoren, dass „bei Patienten mit Lebermetastasen, stereotaktische Radiochirurgie eine hohe Rate der lokalen Kontrolle erreichen kann und damit eine akzeptable Alternative darstellt" (Ambrosino 2009).

Eine Phase-1-Studie wurde im Jahr 2009 durch Lee und Kollegen veröffentlicht (Lee 2009). Gemäß dem Studiendesign wurden die technische und medizinische Machbarkeit anhand verschiedener Dosierung untersucht. Die Zielsetzung war die Überprüfung der Wirksamkeit von verschiedenen Dosierungen im Tumor und die Klärung der Frage, ob die Komplikationsrate in der Leber gehäuft ab einer bestimmten Dosisschwelle auftritt. Geplant waren drei Risikoschwellen (5 %, 10 % und 20 %). Nach primärer Sicherung der maximal applizierbaren Dosis wurde eine weitere Gruppe von Patienten (w/m) mit der der erreichten Dosis behandelt. Die mediane Dosis betrug 41,8 Gy (Spanne: 27,7–60 Gy), sie wurde in sechs Fraktionen verabreicht. Der Therapiezeitraum belief sich auf zwei Wochen. Die Kohorte bestand aus 68 Fällen mit hepatisch metastasierten Kolon- und Rektumkarzinomen (n=40), Mammakarzinomen (n=12) oder anderen Malignomen (n=16). Das mediane Tumorvolumen war 74,2 cm^3 (Spanne: 1,19–3090 cm^3). Die höchste geplante und verabreichte Dosis war sicher hinsichtlich niedriger Toxizität, es traten keine therapielimitierenden Probleme auf. Eine Toxizität Grad III trat in zwei Fällen auf, bei denen es ausschließlich um enzymatische Veränderungen ging. Eine explizit höhergradige Radiotoxizität mit Folgen für die Organfunktion oder andere Grad-III- bis -V-Toxizitäten, die einen Grund für Therapieabbruch wären, waren nur in wenigen Fällen zu beobachten. Sechs Fälle erlitten eine akute Grad-III-Toxizität als Gastritis, Nausea, Fatigue und Thrombozytopenie. Ein Fall entwickelte eine Grad-IV-Toxizität (Thrombozytopenie). Die onkologischen Endpunkte wurden ebenfalls kalkuliert. Die lokale Tumorkontrolle betrug nach einem Jahr 71 % (95 % CI: 58–85 %). Die mediane Überlebenszeit war 17,6 Monate (95 % CI: 10,4–38,1 Monate). Die Therapiemethode schien in diesem Zusammenhang als eine sichere Methode, die von einer guten lokalen Kontrolle für den größten Teil der Patienten (w/m) begleitet war (Lee 2009).

Eine niederländische Arbeitsgruppe um Rusthoven mit soliden Erfahrungen hat ihre Daten im Jahr 2009 veröffentlicht (Rusthoven 2009). Es handelte sich um eine Phase-1/2-Studie, in der Patienten (w/m) mit einer bis drei hepatischen Läsion(en) und einem maximalen Tumordurchmesser von <6 cm eingeschlossen wurden. Die Studie wurde in zwei separaten Stufen realisiert. In der ersten Stufe wurde eine Dosiseskalation von 36 bis auf 60 Gy vorgenommen. Die Dosis wurde jeweils in drei Fraktionen appliziert. In der zweiten Stufe der Studie wurde explizit 60 Gy in drei Fraktionen verabreicht. Der primäre klinische Endpunkt war die lokale Kontrolle. Dies wurde bei all denjenigen Fällen verwirklicht,

die mindestens eine posttherapeutische Bildgebung nach mehr als 6 Monaten unterzogen wurden. Der sekundäre klinische Endpunkt waren Toxizität und Gesamtüberleben. Für die Studie konnten 47 Fälle mit insgesamt 63 hepatischen Läsionen rekrutiert werden. In der rekrutierten Kohorte hatten 69 % der Fälle mindestens einen Zyklus einer systemischen Therapie bereits vor der Radiochirurgie erhalten. Noch wichtiger war die Tatsache, dass 45 % der Fälle bereits zum Zeitpunkt der Therapie eine weitere extrahepatische Läsion demonstrierten.

In einem Fall kam es zu einer Grad-III-Toxizität. Bei 49 Läsionen konnte eine adäquate Nachsorge durchgeführt werden, weshalb die lokale Kontrolle bestimmbar war. Der mediane Tumordurchmesser war 2,7 cm (Spanne: 0,4–5,8 cm). Die mediane Nachsorgezeit betrug 16 Monate (Spanne: 6–54 Monate). In der Zeit der Nachsorge waren nur drei Läsionen lokal progredient nach einem Zeitraum von 7,5 Monaten. Die kürzeste Zeit bis zur Progression belief sich auf 7 Monate, die längste gemessene Etappe bis zu einer lokalen Progression in der Analysezeit betrug 13 Monate. Die aktuariale lokale Kontrolle nach einem Jahr war 95 % und nach zwei Jahren 92 %. Bei Läsionen mit einem Durchmesser <3 cm war die lokale Kontrolle nach zwei Jahren 100 %. Die mediane Überlebenszeit betrug 20,5 Monate. Die Autoren schlussfolgerten, dass hochdosierte Stereotaxie eine sichere und wirksame Methode für die Behandlung von Patienten (w/m) mit einer bis drei hepatischen Läsion(en) darstellt" (Rusthoven 2009).

Eine andere prospektive Studie wurde im Jahr 2011 von Rule und Kollegen publiziert (Rule 2011). Es handelte sich um eine Phase-1-Studie mit einer milden Dosiseskalation. Die Patienten (w/m) wurden in die Studie eingeschlossen, wenn sie eine bis fünf hepatischen metastatischen Läsion(en) aufwiesen und der Karnofsky-Index besser als 60 % war. Zudem sollte nach der Planung eine gesunde Leberpartie von ≥700 cm^3 <21 Gy erhalten. Drei Subkohorten hinsichtlich der Dosisapplikation wurde generiert: 30 Gy in drei Fraktionen, 50 Gy in fünf Fraktionen und 60 Gy in fünf Fraktionen. Dosislimitierend war eine Grad-III-Toxizität, insbesondere bei gastrointestinaler, hepatobiliärer und pankreatischer Morbidität. Metabolische und laborchemische Nebenwirkungen zählten ebenfalls zu den Toxizitäten, die dosislimitierend sein würden. Beurteilt wurden in onkologischer Hinsicht sowohl die lokale Kontrolle als auch die Ansprechrate auf die Therapie. Insgesamt wurden 27 Patienten (w/m) mit 37 Läsionen für die Studie rekrutiert. Das mediane Alter war 62 Jahre (Spanne: 48–86 Jahre). Die meisten Metastasen stammten von Kolon- und Rektumkarzinomen (44,4 %). In der Studie wurden keine schweren, also die Dosis limitierenden, Toxizitäten festgestellt. Die aktuariale lokale Kontrolle nach 24 Monaten lag in der Kohorte mit 30 Gy in drei Fraktionen bei 56 %, nach 24 Monaten lag sie in der Kohorte mit 50 Gy in fünf Fraktionen bei 89 % und in der letzten Gruppe mit einer Dosiseskalation von 60 Gy in fünf Fraktionen lag der Wert bei 100 %. Dies ist nicht nur klinisch relevant und überzeugend, sondern auch in statistischer Hinsicht: der Unterschied zwischen dem 60-Gy- und dem 30-Gy-Regime war signifikant (p=0,009). Andererseits waren die Unterschiede zwischen dem 60- und 50-Gy-Regime (p–0,56) und dem 30- und 50-Gy-Regime (p=0,091) statistisch nicht eindeutig. Die maximal tolerierbare Dosis wurde jedoch nicht erreicht. Die Autoren schlussfolgerten, dass eine „Dosis von 60 Gy in fünf Fraktionen sicher appliziert werden kann, wenn die Fälle gut selektioniert sind und gesundes Leberparenchym effizient geschont werden kann. Eine Dosis von 60 Gy in fünf Fraktionen erreicht eine gute lokale Kontrolle" (Rule 2011).

Scorsetti und Kollegen haben die Ergebnisse einer Phase-2-Studie kommuniziert (Scorsetti 2013). Patienten (w/m) mit einer bis drei Lebermetastase(n) wurden in die Studie eingeschlossen, die eine einen Karnofsky-Index von gleich oder besser 70 % vorwiesen und bei denen die Läsionen <6 cm betrugen. Es wurde eine Gesamtdosis von 75 Gy appliziert. Der primäre klinische Endpunkt war die lokale Kontrolle. Der sekundäre klinische Endpunkt waren Toxizität und Überleben. Eine Kohorte von 61 Patienten (w/m) mit 76 Läsionen ließ sich rekrutieren. Wobei nur 21 Fälle extrahepatisch eine stabile Situation aufwiesen. Damit wird die Beurteilung der klinischen Situation schon wegen der Einschlusskriterien erschwert. Die Metastasen stammten in der Regel von Kolon- und Rektumkarzinom (49,6 %) oder von einem Mammakarzinom (18 %).

Die größte Mehrheit hatte eine Läsion (78,8 %), 18 % präsentierten sich mit zwei hepatischen Läsionen und 3,3 % mit drei Metastasen. Die mediane Nachsorgezeit betrug 12 Monate (Spanne: 2–26 Monate), in dieser Zeit wurde eine lokale Kontrolle von 94 % erreicht. Die mediane Überlebenszeit nach diesem Zeitraum lag bei 19 Monaten, die geschätzte aktuariale Überlebenszeit nach 12 Monaten lag bei 83,5 %. Es gab keinen Fall einer Grad-III-Toxizität oder höher und keinen Fall einer radiogenen Leberschädigung.

Die Schlussfolgerung der Autoren lautete, dass „die Methode eine therapeutische Option mit exzellenten Raten der lokalen Kontrolle darstellt, die zugleich mit niedriger therapieassoziierter Toxizität einhergeht" (Scorsetti 2013). Die Forschergruppe hat ihre Ergebnisse später aktualisiert (Scorsetti 2015). Die aktuelle mediane Nachsorgezeit betrug bei der neuen Publikation 24 Monate (Spanne: 4–47 Monate). In fünf Fällen kam es zu einer lokalen Progression. Die aktuariale Rate der lokalen Kontrolle nach 24 Monaten lag bei 91 %. Die mediane Überlebenszeit in der neuen Publikation lag bei 29,2±3,7 Monaten. Die geschätzte aktuariale Überlebensrate nach 24 Monaten belief sich auf 65 %. Die mediane progressionsfreie Etappe betrug 12,0±4,2 Monate. Die geschätzte aktuariale progressionsfreie Rate nach 24 Monaten lag bei 35 %. Auch in der aktualisierten Publikation gab es keine Fälle mit einer Grad-III-Toxizität oder höher. Die Autoren konnten nicht anders als rechtens zu konstatieren, dass die Methode tatsächlich „eine machbare Alternative in der Behandlung von Metastasen eines Kolon- oder Rektumkarzinoms darstellen, die nicht resezierbar sind oder anderen ablativen Behandlungen unterzogen werden können. Sie zeigt eine optimale lokale Kontrolle und gute Überlebensdaten" (Scorsetti 2015).

Eine andere Studie aus dem Jahr 2015 wurde von Goodman und Kollegen publiziert, in der die Autoren langfristige Ergebnisse zu Sicherheit und Wirksamkeit der bildgeführten Radiochirurgie für hepatische Oligometastasen publizierten (Goodman 2015). Die rekrutierten Patienten (w/m) hatten eine bis drei hepatische Läsionen, der Durchmesser der Läsionen sollte 6 cm nicht überschreiten, Hinweise auf eine extrahepatische Progression der

Erkrankung sollten nicht vorliegen. Die Gruppe hat 106 Läsionen bei 81 Fällen behandelt. Eine deutliche Mehrheit (67 %) der hepatischen Läsionen stammte von Kolon- und Rektumkarzinomen. Die mediane Dosis betrug 54 Gy, die in drei bis fünf Fraktionen appliziert wurde. Die mediane Nachsorgezeit lag bei 33 Monaten (Spanne: 2,5–70 Monate). In diesem Zeitraum wurde eine Rate für die lokale Kontrolle von 94 % festgestellt. Die mediane Überlebenszeit betrug 33,6 Monaten (95 % CI, 29,1–38,4 Monate). Die aktuariale Schätzung des Gesamtüberlebens belief sich auf 89,9 % nach 12 Monaten, und 68,6 % nach 24, 44 % nach 36 Monaten und 28 % nach 48 Monaten. Ein komplettes Ansprechen der Metastasen auf die Therapie konnte bei 69 % der Läsionen registriert werden, bei <3 % kam es dennoch zu einer lokalen Befundprogression. Die Toxizität war tolerabel. Bei 4,9 % wurde eine Toxizität ≥Grad III festgestellt. Die Autoren schlussfolgerten, dass sich bei dieser Technik um eine „sichere Methode für gut ausgesuchte Gruppen mit hepatischen Oligometastasen handelt, die dazu noch sicher ist" (Goodman 2015).

Zusammenfassung

In den letzten zwei Dekaden gab es spürbare Veränderungen und Entwicklungen für die Verbesserung der Prognose für Patienten (w/m) mit hepatischen Oligometastasen verschiedener solider Tumoren. Die Konventionen der palliativen Chemotherapie wurde durch die stetige Implementierung der chirurgischen Eingriffe insoweit konsolidiert, als dass die Ergebnisse überzeugend waren. Die Anfänge der stereotaktischen Radiochirurgie in akzeptablen Studien lagen ein Jahrzehnt später, begleitet ist die Methode jedoch von einem konzeptuellen Rahmen und stetiger Transformation der zugrundeliegenden Technologien. Die stereotaktische Radiochirurgie ist in diesem Kontext nicht nur eine machbare, sondern eine sichere, und viel mehr, eine wirksame Therapiemethode. Sie ist eingebettet in einem kohärenten Kontext der oligometastasierten Krebserkrankung, sie ist stetiger technologischer Besserung unterzogen und eine nicht-invasive und ambulant durchführbare Methode. Die Datenlage bessert sich und die Zahl der Studien zu Sicherheit und Wirksamkeit der stereotaktischen Radiochirurgie nimmt zu.

8.2 Hepatozelluläres Karzinom

8.2.1 Hintergrund

Invasive chirurgische Prozeduren in frühen Stadien und meistens eher palliative Chemotherapieregime stellten den Standard de Therapie des hepatozellulären Karzinoms (Lasley 2015). Die Rolle der stereotaktischen Radiochirurgie für die Behandlung des hepatozellulären Karzinoms wurde bereits wiederholt hinsichtlich Wirksamkeit untersucht und verifiziert. Jedoch stellt die Implementierung in die Routineversorgung ein Problem dar. Neben konventionellem Denken und zur Tradition gewordenen Gewohnheiten sind mit Sicherheit noch andere Faktoren zu beobachten, wenn es um das langsame Tempo der Methodenimplementierung geht. Eine große Anzahl der Patienten in lokal fortgeschrittenen Stadien dieses Tumors werden bis heute eher einer palliativen alleinigen, nur relativ wirksamen Chemotherapie unterzogen als es zu mit der Radiochirurgie zu probieren. Die Beweggründe dieses Vorgehens bleiben unklar. Aus diesem Grund wird die Abhandlung über die Rolle der stereotaktischen Radiochirurgie in der Behandlung von hepatozellulären Karzinomen eher kurz ausfallen.

8.2.2 Aktuelle Behandlungskonzepte

Eine bestimmte Anzahl von verfügbaren Studien demonstrieren Machbarkeit und Wirksamkeit der stereotaktischen Radiochirurgie in der Behandlung des hepatozellulären Karzinoms. Diese Publikationen könnten und sollten für eine adäquate und faire Aufklärung von Patienten (w/m) im Sinne einer zeitgemäßen Patientenorientierung und Teilhabe an den Entscheidungen benutzt werden. Die nicht-invasive Methode der stereotaktischen Radiochirurgie kann mit all ihren Vorteilen und Nachteilen im Rahmen eines onkologischen Konzepts platziert sein und hinsichtlich einer differenzialtherapeutischen Herangehensweise eingesetzt werden. Die folgenden Studien beschreiben den aktuellen Grad der Validität und Qualität der verfügbaren Daten im Hinblick auf Sicherheit und Wirksamkeit der Methode.

❓ Sind derzeit plausible und valide Daten auf einem „Evidenzlevel 1a" unter spezifischer Berücksichtigung der stereotaktischen Radiochirurgie für Patienten (w/m) mit hepatozellulären Karzinomen verfügbar?

✅ Nein, derzeit gibt es keine Metaanalyse oder systematische Übersichten von randomisierten kontrollierten Studien explizit zum Thema.

❓ Sind derzeit plausible und valide Daten auf einem „Evidenzlevel 1b" unter spezifischer Berücksichtigung der stereotaktischen Radiochirurgie für Patienten (w/m) mit hepatozellulären Karzinomen verfügbar?

✅ Nein, derzeit gibt es keine randomisierten kontrollierten Studien explizit zum Thema.

❓ Sind derzeit plausible und valide Daten auf einem „Evidenzlevel 2a" unter spezifischer Berücksichtigung der stereotaktischen Radiochirurgie für Patienten (w/m) mit hepatozellulären Karzinomen verfügbar?

✅ Eine systematische Übersichtsarbeit unter Einschluss klinisch relevanter Publikation, auch wenn diese meist retrospektiver Natur sind, wurde kürzlich durch Meng und Kollegen publiziert (Meng 2015).

In der kritischen Sammlung der Publikationen wurde die Rolle der stereotaktischen Radiochirurgie (hier SBRT) hinsichtlich Indikation, Implementierungsmechanismen, Wirksamkeit und Toxizität evaluiert und interpretiert. In der Summe kann man konstatieren, dass es sich eine sichere und wirksame Methode in der Behandlung von hepatozelluären Karzinomen handelt, welche sich für andere präexistente lokoregionale Behandlungsmethoden nicht eignen. Es konnte eine gute Korrelation zwischen der lokalen Kontrolle der Läsionen und den Dosiskonzepten und zugleich zwischen lokaler Kontrolle und Überlebensdaten gezeigt werden (Meng 2015).

❓ Sind derzeit plausible und valide Daten auf einem „Evidenzlevel 2b" unter spezifischer Berücksichtigung der stereotaktischen

❓ Radiochirurgie für Patienten (w/m) mit hepatozellulären Karzinomen verfügbar?

✅ Ja, derzeit verfügen wir über einige prospektive Studien zum Thema der stereotaktischen Radiochirurgie mit dem Fokus auf Wirksamkeit und Sicherheit bei dieser Indikation.

Wir versuchen in diesem Überblick die aktuellsten Daten über die technische und medizinische Machbarkeit, Patientensicherheit und onkologische Wirksamkeit einzuschließen. Wichtig ist es zu betonen, dass in der klinischen Routine der Einsatz dieser Methode meist eher ignoriert wird und die Ausführung der Therapie in den notwendigen klinischen Szenarien (mit Ausnahme von Japan) in einigen wenigen großen universitären Zentren realisiert wird.

Lasley und Kollegen haben im Jahr 2015 in einer kleinen Studie über 38 Patienten (w/m) berichtet (Lasley 2015). Diese Kohorte wurde in zwei Subgruppen eingeteilt: eine Gruppe mit der Morphologie nach Child-Turcotte-Pugh(CTP)-Score A und eine zweite Gruppe mit der nach CTP-Score B. Die Evaluation der klinischen Endpunkte wurde für beide Subgruppen getrennt unternommen. Die mediane Nachsorgezeit lag bei 33,3 Monaten (Spanne: 2,8–61,1 Monate) für die Subgruppe mit Child-A-Morphologie in der Leber. Sie lag bei der Gruppe mit Child-B-Morphologie bei 46,3 Monaten (Spanne: 3,7–70,4 Monate). Die lokale Kontrolle der Läsionen lag nach sechs Monaten bei 92 % für die Child-A-Gruppe und bei 93 % für die Child-B-Gruppe. Die aktuariale lokale Kontrolle nach zwei und nach drei Jahren lag bei der CTP-A-Morphologie bei 91 % und der CTP-B-Morphologie bei 82 %. Wobei der Unterschied zwischen den beiden Gruppen statistisch nicht signifikant waren. Die mediane Überlebensdauer betrug 44,8 Monate bei Child-A-Morphologie und 17 Monate bei Child-B-Morphologie. Die aktuariale Überlebensrate nach zwei und drei Jahren lag bei der CTP-A-Morphologie bei 72 % und 61 % bei CTP B.

Die aktuariale lokale Kontrolle nach zwei und drei Jahren lag bei CTP-A-Morphologie der 91 % und bei CTP-B-Morphologie 33 % und 26 %. Diese Unterschiede waren nicht nur klinisch, sondern auch statistisch signifikant. Die Rolle der Toxizität ist von enormer Bedeutung für den Kontext. Im Vergleich hatten die Gruppen ein differentes Toxizitätsmuster. Eine Toxizität von ≥Grad III trat bei Patienten (w/m) mit CTP-A-Morphologie der Leber häufiger auf, dies bedeutete auch zugleich ein 4,59-fach höheres Risiko für Mortalität im Vergleich zu denjenigen derselben Gruppe, die keine hochgradige Toxizität präsentierten. Dieser Unterschied war statistisch signifikant (p=0,0268). Für die Gruppe jener Patienten (w/m) mit der CTP-A-Morphologie in der Leber konnte eine ähnliche Korrelation nicht demonstriert werden. Wobei in dieser Gruppe eine Toxizität höheren Grades (Grade III und IV) mit einer höheren mittleren Dosis der Radiotherapie in der Leber, mit einer höheren Dosis zu einem Drittel des Lebervolumens korrelierte. Zudem korrelierte die Toxizität Grad III/IV mit dem bestrahlten Lebervolumen mit einer Dosis >2,5–15 Gy. Für die Patienten (w/m) mit der CTP-A-Morphologie konnte keine leberkritische Dosis oder andere Limitierung gemessen werden (Lasley 2015).

Die Publikation von Yamashita und Kollegen im Jahr 2015 wiedergab die Erfahrungen der Forschergruppe (Yamashita 2015). In einer Kohorte von 79 Patienten (23 % weiblich, 67 % männlich) wurde die stereotaktische Radiochirurgie bei primärem Lebermalignom durchgeführt. Die morphologische Klassifikation bestand bei 85 % aus CTP A und 11 % aus CTP B. Die mediane biologisch äquivalente Dosis bei einem α/β von 10 Gy war 96,3 Gy. Die onkologischen Endpunkte neben dem Gesamtüberleben waren progressionsfreie Zeit und das metastasenfreie Überleben. Die mediane Nachsorgezeit betrug 21 Monate für die die Erkrankung überlebenden Fälle. Nach zwei Jahren wurde eine aktuariale Überlebensrate von 53 % gemessen. Die Rate der progressionsfreien Zeit belief sich nach zwei Jahren auf 40 % und des metastasenfreien Überlebens auf 76 %. Interessanterweise ergab die statistische Analyse, dass Geschlecht und PIVKA(„protein induced by vitamin K absence/antagonist")-II-Werte im Serum prognostisch relevanten Faktoren darstellten. Zusätzliche Tests ergaben, dass hypo- und hypervaskularisierte Typen und das klinische Stadium prädiktiv für das Therapieergebnis und die progressionsfreie Zeit waren. Zur prognostischen Bedeutung des klinischen Stadiums gab es ebenfalls Informationen: nach zwei Jahren betrug die Rate der progressionsfreien

Zeit im Stadium I 66 % und in den Stadien II und III 18 %. Die multivariate Analyse ergab, dass das klinische Stadium der einzige prädiktive Faktor für die progressionsfreie Zeit war. In der Studie gab es keine Toxizität ≥Grad III. Dies galt genauso für akute und subakute Szenarien als auch für chronische Konditionen. Die bildgeführte stereotaktische Radiochirurgie führte zu einer zufriedenstellenden progressionsfreien Zeit, vor allem für das klinische Stadium I, obwohl die rekrutierten Fälle weder für Ablation noch Operation in Frage kamen.

Die Autoren schlussfolgerten, dass sich bei dieser Methode um eine sichere Technik handelt, die damit eine gute Alternative zu Resektion und Ablation darstellt (Yamashita 2015).

Das Team um Scorsetti in Florenz, das sich mit exzellenter Forschung hervorgetan hat, wie wir es bereits in anderen Kapiteln gezeigt haben, hat ihre Erfahrungen auf diesem Feld ebenfalls reflektiert (Scorsetti 2015). Patienten (w/m) mit einer bis drei nicht-resektablen Läsion(en), deren Durchmesser <6 cm blieb, wurden in die Studie eingeschlossen. Zwei verschiede Dosiskonzepte wurden realisiert: 48–75 Gy, appliziert in drei Fraktionen und 30–60 Gy in sechs Fraktionen verabreicht. Die Technik der volumetrisch modulierten Arc-Therapie wurde eingesetzt. Der primäre klinische Endpunkt waren die lokale Kontrolle und die Toxizität. Sekundäre klinische Endpunkte waren Gesamtüberleben und die progressionsfreie Zeit. Insgesamt wurden 43 Patienten mit 63 Läsionen dieser Therapie unterzogen. Alle Patienten (w/m) der Kohorte hatten eine CTP-Score-A- oder -B-Morphologie. Mit dem Dosiskonzept 48–75 Gy wurde 30 Läsionen (48 %) behandelt, 33 Läsionen (52 %) erhielten 36–60 Gy. Die mediane Nachsorgezeit lag bei 8 Monaten (Spanne: 3–43 Monate). Die aktuariale lokale Kontrolle nach 6 Monaten betrug 94,2 % (±3,3 %), nach 12 Monaten 85,8 % (±5,5 %) und nach 24 Monaten 64,4 % (±11,5 %). Eine biologisch äquivalente Dosis von >100 Gy war ein entscheidender Faktor für die Prognose. Die statistische Testung ergab Signifikanz (p<0,001). Dies galt auch für die Rolle der Tumorgröße (p<0,02). Die mediane Überlebenszeit nach der Therapie ergab 18 Monate (±5,8 Monate). Die aktuarialen Überlebensraten waren wir folgt: Nach 6 Monaten 91,1 % (±4,9 %), nach 12 Monaten 77,9 % (±8,2 %) und nach 24 Monaten 45,3 % (±14 %). Wie in den anderen

Kapiteln diskutiert, ist die Angabe der Überlebensdaten wichtig und wahrscheinlich notwendig. Enthalten diese Angaben keine präzisen Informationen über die Begleitumstände, wie Grundkrankheiten, relevante Komorbiditäten, Therapiekomplikationen und vor allem keine spezifische Informationen über die genaue Todesursache, dann sind die Angaben zwar konventionell „notwendig", ab er nicht hilfreich. Die Erfassung der genauen Todesursachen ist aber essenziell, um den Effekt einer neuen Therapiemethode quo ad vitam erfassen zu können, was hier nicht möglich zu sein scheint. Univariate Analysen zeigten jedoch, dass das Überleben mit der Rate der lokalen Kontrolle (p<0,04) genauso korreliert, wie mit der kumulativen Tumorgröße (GTV <5 cm; p<0,04). Die mediane progressionsfreie Zeit war 8 Monate, die aktuariale Rate der progressionsfreien Zeit lag bei 41 %. Signifikante Toxizität (≥Grad III) wurde bei sieben Fällen (16 %) festgestellt. Diese Toxizität trat zwischen den zwei und sechs Monaten nach Therapieende auf. Es wurde keinen Fall einer radiogenen Leberschädigung festgestellt.

Die Autoren kamen zu dem Schluss, dass diese nicht-invasive Methode eine sichere Therapie darstellt, die sich für Leberläsionen als wirksam erwiesen hat (Scorsetti 2015).

Sanuki und Kollegen haben in ihrem Bericht speziell die Frage der Toxizität der stereotaktischen Radiochirurgie thematisiert (Sanuki 2015). Die Studie schloss 194 Fälle ein, die mittels einer stereotaktischen Radiochirurgie behandelt wurden. Die Daten aller Patienten (w/m) mit einer mindestens sechsmonatigen Nachsorgezeit wurden analysiert. Grunddaten des Labors und der Bildgebung wurden regelmäßig analysiert. Zum Zeitpunkt der Analyse konnten 108 Patienten (w/m) mit einer medianen Nachsorgezeit von 28 Monaten berücksichtigt werden. Bei 4 % der Fälle trat ein Leberversagen auf. In einer univariaten Analyse wurden mehrere Faktoren als prognostisch relevant und prädiktiv für ein Leberversagen innerhalb von 12 Monaten angesehen werden: Grad-III-Toxizität bei erhöhter Transaminase, Grad-III-Toxizität bei Thrombozytopenie, CTP-Scores >8. Eine Kombination der o. g. Faktoren (mindestens ein Faktor positiv) hat sich ebenfalls als prädiktiv für das Leberversagen erwiesen. Das Risiko war absolut um 15 % höher bei Vorliegen von mindestens einem der Faktoren im Vergleich zum Fehlen

der Faktoren (16 vs. 1 %). Das Überleben nach zwei Jahren war gut, wobei die Patienten mit dem Organversagen deutlich schlechtere Ergebnisse aufwiesen.

Die Autoren kamen zu dem Schluss, dass diese Faktoren wegen des Einflusses auf das Gesamtüberleben ernst genommen werden müssen, um diejenigen zu selektieren, die einen Nutzen von dieser Therapieoption davontragen (Sanuki 2015).

Eine andere Gruppe kommunizierte ebenfalls ihre Erfahrungen in diesem Bereich (Kimura 2015). Insgesamt wurden 65 Patienten (w/m) mit 74 Läsionen behandelt. Der mediane Tumordurchmesser war 16 mm. Das Dosiskonzept sah die Applikation von 48 Gy in drei Fraktionen vor. Die Typologie fand nach dem Child-Turcotte-Pugh(CTP)-Score statt, dabei wurden 56 Fälle in CTP-A-Gruppe und neun Fälle in CTP-B-Gruppe eingeteilt. Der primäre klinische Endpunkt war die progressionsfreie Zeit. Definiert war dieser Endpunkt als eindeutige Befundprogression in einer CT-Untersuchung in der Phase der Nachbeobachtung. Die mediane Nachsorgezeit betrug 26 Monate. Die Erfassung der Therapieergebnisse und der therapieassoziierten Toxizität wurde unter Zuhilfenahme von international validierten Kriterienkatalogen realisiert. Das Gesamtüberleben nach zwei Jahren war 76 % (95 % CI: 65,4–86,7 %). Das progressionsfreie Überleben nach zwei Jahren war 40,0 % (95 % CI: 27,6–52,3 %) und die lokale Kontrolle nach zwei Jahren 100 % (95 % CI, 100 %). Es wurden bei 23,1 % der Fälle eine höhergradige Toxizität (≥Grad III) registriert; es war direkt mit der CTP-B-Gruppe assoziiert (p=0,0127).

Die Autoren konstatierten, dass es sich der der stereotaktischen Radiochirurgie um eine wirksame und relativ sichere Methode in der Therapie der hepatozellulären Karzinome handelt (Kimura 2015).

Zusammenfassung

Für die Läsionen der Leber gab es in differenzialtherapeutischer Hinsicht in den vergangenen Jahren einen relativen Anstieg an Publikationen. Darunter, wie in diesem Kapitel gezeigt, gab es ausreichende Hinweise über die Optionen und Möglichkeiten der hochpräzisen Radiotherapie. Solide maligne Tumoren mit Oligometastasen in der Leber scheinen eine andere Biologie aufzuweisen als die primär polymetastasierten Malignome. Die limitierte metastatische Kapazität mancher Malignome bietet, vor allem bei der Leber, eine gute Option des kurativen Therapieversuchs. Die Kombination von hochpräziser Radiotherapie mit molekular selektiv wirkenden Medikamenten kann einen deutlichen Schritt in die Richtung wirklich personalisierter Therapie darstellen. Im klinischen Alltag kann dies eine Erweiterung des onkologischen Therapiearsenals bedeuten. Die primären Malignome der Leber haben eine schlechte Prognose. Die therapeutischen Optionen sind eher limitiert. Die Applikation der hochpräzisen Radiotherapietechnologien bedeutet hier einen klaren Fortschritt. Die Hinweise aus der Literatur wurden in diesem Kapitel demonstriert. Sie zeigen die Sicherheit und zugleich die Wirksamkeit der Methode für diese Indikation (■ Abb. 8.1, ■ Abb. 8.2).

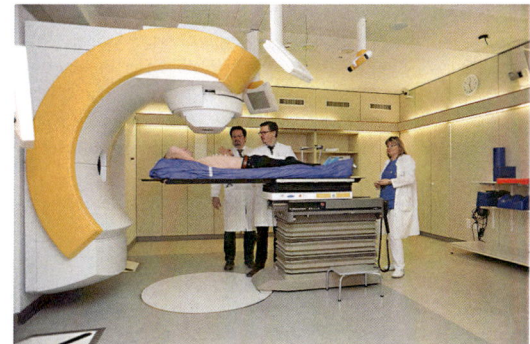

■ Abb. 8.2   Therapie im Gange

Literatur

Adson MA, van Heerden JA, Adson MH, Wagner JS, Ilstrup DM (1984) Resection of hepatic metastases from colorectal cancer. Archives of surgery 119(6):647–651

Aitken KL, Hawkins MA (2015) Stereotactic body radiotherapy for liver metastases. Clinical oncology 27(5):307–315

Ambrosino G, Polistina F, Costantin G, Francescon P, Guglielmi R, Zanco P et al (2009) Image-guided robotic stereotactic radiosurgery for unresectable liver metastases: preliminary results. Anticancer research 29(8):3381–3384

Chang DT, Swaminath A, Kozak M, Weintraub J, Koong AC, Kim J et al (2011) Stereotactic body radiotherapy for colorectal liver metastases: a pooled analysis. Cancer 117(17):4060–4069

Fong Y, Fortner J, Sun RL, Brennan MF, Blumgart LH (1999) Clinical score for predicting recurrence after hepatic resection for metastatic colorectal cancer: analysis of 1001 consecutive cases. Annals of surgery 230(3):309–318; discussion 18–21

Fong Y, Kemeny N, Paty P, Blumgart LH, Cohen AM (1996) Treatment of colorectal cancer: hepatic metastasis. Seminars in surgical oncology 12(4):219–252

Goodman BD, Mannina EM, Althouse SK, Maluccio MA, Cardenes HR (2015) Long-term safety and efficacy of stereotactic body radiation therapy for hepatic oligometastases. Practical radiation oncology 6(2):86–95

Herfarth KK, Debus J, Lohr F, Bahner ML, Fritz P, Hoss A et al (2000) Extracranial stereotactic radiation therapy: set-up accuracy of patients treated for liver metastases. International journal of radiation oncology, biology, physics 46(2):329–335

Herfarth KK, Debus J, Wannenmacher M (2004) Stereotactic radiation therapy of liver metastases: update of the initial phase-I/II trial. Frontiers of radiation therapy and oncology 38:100–105

Katz AW, Carey-Sampson M, Muhs AG, Milano MT, Schell MC, Okunieff P (2007) Hypofractionated stereotactic body radiation therapy (SBRT) for limited hepatic metastases. International journal of radiation oncology, biology, physics 67(3):793–798

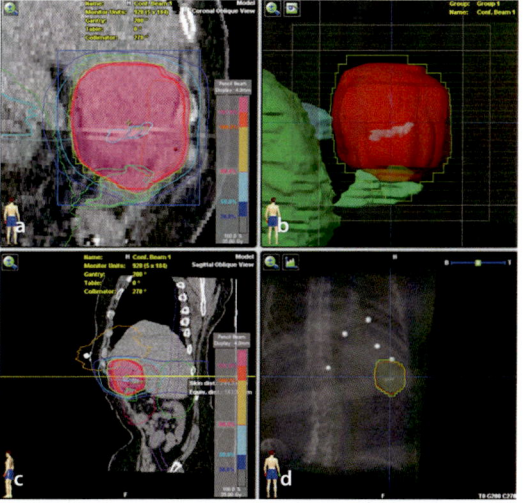

■ Abb. 8.1a–d   Stereotaktische Radiochirurgie einer Leberläsion. **a** Lebermetastase mit Isodosislinien in koronarer Schnittführung. **b** Lebermetastase mit Isodosislinien in sagittaler Schnittführung. **c** 3D-Projektion des Zielvolumens. **d** Monitoring via Durchleuchtung während der Radiatio

Kimura T, Aikata H, Takahashi S, Takahashi I, Nishibuchi I, Doi Y et al (2015) Stereotactic body radiotherapy for patients with small hepatocellular carcinoma ineligible for resection or ablation therapies. Hepatology research: the official journal of the Japan Society of Hepatology 45(4):378–386

Lasley FD, Mannina EM, Johnson CS, Perkins SM, Althouse S, Maluccio M et al (2015) Treatment variables related to liver toxicity in patients with hepatocellular carcinoma, Child-Pugh class A and B enrolled in a phase 1-2 trial of stereotactic body radiation therapy. Practical radiation oncology 5(5):e443–449

Lee MT, Kim JJ, Dinniwell R, Brierley J, Lockwood G, Wong R et al (2009) Phase I study of individualized stereotactic body radiotherapy of liver metastases. Journal of clinical oncology: official journal of the American Society of Clinical Oncology 27(10):1585–1589

Meng M, Wang H, Zeng X, Zhao L, Yuan Z, Wang P et al (2015) Stereotactic body radiation therapy: A novel treatment modality for inoperable hepatocellular carcinoma. Drug discoveries & therapeutics 9(5):372–379

Petrelli F, Coinu A, Zaniboni A, Pietrantonio F, Barni S (2016) Prognostic factors after R0 resection of colorectal cancer liver metastases: A systematic review and pooled-analysis. Reviews on recent clinical trials 11(1):56–62

Phillips R, Karnofsky DA, Hamilton LD, Nickson JJ (1954) Roentgen therapy of hepatic metastases. The American journal of roentgenology, radium therapy, and nuclear medicine 71(5):826–834

Rule W, Timmerman R, Tong L, Abdulrahman R, Meyer J, Boike T et al (2011) Phase I dose-escalation study of stereotactic body radiotherapy in patients with hepatic metastases. Annals of surgical oncology 18(4):1081–1087

Rusthoven KE, Kavanagh BD, Cardenes H, Stieber VW, Burri SH, Feigenberg SJ et al (2009) Multi-institutional phase I/II trial of stereotactic body radiation therapy for liver metastases. Journal of clinical oncology: official journal of the American Society of Clinical Oncology 27(10):1572–1578

Sanuki N, Takeda A, Oku Y, Eriguchi T, Nishimura S, Aoki Y et al (2015) Influence of liver toxicities on prognosis after stereotactic body radiation therapy for hepatocellular carcinoma. Hepatology research: the official journal of the Japan Society of Hepatology 45(5):540–547

Schefter TE, Kavanagh BD, Timmerman RD, Cardenes HR, Baron A, Gaspar LE (2005) A phase I trial of stereotactic body radiation therapy (SBRT) for liver metastases. International journal of radiation oncology, biology, physics 62(5):1371–1378

Scorsetti M, Arcangeli S, Tozzi A, Comito T, Alongi F, Navarria P et al (2013) Is stereotactic body radiation therapy an attractive option for unresectable liver metastases? A preliminary report from a phase 2 trial. International journal of radiation oncology, biology, physics 86(2):336–342

Scorsetti M, Clerici E, Comito T (2014) Stereotactic body radiation therapy for liver metastases. Journal of gastrointestinal oncology 5(3):190–197

Scorsetti M, Comito T, Cozzi L, Clerici E, Tozzi A, Franzese C et al (2015) The challenge of inoperable hepatocellular carci-noma (HCC): results of a single-institutional experience on stereotactic body radiation therapy (SBRT). Journal of cancer research and clinical oncology 141(7):1301–1309

Scorsetti M, Comito T, Tozzi A, Navarria P, Fogliata A, Clerici E et al (2015) Final results of a phase II trial for stereotactic body radiation therapy for patients with inoperable liver metastases from colorectal cancer. Journal of cancer research and clinical oncology 141(3):543–553

Sterzing F, Brunner TB, Ernst I, Baus WW, Greve B, Herfarth K et al (2014) Stereotactic body radiotherapy for liver tumors: principles and practical guidelines of the DEGRO Working Group on Stereotactic Radiotherapy. Strahlentherapie und Onkologie: Organ der Deutschen Rontgengesellschaft [et al] 190(10):872–881

Wagner JS, Adson MA, Van Heerden JA, Adson MH, Ilstrup DM (1984) The natural history of hepatic metastases from colorectal cancer. A comparison with resective treatment. Annals of surgery 199(5):502–508

Wulf J, Guckenberger M, Haedinger U, Oppitz U, Mueller G, Baier K et al (2006) Stereotactic radiotherapy of primary liver cancer and hepatic metastases. Acta oncologica 45(7):838–847

Yamashita H, Onishi H, Murakami N, Matsumoto Y, Matsuo Y, Nomiya T et al (2015) Survival outcomes after stereotactic body radiotherapy for 79 Japanese patients with hepatocellular carcinoma. Journal of radiation research 56(3):561–567

Frühes Prostatakarzinom

© Springer-Verlag GmbH Deutschland 2017
H. Badakhshi, *Bildgeführte stereotaktische Radiochirurgie*,
https://doi.org/10.1007/978-3-662-54724-3_9

9.1   Hintergrund

Das Prostatakarzinom ist der häufigste Tumors des Mannes in der westlichen Hemisphäre (Siegel 2015). Aus mehreren Gründen ist das Prostatakarzinom eine große Herausforderung für die Medizin und speziell für die Onkologie:

1. Allein die hohe Inzidenz ist ein bedeutsamer Aspekt klinischer Medizin.
2. Die psychosoziale Dimension der Erkrankung im gesamten Ausmaß stellt ein Problem für eine große Anzahl männlicher Patienten dar.
3. Auch die hohen Kosten für das Gesundheitssystem, die im Kontext von Diagnostik und Behandlung entstehen und jährlich zunehmen, sind ebenfalls eine entscheidende Dimension.

Von einer globalen Perspektive aus betrachtet, ist das Prostatakarzinom das zweithäufigste Malignom und steht auf der Skala der onkologischen Mortalität auf dem sechsten Platz (Wolff 2015). In Großbritannien gab es 47300 Erkrankungsfälle im Jahr 2013, das sind 130 Neudiagnosen pro Tag (CancerResearch 2016). Das Prostatakarzinom ist das zweithäufigste Malignom des Landes und stellt einen Anteil von etwa 13 % aller Malignome. Mehr als die Hälfte der diagnostizierten Patienten ist zur Zeit der Diagnose älter als 70 Jahre. Die Inzidenz stieg in Großbritannien um 5 % in der vergangenen Dekade. Dieser Trend ähnelt dem im kontinentalen Europa (CancerResearch 2016). Dort wurden 417000 Fälle im Jahr 2012 festgestellt. Weltweit, soweit die Statistiken überhaupt richtig sein können, wurden die Erkrankungszahlen auf 1,1 Millionen geschätzt. Wobei die Variabilität der Daten nicht genug betont werden kann (Siegel 2015, Torre 2015). Das Lebenszeitrisiko für das Prostatakarzinom liegt bei 1:8 (Siegel 2015b, Siegel 2015a). Für europäische Verhältnisse kann man davon ausgehen, dass das Prostatakarzinom nach dem Lungenkarzinom hinsichtlich der Mortalität an zweiter Stelle steht. Mehr als 75 % aller durch das Prostatakarzinom entstandene Mortalität tritt in einem Alter >75 Jahren ein. Präzise formuliert, die Mortalitätsrate wurde mit 923000 Fälle im Jahr 2012 angenommen (CancerResearch 2016, Torre 2015). Weltweit, soweit die Statistiken überhaupt richtig sein können, wurde die Mortalitätsrate auf 307000 Fälle geschätzt. Auch muss auf die die Variabilität der Daten eigens hingewiesen werden (Siegel 2015, Torre 2015).

9.2   Therapeutische Optionen

9.2.1   Behandlungsspektrum

Zwei kompetitive Verfahren stehen derzeit zur Behandlung von Männern mit einem frühen Prostatakarzinom: Die konventionelle und minimal-invasive Chirurgie und die nicht-invasive Radiotherapie (Wolff 2015). Für beide Methoden und alle ihre Varianten gibt es ausreichende Zahl an Publikationen aussagefähiger Studien (Walsh 2016, Tree 2016, Wallis 2015).

Eine kürzlich veröffentlichte Arbeit umfasste die Metaanalyse von 36 prospektiven randomisierten kontrollierten Studien. In dieser Arbeit wird das langfristige klinische Resultat im direkten Vergleich zwischen konventioneller und minimal-invasiver Prostatektomie und der nicht-invasiven Radiotherapie beurteilt (Wolff 2015). Die Autoren konstatieren, dass es „keine starke Evidenz gibt, die die Überlegenheit einer Methode über eine andere aufzeigt", also weder die Operation noch die externe Radiotherapie oder Brachytherapie. Weiterhin stellen sie fest, dass alle die genannten Verfahren „als effektive Monotherapie für das lokalisierte Prostatakarzinom" betrachtet werden können und, zusätzlich, dass die Radiotherapie für die postoperative Behandlung ebenfalls wirksam und für die Patienten profitabel sein kann (Wolff 2015). Diese systematische Übersichtsarbeit metaanalysierte eine große Anzahl von prospektiven randomisierten kontrollierten Studien, in denen Ergebnisse der Radiotherapie und anderer nicht-pharmakologischer Behandlungen für das frühe Prostatakarzinom eingeschlossen waren. Die Suche umfasste 13 bekannte Datenbanken, der Zeitraum der Suche erstreckte sich bis zum Ende 2014. Die prospektiven randomisierten kontrollierten Studien verglichen die Radiotherapie mit Prostatektomie, sogenanntem kontrollierten Abwarten, („watchful waiting"), der Gewebezerstörung mittels „high intensity focused ultrasound" (HIFU) oder Kryotherapie. Jedes Verfahren allein oder in Kombination wurde analysiert. Es wurden 36 prospektive randomisierte kontrollierte Studien aus den primär gesichteten (134 Publikationen) in die Untersuchung eingeschlossen. Externe Radiotherapie, Brachytherapie und die Prostatektomie wurden im Endergebnis der Metaanalyse onkologisch als gleichwertig betrachtet. Eine höhere Dosis der externen Radiotherapie führte in der Summe zu besseren Ergebnissen in Bezug auf das Überleben. Zugleich jedoch ging dies auch mit einer höheren Toxizität einher. Die Kombination von externer Radiotherapie mit einer endokrinen medikamentösen Therapie ergab bessere Ergebnisse im Sinne des Gesamtüberlebens, wenn sie mit alleiniger externer Radiotherapie verglichen wurde („relative risk" 1,21, 95 % CI: 1,12–1,30). Die Brachytherapie und die Prostatektomie schienen gleichwertig hinsichtlich Lebensqualität und vor allem biochemischen progressionsfreien Überlebens. Die Brachytherapie war in der Metaanalyse im Hinblick auf Zufriedenheit der Patienten und sexuellen Funktionen der Prostatektomie überlegen. Die externe Radiotherapie (mit und ohne endokrine Therapie) war der Kryotherapie (mit und ohne endokrine Therapie) gegenüber klar überlegen. Über HIFU gab es zum Zeitpunkt der Metaanalyse keine validen Studien. Die Autoren der Publikation konstatierten, dass es „keine Evidenz gibt, die eine Therapie stärker bevorzugen würde" (Wolff 2015).

Die Autoren schlussfolgerten weiterhin, dass „diese Tatsache die Evidenzbasis für neuere Technologien (der Radiotherapie) stärkt, einen neuen Konsens in den aktuellen Leitlinien ermöglicht und dadurch wahrscheinlich eine bessere Standardisierung der Therapie zu etablieren hilft" (Wolff 2015). Kupelian, ein prominenter Forscher auf dem Gebiet der Radiotherapie und anderen Behandlungen des Prostatakarzinoms, argumentiert zugunsten der Einführung und Ausführung der stereotaktischen Radiochirurgie in der Behandlung von Patienten mit einem frühen Prostatakarzinom (Kupelian 2015). Mehrere Argumente werden zur Diskussion gestellt. Der Rekurs auf die Radiobiologie, also die biologische Grundlagenwissenschaft zur Rolle der ionisierenden Strahlen in der Krebstherapie, bietet eine gute Möglichkeit für diesen Dialog. Die stereotaktische Radiochirurgie, wenn sie in hoher Einzeldosierung appliziert wird, kann eine ausreichend hohe Dosis im Tumor deponieren. Dies führt einerseits zur direkten Vernichtung von Tumorzellen, kann aber auch indirekt die lokalen und vermittelten zellulären Antwort stimulieren, indem sie durch die Lyse der Tumorzellen bis dato „unbekannte" Antigene zum Vorschein bringen, die dann vermittels Antigen-präsentierenden Zellen („adenomatous polyposis coli", APC) wie Dendrozyten und Makrophagen

den T4-Zellen „vorgestellt" werden. Diese „Vorstellung" der nun durch die Zelllyse frei gewordenen Tumorzellantigene für die T4-Zellen bedeutet eine Stimulation des Immunsystems. Diese Stimulation des Immunsystems forciert die Tumorvernichtung. Zusätzlich, argumentieren die Autoren, führen Veränderungen im Stroma des Tumors zur Aktivierung von Apoptosis der endothelialen Zellen in den tumorversorgenden Gefäßen. Observationen nach der Radiochirurgie zeigten, dass „es zur Obliteration von abnormalen Gefäßen nach einer hohen Einzeldosis der Strahlen kommt", so die Autoren (Kupelian 2015). Die Dosierungen, mit denen diese hohe Rate der vaskulären Obliteration erreicht werden kann, und damit eine Minderversorgung des Tumors mit Sauerstoff, sind von der radiochirurgischen Behandlung der arteriovenösen Malformationen bekannt. Diesen Effekt haben wir an anderer Stelle bereits diskutiert (► Kap. 3).

Die Aktivierungsmechanismen der zellulären Immunantwort via Antigenfreisetzung und die Präsentation derselben mittels APC und anschließender Attacke der T-Zellen auf den Tumor sind bisher wenig verstanden. Ein Beispiel unter vielen anderen kann der sogenannte „toll-like receptor" (TLR) sein, der auf den Antigen-präsentierenden Zellen wie Dendrozyten und Makrophagen exprimiert wird.

Hohe Einzeldosierungen können auch über andere Mechanismen wirken. So kann eine hohe Einzeldosis im lymphatischen Gewebe eine gewisse Immunogenität induzieren, indem sie die T-Zelle stimuliert. Diese Stimulation kann zu einer bedeutenden Kontrolle des Tumorwachstums infolge der Aktivierung von CD8$^+$-T-Zellen. Die Veränderung der Fraktionierung könnte demzufolge einen Einfluss auf die Erkrankung im Sinne der Verbesserung der lokalen Kontrolle haben. Hierfür existieren gute Hinweise für die Brachytherapie (Martinez 2010b) und für die externe Radiotherapie (Kupelian 2007b, Kupelian 2008c), die gute und akzeptable Ergebnisse für die Applikation höherer Einzeldosen demonstrieren.

In diesem Kontext kam es zu einer bis heute nicht endenden Diskussion über Rolle und Stellenwert moderat hoher Einzeldosen (Kupelian 2015, Martinez 2010b, Kupelian 2007b, Thames 2010, Pollack 2013, Lee 2013, Ghilezan 2010, Fonteyne 2012, Chalasani 2010, Cabrera 2013, Bekelman 2013, Arcangeli 2012b, Arcangeli 2012a). Die wichtigste Frage, die sich stellte, wäre, ob die primäre Prämisse überhaupt stimmen könnte (Kupelian 2007b, Kupelian 2008c, Lee 2013, Kupelian 2008a, Kupelian 2008b, Kupelian 2007a). Wurde die Frage positiv beantwortet, dann war dies Anlass für die Initiierung klinischer Studien zur Thematik (Zelefsky 2013, Wu 2013). Unterschiedliche Dosisregimes wurden überprüft (Wu 2013, Martinez 2010a, Stoyanova 2013). Die kumulative Analyse von 1100 Fällen im Rahmen prospektiver Phase-2-Studien zeigte, dass eine biochemisch progressionsfreie Zeit von 95 % nach fünf Jahren erreicht werden konnte (King 2013b, King 2013a). Es gab aber auch negative Ergebnisse, die dazu geführt haben, die Definition von Dosisschwellen anzustreben (Boike 2011). In diesem Kontext der gegebenen Varianz der Dosierungsschemata für das frühe Prostatakarzinom sollten die Präferenzen der Patienten erfragt werden. Eine Metaanalyse thematisierte dies explizit (Violette 2015).

9.2.2 Radiotherapeutische Konzepte

Die Anzahl der Studien zum Thema differenzieller Dosierung der Radiotherapie beim frühen Prostatakarzinom nimmt zu (Zhang 2015a). Verschiedene Aspekte wie lokale Kontrolle, Toxizität, Kombination endokriner Therapie und Radiotherapie wurde beleuchtet (Walsh 2016, Tree 2016, Wallis 2016, Travis 2016). Prognostische Faktoren wie das Patientengewicht (Zhang 2015b, Zhai 2015) und die Lebenserwartung (Sommariva 2016, Raval 2016, Petrelli 2016, Penson 2016, Morote 2016, Mao 2016, Zhou 2016, Zhong 2016, Lewis-Mikhael 2016, Chen 2016) wurden analysiert (Wallis 2016, Travis 2016, Stopsack 2016, Teleni 2016, Halabi 2016). Vor allem das Thema der Kombination der endokrinen Therapie mit der Radiotherapie wurde detailliert interpretiert (Penson 2016, Teleni 2016, Lei 2016, Helgstrand 2016). Genauso waren die gesundheitsbezogene Lebensqualität (Baker2016), die Risikofaktoren der Erkrankung (Yang 2015, Yan 2015, Xuan 2015, Xu 2015, Wu 2015) und der Stellenwert der konventionellen Radiotherapie Gegenstand der Studien (Kim 2016, Young 2015). Der Vergleich der konventionellen Radiotherapie mit der hypofraktionierten Methode wurde metaanalytisch beurteilt (Sanchez-Gomez 2015). Dies schließt auch die technischen Details ein (Sharieff 2016).

9.3 Verfügbarkeit valider und qualitativ guter wissenschaftlicher Evidenz

Eine ausreichende Studienzahl erbringt den Wirksamkeitsnachweis der stereotaktische Radiochirurgie in diesem spezifischen klinischen Szenario. Wobei jedoch die Qualität der bestverfügbaren Daten sehr heterogen zu sein scheint und berücksichtigt werden muss. Diese Heterogenität ist kein rationaler und methodisch rechtfertigbarer Grund, die relative Validität der Daten angesichts der Prognose dieser Kohorte mit bisherigen Behandlungsmethoden anzuzweifeln. Die Studien könnten, wenn wir sie hier wiedergeben und hinsichtlich ihrer methodischen Robustheit (oder Schwächen) und ihrer klinischen Aussage interpretiert haben, als Grundlage einer fairen, zeitgemäßen und adäquaten Aufklärung der Patienten dienlich sein, wenn es sich in dem Behandlungsteam um progressive Ärzte geht. „Progressive Ärzte" ist in diesem Zusammenhang ein Begriff, der implizit für diejenigen zutrifft, die das Primat der bestverfügbaren wissenschaftlichen Evidenz vor die eigenen Meinungen und Hypothesen stellen und damit eine patientenzentrierte Medizin und Onkologie favorisieren. Nachfolgend werden die Daten hinsichtlich des Grades ihrer Qualität und Validität evaluiert und in verschiedenen klinischen Szenarien überprüft.

? Sind derzeit plausible und valide Daten auf einem „Evidenzlevel 1a" unter spezifischer Berücksichtigung von hochpräziser Radiochirurgie für Patienten mit einem frühen Prostatakarzinom verfügbar?

✔ Nein, derzeit gibt es keine Metaanalyse von randomisierten kontrollierten Studien explizit zum Thema.

? Sind derzeit plausible und valide Daten auf einem „Evidenzlevel 1b" unter spezifischer Berücksichtigung von hochpräziser Radiochirurgie für Patienten mit einem frühen Prostatakarzinom verfügbar?

✔ Nein, derzeit gibt es keine randomisierte kontrollierte Studien explizit zum Thema.

? Sind derzeit plausible und valide Daten auf einem „Evidenzlevel 2a" unter spezifischer Berücksichtigung von hochpräziser Radiochirurgie für Patienten mit dem frühen Prostatakarzinom verfügbar?

✓ Im eigentlichen Sinne einer systematischen Untersuchung und deren Publikation gibt es zum Thema keine Daten.

Dennoch gibt es gute Hinweise auf dem Niveau robuster Informationen zu Behandlungskonzepten für das frühe Prostatakarzinom. Eine kürzlich publizierte Arbeit, die im erweiterten Sinne eine Metaanalyse darstellt, fokussiert auf die Ergebnisse der wenigen prospektiven Arbeiten (Tan 2015). Stereotaktische Radiochirurgie für das frühe Prostatakarzinom kann innerhalb einer Woche durchgeführt werden. Mehr als 14 Studien wurden in dieser Arbeit analysiert. Die Zahl der analysierten Patienten belief sich auf 1472. Die Nachsorgenzeit variierte von 11–60 Monaten. Die applizierte Dosis betrug in der Regel 35–36,2 Gy, die in fünf Fraktionen appliziert wurden. In 10 von 14 Studien handelte es sich bei der speziellen Methode um die Cyber-Knife-Technologie.

Die Schlussfolgerung der Autoren war, dass die Methode eine gute Alternative darstellt, die mit akzeptabler Toxizität und guter lokaler Kontrolle einhergeht (Tan 2015)

Zaorsky und Kollegen versuchten in ihrer Publikation die optimale Dosis einer hochpräzisen Therapie auszuloten (Zaorsky 2015). Die Analyse inkludierte 12756 Patienten mit einem frühen Prostatakarzinom aus 55 Publikationen zwischen 2003 und 2013. Hierbei wurden verschiedene Methoden der Therapie berücksichtigt. Alle Fälle hatten mindesten eine fünfjährige Nachsorge und konnten anschließend zur Frage der lokalen Kontrolle untersucht werden. Die Analyse aller Fälle und aller Details der Dosisverschreibung ergab, dass eine Erhöhung der biologisch effektiven Dosis um 10 Gy (α/β von 1,5) zu einer Besserung der biochemischen Kontrolle um fünf Einheiten führen würde. Die finale Annahme der Autoren war, dass eine biologisch äquivalente Dosis von 200 Gy zu einer deutlichen Besserung der lokalen Kontrolle führt (Zaorsky 2015). Andere ähnliche Publikationen bestätigten das Ergebnis (Woo 2015).

? Sind derzeit plausible und valide Daten auf einem „Evidenzlevel 2b" unter spezifischer Berücksichtigung von hochpräziser Radiochirurgie für Patienten mit einem frühen Prostatakarzinom verfügbar?

✓ Ja, wir verfügen über Informationen zum Thema der Behandlungsoptionen des frühen Prostatakarzinoms.

Pontoriero und Kollegen berichteten über ihre Erfahrungen mit hochpräziser Radiochirurgie beim Prostatakarzinom (Pontoriero 2016). Der primäre klinische Endpunkt war die akute und späte Toxizität. Der sekundäre klinische Endpunkt war die Beobachtung des PSA(prostataspezifisches Antigen)-Nadirs. Eingeschlossen wurden Patienten mit einem Prostatavolumen <90 cm^3. Die Patienten wurden entweder allein hochpräziser Cyber-Knife-Technologie oder in einer Kombination von konventioneller Radiotherapie mit einer Cyber-Knife-Technologie behandelt. Insgesamt wurden 21 Fälle mit einer Cyber-Knife-Technologie und fünf Fälle mit einer Kombination behandelt. Die Dosis der Cyber-Knife-Technologie betrug 38 Gy. Sie wurde in vier Fraktionen appliziert. In dem Kombinationsarm wurde ein hochpräziser Boost von 9,5 Gy(in zwei Fraktionen) mit einer konventionellen Radiotherapie von 46 Gy (in 23 Fraktionen) kombiniert. Vor der Therapie betrug der mediane PSA-Wert 9,4 ng/ml (Spanne: 4,5–14,3 ng/ml). Alle Patienten konnten die geplante Therapie beenden. Die mediane Nachsorgezeit belief sich auf 21,5 Monate (Spanne: 8–65 Monate). Akute Grad-I-Toxizität wurde bei 18 Fällen beobachtet, dabei wurden bei 12 von 26 Fällen akute genitourinäre Probleme und bei sechs von 26 Fällen gastrointestinale Beschwerden festgestellt. Eine akute Grad-II-Toxizität wurde bei fünf von 26 Fällen beobachtet, dabei traten bei drei von 26 Fällen genitourinäre Probleme Grad I auf. Eine Grad-II-Toxizität im Sinne von genitourinären Probleme wurde bei einem Patienten festgestellt. Späte Grad-II-Toxizität trat bei einigen Fällen auf, dabei wurden bei zwei von 26 Fällen gastrointestinale Beschwerden festgestellt. Der mediane PSA-Wert sank auf 0,5 ng/ml (Pontoriero 2016). Eine andere Arbeit konnte diese Ergebnisse bestätigen (Seymour 2015).

Zusammenfassung

In den vergangenen fünf Jahren gab es eine deutliche Zunahme von Studien und Daten zur Behandlung des frühen Prostatakarzinoms. Dies gilt im besonderem für die hochpräzise Radiotherapie bei dieser Entität. Die technologischen Transformationen kamen hierbei mit neuen Konzepten der Behandlung des Prostatakarzinoms zusammen, so dass heute die stereotaktische Radiochirurgie eine reale und machbare Alternative darstellt.

Literatur

Arcangeli S, Scorsetti M, Alongi F (2012a) Will SBRT replace conventional radiotherapy in patients with low-intermediate risk prostate cancer? A review. Critical reviews in oncology/hematology 84(1):101–108

Arcangeli S, Strigari L, Gomellini S, Saracino B, Petrongari MG, Pinnaro P et al (2012b) Updated results and patterns of failure in a randomized hypofractionation trial for high-risk prostate cancer. International journal of radiation oncology, biology, physics 84(5):1172–1178

Baker H, Wellman S, Lavender V (2016) Functional quality-of-life outcomes reported by men treated for localized prostate cancer: a systematic literature review. Oncology nursing forum 43(2):199–218

Bekelman JE, Suneja G, Guzzo T, Pollack CE, Armstrong K, Epstein AJ (2013) Effect of practice integration between urologists and radiation oncologists on prostate cancer treatment patterns. The Journal of urology 190(1):97–101

Boike TP, Lotan Y, Cho LC, Brindle J, DeRose P, Xie XJ et al (2011) Phase I dose-escalation study of stereotactic body radiation therapy for low- and intermediate-risk prostate cancer. Journal of clinical oncology : official journal of the American Society of Clinical Oncology 29(15):2020–2026

Cabrera AR, Lee WR (2013) Hypofractionation for clinically localized prostate cancer. Seminars in radiation oncology 23(3):191–197

CancerResearch (2016) Prostate cancer statistics: http://www.cancerresearchuk.org/; 2016. http://www.cancerresearchuk.org/health-professional/cancer-statistics/statistics-by-cancer-type/prostate-cancer-heading-Zero. [cited 2016 February 1]

Chalasani V, Martinez CH, Williams AK, Kwan K, Chin JL (2010) Histological changes in the human prostate after radiotherapy and salvage high intensity focused ultrasound. Canadian Urological Association journal = Journal de l'Association des urologues du Canada 4(4):E100–102

Chen Q, Chen T, Shi W, Zhang T, Zhang W, Jin Z et al (2016) Adult weight gain and risk of prostate cancer: A dose-response meta-analysis of observational studies. International journal of cancer Journal international du cancer 138(4):866–874

Fonteyne V, Soete G, Arcangeli S, De Neve W, Rappe B, Storme G et al (2012) Hypofractionated high-dose radiation therapy for prostate cancer: long-term results of a multi-institutional phase II trial. International journal of radiation oncology, biology, physics 84(4):e483–490

Ghilezan M, Yan D, Martinez A (2010) Adaptive radiation therapy for prostate cancer. Seminars in radiation oncology 20(2):130–137

Halabi S, Kelly WK, Ma H, Zhou H, Solomon NC, Fizazi K et al (2016) Meta-analysis evaluating the impact of site of metastasis on overall survival in men with castration-resistant prostate cancer. Journal of clinical oncology : official journal of the American Society of Clinical Oncology 10;34(14):1652–1659

Helgstrand JT, Berg KD, Lippert S, Brasso K, Roder MA (2016) Systematic review: does endocrine therapy prolong survival in patients with prostate cancer? Scandinavian journal of urology:1–9

Kim HJ, Phak JH, Kim WC (2016) Clinical outcomes of whole pelvis radiotherapy and stereotactic body radiotherapy boost for intermediate- and high-risk prostate cancer. Asia-Pacific journal of clinical oncology 1743–7555

King CR, Collins S, Fuller D, Wang PC, Kupelian P, Steinberg M et al (2013a) Health-related quality of life after stereotactic body radiation therapy for localized prostate cancer: results from a multi-institutional consortium of prospective trials. International journal of radiation oncology, biology, physics 87(5):939–945

King CR, Freeman D, Kaplan I, Fuller D, Bolzicco G, Collins S et al (2013b) Stereotactic body radiotherapy for localized prostate cancer: pooled analysis from a multi-institutional consortium of prospective phase II trials. Radiotherapy and oncology : journal of the European Society for Therapeutic Radiology and Oncology 109(2):217–221

Kupelian P, Mehta NH, King C, Steinberg M, Finkelstein SE, Fernandez E (2015) Stereotactic body radiation therapy for prostate cancer: Rational and reasonable. Practical radiation oncology 5(3):188–192

Kupelian PA, Ciezki J, Reddy CA, Klein EA, Mahadevan A (2008a) Effect of increasing radiation doses on local and distant failures in patients with localized prostate cancer. International journal of radiation oncology, biology, physics 71(1):16–22

Kupelian PA, Lee C, Langen KM, Zeidan OA, Manon RR, Willoughby TR et al (2008b) Evaluation of image-guidance strategies in the treatment of localized prostate cancer. International journal of radiation oncology, biology, physics 70(4):1151–1157

Kupelian P, Meyer JL (2007a) Prostate cancer: image guidance and adaptive therapy. Frontiers of radiation therapy and oncology 40:289–314

Kupelian PA, Willoughby TR, Reddy CA, Klein EA, Mahadevan A (2007b) Hypofractionated intensity-modulated radiotherapy (70 Gy at 2.5 Gy per fraction) for localized prostate cancer: Cleveland Clinic experience. International journal of radiation oncology, biology, physics 68(5):1424–1430

Kupelian PA, Willoughby TR, Reddy CA, Klein EA, Mahadevan A (2008c) Impact of image guidance on outcomes after external beam radiotherapy for localized prostate cancer. International journal of radiation oncology, biology, physics 70(4):1146–1150

Lee WR (2013) Prostate cancer and the hypofractionation hypothesis. Journal of clinical oncology : official journal of the American Society of Clinical Oncology 31(31):3849–3851

Lei JH, Liu LR, Wei Q, Song TR, Yang L, Meng Y et al (2016) Androgen-deprivation therapy alone versus combined with radiation therapy or chemotherapy for nonlocalized prostate cancer: a systematic review and meta-analysis. Asian journal of andrology 18(1):102–107

Lewis-Mikhael AM, Bueno-Cavanillas A, Ofir Guiron T, Olmedo-Requena R, Delgado-Rodriguez M, Jimenez-Moleon JJ (2016) Occupational exposure to pesticides and prostate cancer: a systematic review and meta-analysis. Occupational and environmental medicine 73(2):134–144

Mao Y, Xu X, Zheng X, Xie L (2016) Reduced risk of prostate cancer in childless men as compared to fathers: a systematic review and meta-analysis. Scientific reports 6:19210

Martinez CH, Chalasani V, Lim D, Nott L, Al-Bareeq RJ, Wignall GR et al (2010a) Effect of prostate gland size on the learning curve for robot-assisted laparoscopic radical prostatectomy: does size matter initially? Journal of endourology/Endourological Society 24(2):261–266

Martinez AA, Demanes J, Vargas C, Schour L, Ghilezan M, Gustafson GS (2010b) High-dose-rate prostate brachytherapy: an excellent accelerated-hypofractionated treatment for favorable prostate cancer. American journal of clinical oncology 33(5):481–488

Morote J, Regis L, Celma A, Planas J (2016) Measurement of serum testosterone during androgenic suppression in patients with prostate cancer: A systematic review. Actas urologicas espanolas 40:477–484

Penson DF (2016) Re: Intermittent vs Continuous Androgen Deprivation Therapy for Prostate Cancer: A Systematic Review and Meta-Analysis. The Journal of urology 195(2):353–354

Petrelli F, Vavassori I, Cabiddu M, Coinu A, Ghilardi M, Borgonovo K et al (2016) Predictive factors for reclassification and relapse in prostate cancer eligible for active surveillance: a systematic review and meta-analysis. Urology 91:136–142

Pollack A, Walker G, Horwitz EM, Price R, Feigenberg S, Konski AA et al (2013) Randomized trial of hypofractionated external-beam radiotherapy for prostate cancer. Journal of clinical oncology : official journal of the American Society of Clinical Oncology 31(31):3860–3868

Pontoriero A, Iati G, Mondello S, Midili F, Siragusa C, Brogna A et al (2016) High-dose robotic stereotactic body radiotherapy in the treatment of patients with prostate cancer: preliminary results in 26 patients. Technology in cancer research & treatment 15(1):179–185

Raval AD, Thakker D, Negi H, Vyas A, Salkini MW (2016) Association between statins and clinical outcomes among men with prostate cancer: a systematic review and meta-analysis. Prostate cancer and prostatic disease 19(2):151–162

Sanchez-Gomez LM, Polo-deSantos M, Rodriguez-Melcon JI, Angulo JC, Luengo-Matos S (2015) Hypofractionated radiation therapy versus conventional radiation therapy in prostate cancer: A systematic review of its safety and efficacy. Actas urologicas espanolas 39(6):367–374

Seymour ZA, Chang AJ, Zhang L, Kirby N, Descovich M, Roach M, 3rd et al (2015) Dose-volume analysis and the temporal nature of toxicity with stereotactic body radiation therapy for prostate cancer. Practical radiation oncology 5(5):e465–472

Sharieff W, Greenspoon JN, Dayes I, Chow T, Wright J, Lukka H (2016) The technique, resources and costs of stereotactic body radiotherapy of prostate cancer: a comparison of dose regimens and delivery systems. Technology in cancer research & treatment 15(1):171–178

Siegel RL, Fedewa SA, Miller KD, Goding-Sauer A, Pinheiro PS, Martinez-Tyson D et al (2015a) Cancer statistics for Hispanics/Latinos, 2015. CA: a cancer journal for clinicians 65(6):457–480

Siegel RL, Miller KD, Jemal A (2015b) Cancer statistics 2015. CA: a cancer journal for clinicians 65(1):5–29

Sommariva S, Tarricone R, Lazzeri M, Ricciardi W, Montorsi F (2016) Prognostic value of the cell Cycle progression score in patients with prostate cancer: a systematic review and meta-analysis. European urology 69(1):107–115

Stopsack KH, Ziehr DR, Rider JR, Giovannucci EL (2016) Metformin and prostate cancer mortality: a meta-analysis. Cancer causes & control : CCC 27(1):105–113

Stoyanova R, Sandler K, Pollack A (2013) Delineation and visualization of prostate cancer in multiparametric MRI. Practical radiation oncology 3(2 Suppl 1):S30–31

Tan TJ, Siva S, Foroudi F, Gill S (2014) Stereotactic body radiotherapy for primary prostate cancer: a systematic review. Journal of medical imaging and radiation oncology 58(5):601–611

Teleni L, Chan RJ, Chan A, Isenring EA, Vela I, Inder WJ et al (2016) Exercise improves quality of life in androgen deprivation therapy-treated prostate cancer: systematic review of randomised controlled trials. Endocrine-related cancer 23(2):101–112

Thames HD, Kuban D, Levy LB, Horwitz EM, Kupelian P, Martinez A et al (2010) The role of overall treatment time in the outcome of radiotherapy of prostate cancer: an analysis of biochemical failure in 4839 men treated between 1987 and 1995. Radiotherapy and oncology : journal of the European Society for Therapeutic Radiology and Oncology 96(1):6–12

Torre LA, Bray F, Siegel RL, Ferlay J, Lortet-Tieulent J, Jemal A (2015) Global cancer statistics 2012. CA: a cancer journal for clinicians 65(2):87–108

Travis RC, Appleby PN, Martin RM, Holly JM, Albanes D, Black A et al (2016) A meta-analysis of individual participant data reveals an association between circulating levels of IGF-I

and prostate cancer risk. Cancer research 15;76(8):
2288–2300

Tree AC, van As NJ, Dearnaley DP, Wallis CDJ, Saskin R, Choo
R et al (2016) Surgery versus radiotherapy for clinically-
localized prostate cancer: a systematic review and meta-
analysis. Eur Urol. In press. http://dx.doi.org/10.1016/j.
eururo.2015.11.010. European urology 70 (1):e10

Violette PD, Agoritsas T, Alexander P, Riikonen J, Santti H,
Agarwal A et al (2015) Decision aids for localized prostate
cancer treatment choice: Systematic review and meta-
analysis. CA: a cancer journal for clinicians 65(3):239–251

Wallis CJ, Mahar AL, Choo R, Herschorn S, Kodama RT, Shah
PS et al (2016) Second malignancies after radiotherapy
for prostate cancer: systematic review and meta-analysis.
Bmj 352:i851

Wallis CJ, Saskin R, Choo R, Herschorn S, Kodama RT, Satkuna-
sivam R et al (2015) Surgery versus radiotherapy for clini-
cally-localized prostate cancer: a systematic review and
meta-analysis. European urology 70(1):21–30

Walsh S, Roelofs E, Kuess P, Lambin P, Jones B, Georg D et al
(2016) A validated tumor control probability model based
on a meta-analysis of low, intermediate, and high-risk
prostate cancer patients treated by photon, proton, or
carbon-ion radiotherapy. Medical physics 43(2):734

Wolff RF, Ryder S, Bossi A, Briganti A, Crook J, Henry A et al
(2015) A systematic review of randomised controlled
trials of radiotherapy for localised prostate cancer. European journal of cancer 51(16):2345–2367

Woo JA, Chen LN, Wang H, Cyr RA, Bhattasali O, Kim JS et al
(2015) Stereotactic body radiation therapy for prostate
cancer: what is the appropriate patient-reported outcome for clinical trial design? Frontiers in oncology 5:77

Wu GF, Zhang XL, Luo ZG, Yan JJ, Pan SH, Ying XR et al (2015)
Metformin therapy and prostate cancer risk: a meta-
analysis of observational studies. International journal of
clinical and experimental medicine 8(8):13089–13098

Wu QJ, Li T, Yuan L, Yin FF, Lee WR (2013) Single institution's
dosimetry and IGRT analysis of prostate SBRT. Radiation
oncology 8:215

Xu C, Han FF, Zeng XT, Liu TZ, Li S, Gao ZY (2015) Fat intake is
not linked to prostate cancer: a systematic review and
dose-response meta-analysis. PloS one 10(7):e0131747

Xuan G, Hui Y, Fang H (2015) The association of XRCC3
Thr241Met genetic variant with risk of prostate cancer: a
meta-analysis. African health sciences 15(1):117–122

Yan J, Wang X, Tao H, Deng Z, Yang W, Lin F (2015) Meta-
analysis of the relationship between XRCC1-Arg399Gln
and Arg280His polymorphisms and the risk of prostate
cancer. Scientific reports 5:9905

Yang L, Xie S, Feng X, Chen Y, Zheng T, Dai M et al (2015) World-
wide prevalence of human papillomavirus and relative
risk of prostate cancer: A Meta-analysis. Scientific reports
5:14667

Young SM, Bansal P, Vella ET, Finelli A, Levitt C, Loblaw A (2015)
Systematic review of clinical features of suspected pro-
state cancer in primary care. Canadian family physician
Medecin de famille canadien 61(1):e26–35

Zaorsky NG, Palmer JD, Hurwitz MD, Keith SW, Dicker AP, Den
RB (2015) What is the ideal radiotherapy dose to treat
prostate cancer? A meta-analysis of biologically equiva-
lent dose escalation. Radiotherapy and oncology : journal
of the European Society for Therapeutic Radiology and
Oncology 115(3):295–300

Zelefsky MJ, Lee WR, Zietman A, Khalid N, Crozier C, Owen J et
al (2013) Evaluation of adherence to quality measures for
prostate cancer radiotherapy in the United States: results
from the quality research in radiation oncology (QRRO)
survey. Practical radiation oncology 3(1):2–8

Zhai L, Cheng S, Zhang D (2015) Dietary carbohydrate and
prostate cancer risk: a meta-analysis. Nutrition and cancer
67(4):594–602

Zhang X, Wu J (2015a) Prognostic role of microRNA-145 in
prostate cancer: A systems review and meta-analysis. Prostate international 3(3):71–74

Zhang X, Zhou G, Sun B, Zhao G, Liu D, Sun J et al (2015b)
Impact of obesity upon prostate cancer-associated mortality: A meta-analysis of 17 cohort studies. Oncology
letters 9(3):1307–1312

Zhong S, Yan X, Wu Y, Zhang X, Chen L, Tang J et al (2016) Body
mass index and mortality in prostate cancer patients: a
dose-response meta-analysis. Prostate cancer and prostatic diseases 19(2):122–131

Zhou CK, Sutcliffe S, Welsh J, Mackinnon K, Kuh D, Hardy R et
al (2016) Is birthweight associated with total and aggres-
sive/lethal prostate cancer risks? A systematic review and
meta-analysis. British journal of cancer 114, 839–848

Serviceteil

© Springer-Verlag GmbH Deutschland 2017
H. Badakhshi, *Bildgeführte stereotaktische Radiochirurgie*,
https://doi.org/10.1007/978-3-662-54724-3

Stichwortverzeichnis

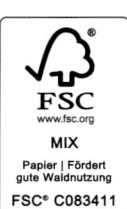

FSC
www.fsc.org
MIX
Papier | Fördert
gute Waldnutzung
FSC® C083411

Zeitfracht Medien GmbH
Ferdinand-Jühlke-Straße 7
99095 Erfurt, Deutschland
produktsicherheit@kolibri360.de